2020年代初頭の医療・社会保障

コロナ禍・全世代型社会保障・高額新薬

二木 立 *Ryu Niki*

勁草書房

は し が き

　本書の目的は，2020・21 年の医療・社会保障（改革）を事実に基づいて多面的に分析し，今後数年間の中期的見通しを示すことです．その際，単なる現状分析にとどまることなく，常に歴史的視点を持って分析しています．

　併せて，医療経済・政策学の論点の深掘りも行っています（第 6 章）．

　本書は補章を含めて全 7 章構成です．各章の要旨は，各章冒頭に示したので，以下，各章で私が特に強調したいことや私の「思い」が強い論文を紹介します．

　第 1 章「コロナ危機後の医療提供体制」は，前著『コロナ危機後の医療・社会保障改革』（2020）序章の続編で，第 1 節でコロナ危機は中期的には日本医療への「弱い」追い風になると私が判断している根拠をさらに詳しく示します．新たにコロナ危機が収束した後の医療機関（特に民間中小病院）の生存戦略について具体的に問題提起します．第 2 節では，2021 年に突発し，現在も一部続いている「日本は世界一病床が多いのに病床が逼迫したのはおかしい」との病院バッシングが「統計でウソをつく法」であることを示し，ベッドが患者を治療するのではなく，医師や看護師等が治療に当たる」ことを強調します．

　第 2 章「安倍・菅・岸田内閣の医療・社会保障改革」で一番力を入れたのは，第 1 節「第二次安倍内閣の 9 年間の医療・社会保障改革の総括」です．ここでは安倍内閣の医療費抑制政策は小泉政権時代のそれに匹敵するほど厳しかった等，一般にはほとんど知られていない事実を明らかにします．

　第 3 章「全世代型社会保障改革の批判的検討」で一番「思い」が強いのは，第 1 節の 2021 年 4 月の衆議院厚生労働委員会で生まれて初めて行った，「一

定所得以上」の後期高齢者の一部負担2割化に反対した意見陳述で，第2・3節はそれの根拠論文とも言えます．第3節では，「医療保険の一部負担は究極的に全年齢で廃止すべき」との反時代的（？）主張をしますが，この問題には2つの「ジレンマ」があることも率直に指摘します．

第4章「財務省の20年間の医療・社会保障改革スタンスの変化の検討」では，財務省が医療分野への市場原理導入を目指しているとの主張が事実誤認であることを強調しますが，財務省の変わり身の早さ・「ワル」ぶりにも注意を喚起します．

第5章「社会保障・社会福祉の理念と社会的処方」で特に強調したいことは，医療・福祉関係者の間でも広くかつ無批判に用いられている「自助・共助・公助」や「自助・互助・共助・公助」には大きいな問題があることで，それに代えて伝統的な「社会保障」を用いるべきと主張します．

第6章「医療経済・政策学の論点」で一番強調したいのは，高額新薬で医療費が高騰するとの通説が理論的・歴史的に誤っていることです（第1節）．一番「思い」が強いのは，医療経済学の最重要古典とされているアロー論文「不確実性と医療の厚生経済学」に対して長年抱いていた疑問を包括的に述べたことです（第3節）．

今はまだコロナの第6波が続いていますが，2022年中にはコロナ危機が収束することを期待しています．本書が，国民・患者本位で，しかも財源に裏打ちされた医療・社会保障改革を考える一助になることを願っています．

2022年1月

二 木　　立

目　次

はしがき　i

第1章　コロナ危機後の医療提供体制 ……………………………………1

第1節　コロナ危機後の医療提供体制──予測と選択 ……………2

はじめに　2／1　コロナが世界と日本社会に与える影響　2／2　コロナ危機は中期的には日本医療への「弱い」追い風になる　6／3　医療機関への財政支援のあり方の論点　14／4　医療機関の「自助努力」と生存戦略　17／おわりに　21

第2節　2021年1月前半に突発した（民間）病院バッシング報道をどう読み，どう対応するか？ ……………26

はじめに　26／1　「日経」「読売」が先導，大阪でも　26／2　「日経」と大阪を除きバッシングは収束　28／3　日本の病床数は世界一多い？　29／4　民間病院は患者を受け入れていない？　32／おわりに　35

第2章　安倍・菅・岸田内閣の医療・社会保障改革 …………39

第1節　第二次安倍内閣の医療・社会保障改革の総括 ………40

はじめに　40／1　ステルス作戦で厳しい医療費抑制政策を復活　41／2　消費税引き上げを延期し社会保障の財源確保を放棄　44／3　「アベノミクス」「全世代型社会保障」の中身を書き換え　46／4　医療提供体制改革は進んだが前政権から連続　48／5　医療分野への市場原理導入は限定的　51／おわりに　53

第2節　菅義偉首相の社会保障・医療改革方針を複眼的に予測・評価する …………………………56

はじめに　56／1　社会保障・医療改革への関心は極めて低い　56／2　菅氏の「自助，共助，公助」論の2つの新しさ　58／3　「政策の方向性に反対する幹部は異動しても

らう」 59 ／ 4　安倍内閣の医療改革を継続　60 ／ 5　不妊治療への保険適用は困難　60 ／ 6　オンライン診療の恒久化で攻防　62 ／ 7　毎年の薬価引き下げは実施？　64 ／ 8　経済産業省の影響力は大幅に低下　65 ／おわりに　66

第 3 節　菅内閣の「骨太方針 2021」の社会保障・医療改革方針を複眼的に読む ……………………………………………68

はじめに　68 ／ 1　「応能負担（の強化）」が初めて登場　69 ／ 2　「予防・健康づくり」の項目が消失　71 ／ 3　社会保障関係費抑制の「目安」と「都道府県医療費適正化計画」の強化　72 ／ 4　感染症対応の医療提供体制改革への疑念と改革私見　73 ／ 5　医療提供体制改革の大半は既定方針の確認　75 ／ 6　財政制度等審議会「建議」の医療制度改革提案は重い　76 ／ 7　医療・介護の情報共有と利活用　77

第 4 節　岸田文雄内閣の医療・社会保障政策をどう見通すか？ ……………………………………………………………79

はじめに　79 ／ 1　岸田文雄首相は意外にしたたか　79 ／ 2　医療・社会保障についての独自提案なし　80 ／ 3　看護師，介護職，保育士等の賃上げ方針　81 ／ 4　賃上げと診療報酬等抑制は両立しない　82

第 3 章　全世代型社会保障改革の批判的検討 ……………………85

第 1 節　「全世代対応型の社会保障制度を構築するための健康保険法等の一部を改正する法律案」に対する意見 ………86

はじめに　86 ／ 1　「応能負担原則」は保険料や租税負担にのみ適用される　86 ／ 2　厚生労働省もかつては同じ原則を遵守　87 ／ 3　医療には「受益者負担原則」を適用すべきでない　88 ／ 4　後期高齢者の医療費は非高齢者の 5 倍　89 ／ 5　一部負担増による受診抑制が健康に与える影響についての実証研究　89 ／ 6　後期高齢者の負担増のうち現役世代の負担減に回るのは 2 割弱　90

第2節　全世代型社会保障検討会議「最終報告」と財政審
　　　「建議」を複眼的に読む ……………………………………92
　　はじめに　92／1　「最終報告」の検討　93／2　財政制度
　　等審議会「建議」の「医療」部分の評価　100／おわりに
　　103

第3節　医療保険の一部負担は究極的には全年齢で廃止すべ
　　　きと私が考える理由…………………………………………104
　　はじめに　104／1　医療に「受益者負担原則」はなじまな
　　い　106／2　低所得者の受診抑制　107／3　低所得者の
　　医療受診抑制の「社会実験」　108／4　アメリカでは一部
　　負担による健康悪化も実証　109／5　マイナンバーカード
　　の活用　110

第4章　財務省の20年間の医療・社会保障改革スタンスの
　　　変化の検討 ……………………………………………………117
　　はじめに　117／1　2000年前後は混合診療解禁を主張
　　118／2　2005年後半～2006年に方向転換　119／3　ス
　　タンスの変化を明確にした2013年の新川主計官発言　120／
　　4　厚生労働省との「戦略的互恵関係」　121／5　財務省の
　　「ワル」の変わり身の早さ　122／おわりに　123

第5章　社会保障・社会福祉の理念と社会的処方 ………………129
　第1節　「自助・共助・公助」という分け方は適切なのか？ …130
　　　1　「自助・共助・公助」の出自　130／2　自助が強調され
　　　てきた，日本の社会保障　133／3　小泉政権，民主党政権，
　　　安倍政権，そして菅政権　134／4　社会保険を共助にして
　　　しまった理由　136

　第2節　「自助・共助・公助」と「自助・互助・共助・公助」
　　　　の法令・行政での使われ方 ……………………………139
　　　はじめに　139／1　四助・三助とも法令・行政上の定義は
　　　ない　140／2　四助は『厚生労働白書』でも使われていな

い 142／3 三助は白書でも使われているが「共助」の用
法は動揺 143／4 地域包括ケア研究会の「共助」の説明
も変化 144／おわりに 146

第3節　改正社会福祉法への参議院附帯決議の意義とソーシャルワーカー（専門職・団体）に求められる役割 ………153

はじめに 153／1 「新福祉ビジョン」の「新しい地域包
括支援体制を担う人材の育成・確保」の複眼的評価 154
／2 「ニッポン一億総活躍プラン」の施策で医療・福祉関
係者が注目すべきこと 157／3 地域力強化検討会「最終
とりまとめ」はソーシャルワーカーの役割を高く評価した
が…… 160／4 地域共生社会推進検討会「最終とりまと
め」にはソーシャルワーカーの記述がない!? 161／5 改
正社会福祉法の参議院附帯決議に「社会福祉士や精神保健
福祉士の活用」が明記 163／おわりに 164

第4節　健康の社会的要因の重視には大賛成．しかし，日本での「社会的処方」制度化は困難で「多職種連携」の推進が現実的だ ………168

はじめに 169／1 イギリスの社会的処方 170／2 アメ
リカの最新の動き 170／3 日本の地域包括ケアと地域共
生社会 171／おわりに 172

第6章　医療経済・政策学の論点 ………177

第1節　高額新薬で医療費は高騰するとの言説の再検討 ……178

はじめに 178／1 「オプジーボ亡国論」5年後の事実
178／2 C型肝炎治療薬の売上は急減 180／3 超高額
新薬ゾルゲンスマのピーク時の年間売上は42億円 181／
4 アデュヘルムによる医療費高騰も予防される 182／5
医薬品比率は微減し医薬品市場規模も固定 184／6 2020
年度概算医療費は実質2兆円減 184／おわりに 185

第2節　厚生労働省が用いる「長瀬式」「長瀬効果」の出自
　　　を調べ信頼性を評価する ……………………………………190

　　はじめに　190／1　『傷病統計論』には長瀬式の算出方法
　　は示されていない　191／2　厚労省の修正版長瀬式は2つ
　　ある［元論文校正時補訂］　192／3　長瀬式を批判した2
　　つの先行研究　192／4　2割負担化で受診は2.6％しか減
　　らない？　194／5　「配慮措置」が終了すると2割負担で
　　外来受診は1割低下　195／おわりに　196

第3節　論文：「医療の鉄の三角形」説の文献学的検討 ………200

　　はじめに　200／1　『医療のジレンマ』の「鉄の三角形」
　　の説明　201／2　Wikipediaでも「鉄の三角形」の根拠の
　　説明なし　203／3　PubMedの32論文でも同じ結果　204
　　／4　PubMedを用いた別の検索　205／おわりに　206

第4節　医療経済学の最重要古典「不確実性と医療の厚生
　　　経済学」への3つの疑問 ………………………………………210

　　はじめに　210／1　アローの研究業績と1963年論文誕生
　　の舞台裏　211／2　医療の経済的特徴を過大評価　212／
　　3　フュックスの2段階の特徴付け　213／4　「不確実性」
　　は医療の専売特許ではない　215／5　「不確実性」より「情
　　報の非対称性」が重要　216／6　「モラルハザード」を医
　　療保険に無批判に持ち込む　217／7　2012年シンポジウ
　　ム基調講演への疑問　218／おわりに　219

補　章　『厚生労働白書』と日医総研報告書を複眼的に読む

　　………………………………………………………………………223

第1節　『令和2年版厚生労働白書』をどう読むか？ ……………224

　　はじめに　224／1　平成の30年と今後の20年を分析　224
　　／2　社会保障の規模は対GDP比で見る　225／3　「質が
　　高く効率的な医療」が復活　226／4　慢性期以外の病床は
　　微増　227

第2節　日医総研『第7回日本の医療に関する意識調査』から何が読みとれるか？ …………………………………………228

はじめに　228／1　コロナによる受診控えは14.6%　229／
2　2種類の医療満足度の高さ　230／3　平等な医療への
高い支持　230／4　それ以外の設問への回答も安定　231
／5　70歳以上は8割がかかりつけ医あり　232

第3節　『令和3年版厚生労働白書』を複眼的に読む…………232

はじめに　232／1　国民生活に与えた甚大な影響　233／
2　医療機関への影響と看護職員配置の強化　234／3　リ
ーマンショック時との比較　235／4　社会保障改革の課題
は医療を含め短期的　236／5　（民間）病院バッシングへ
の反証　237／6　孤独・孤立対策は地に足がついている
237／7　第2部で注意して読むべき部分　238

あとがき　241

初出一覧　243

事項索引　247

人名索引　257

第1章　コロナ危機後の医療提供体制

　本章では 2020 年に突発した新型コロナウイルス感染症（以下，コロナ）の影響を包括的に検討した上で，特に日本の医療提供体制に与える影響と今後の選択について述べます．

　第1節は4つの柱からなります．まず，コロナが世界と日本社会に与える影響を検討し，コロナにより「社会が一変する」等の主張は過剰反応であると指摘し，コロナ後の国家の役割の復権の光と影を述べます．次に，コロナ危機は中期的には日本医療への「弱い」追い風になると私が判断している2つの根拠——国民等の医療に対する意識の変化と医療には「余裕」が必要だとの社会的合意——を指摘します．それを踏まえて，今後の医療提供体制改革についての私の価値判断を示します．第3に，医療機関に対する財政支援の在り方と財源の選択について述べます．第4に，医療機関（特に民間中小病院）の生存戦略——地域包括ケア・地域づくりへの積極的参加について問題提起します．コロナ危機後ほとんど停止している地域包括ケアを再起動するための3条件を示し，「地域マネジメントのコストは誰が負担するのか？」という新しい問いに対する私なりの回答を述べます．最後に，国民皆保険制度の意義と財源選択についての私見を述べます．

　第2節では，2021 年1月に突発し，現在でも一部で続いている，「日本の病床数は世界一多いのに，コロナ患者を受け入れる病床が逼迫したのはおかしい」との（民間）病院バッシングについて検討します．まず新聞報道の経緯を振り返り，次に病院バッシングの根拠とされたデータの使い方が典型的な「統計でウソをつく法」であることを示し，「ベッドが患者を治療するのではなく，医師や看護師等が治療に当たる」ことを強調します．

第 1 節　コロナ危機後の医療提供体制——予測と選択

（2021 年 12 月・2022 年 1 月）

は じ め に

　私は，2020 年 3 月に新型コロナウイルス感染症（正式名称は COVID-19. 以下，コロナ）患者が急増して以降，4 か月間，コロナの勉強とそれが日本や世界の医療に与える影響の検討・研究に没頭し，2020 年 5 月～9 月に集中的に 8 つの論文・インタビューを発表しました．それらでは以下の 2 つのことを強調しました．①コロナで社会は「大きくは」変わらない．②コロナ危機は「中期的」には日本医療への「弱い」追い風になる．2020 年 9 月に緊急出版した『コロナ危機後の医療・社会保障改革』には，主な 3 論文を収録しました[1]．

　本節では，同書序章第 1・2 節と 2020 年 7 月の Buzzfeed Japan インタビュー[2]をベースにしつつ，その後，2021 年 10 月までに明らかになるか，新たに得た情報を加えて，コロナ危機が今後の日本の社会と医療提供体制に与える影響について，以下の 4 つの柱で述べます．①コロナが世界と日本社会に与える影響，②コロナ危機は中期的には日本医療への「弱い」追い風になる，③医療機関への財政支援のあり方，④医療機関（特に民間中小病院）の「自助努力」と生存戦略．最後に，国民皆保険制度の意義と財源選択についての私見（価値判断）を述べます．

1　コロナが世界と日本社会に与える影響

　まず，コロナが世界と日本社会に与える影響について述べます．コロナは

世界と日本の経済に重大な影響を与え，それによる GDP の落ち込みは 2008
年のリーマンショック（世界金融危機）や 2011 年の東日本大震災・東京電力
福島第 1 原子力発電所事故を上回りました．これは確定した事実です．

「社会が一変」，は歴史を顧みない過剰反応

　しかし「100 年に一度の危機」，「社会が一変する」，「これからはポストコ
ロナ時代になる」との主張は過剰反応だと思います．理由は単純です．この
10 数年間にも，それぞれの分野で「100 年に一度の危機」が 3 度も生じてい
るからです．

　俯瞰的に考えるのが好きな方は，コロナを 14 世紀に欧州を襲ったペスト
と比較しますが，それは無理です．フランコパンが指摘しているように，ペ
ストの致死率は 35 〜 40% で［ヨーロッパでは］人口の 1/3 が亡くなり，こ
れが中世が終わり近世が始まる社会変革的ショックになりましたが，コロナ
は致死率も死者数も桁が違います[3]．

　100 年前の 1918 〜 20 年の「スペイン風邪（インフルエンザ）」と比較する
方もいますが，これも無理です．スペイン風邪の日本本土（植民地は除く）
の死者は 39 〜 45 万人と言われています．当時の日本本土の人口は約 5 千万
人なので，現在の人口に換算すると 89 〜 103 万人です．それに対して，コ
ロナによる死者数は 2 万人弱（2021 年 10 月 28 日現在，1 万 8237 人）にとど
まっており，スペイン風邪の 50 分の 1 です．ここで見落としてならないこ
とは，スペイン風邪により現在の人口に換算して 100 万人も死亡したにもか
かわらず，その後，日本社会は大きくは変わらなかったことです．例えば，
スペイン風邪の感染爆発が生じても，日本の都市化，人口に対する都市部人
口の占める割合は全く減らず，逆に増え続けたのです[4]．これが大きく減
ったのは第二次世界大戦中です．

　コロナ危機後，速水融先生の『日本を襲ったスペイン・インフルエンザ』
が再評価され，読まれた方もいると思いますが，速水先生はスペイン風邪が
日本でもアメリカでも「忘却された」ために，記録を残そうと思い，この本

3

を書かれたのです⁽⁵⁾.

　コロナが日本社会にさまざまな影響を与えるのは当然ですが，それで世の中が一変するというのは過剰反応です.

国家の役割の復権の光と影

　一番目の柱の2番目に私が強調したいことは，コロナによって，政府の役割が復権したことです．政府は中央政府・国家と地方政府に分かれますが，私は中央政府に限定しています．その結果，新自由主義的改革は世界的に頓挫して，医療・社会保障費の大幅抑制の見直しが，日本だけでなく，世界的に起きているのです.

　コロナ危機が始まってこのことに最初に注目したのは，自由主義の旗手であるイギリスの雑誌，「The Economist」の2020年3月28日号で，特集のタイトルは "The state and covid-19　Everything's under control"「国家とコロナ　すべてが［国家の］コントロール下にある」でした⁽⁶⁾.

　主要国の首脳で，最初にスタンスを変えたのもイギリスのジョンソン首相です．ジョンソン首相はほんの10年前まではNHS（国民保健サービス）を馬鹿にし，社会保険方式に変えた方がいいと公言していたのですが，コロナに罹患して，NHS職員の献身的な治療・看護で生還して，開口一番なんと言ったか．「コロナウイルス危機がすでに証明したと私が考えることは，社会なるものは現に存在するということだ」との声明を出したのです．これだけだと分かりにくいですが，1980年代に世界に先がけてイギリスで新自由主義的改革を推進したサッチャー首相が1987年に言った，「社会なるものは存在しない．あるのは個人と家族だけだ」という有名な言葉，それを同じ保守党の首相が正面から否定したのです.

　イギリスに続き，2021年1月に就任したアメリカのバイデン大統領も，コロナ危機でさらに深刻化したアメリカ社会の分断・格差を克服するために，1930年代のルーズヴェルト大統領の「ニューディール政策」を超える「大きな政府」の実現を目指しています．日本の岸田文雄新首相が，自民党総裁

選挙時に，「新自由主義からの決別」や高額の金融所得への課税強化，看護・介護・保育労働者の賃金引上げを訴えたのは，このような世界的動きの反映とも言えます．ただし，首相になった後は，大半の主張を封印しています[7]（第2章第4節【補注】参照）．

　ここで政府の役割の復権についてひとこと付け加えます．先ほど述べたように政府には中央政府と地方政府があります．コロナによって都道府県＝地方政府の役割がすごく大きくなったと書いている本が少なくありませんが，私は，法律上はともかく，実態的にはコロナ危機で都道府県の役割が大幅に拡大したとは言えないと思っています．

　この点については，片山善博氏（以前，鳥取県の知事で改革派知事として，全国的に有名になった方）の『知事の真贋』が参考になります[8]．片山氏は，コロナ対策についての各知事の勤務評定をしていますが，小池百合子東京都知事はコロナについての「広報係長」と酷評しています．大阪の吉村洋文知事も批判しています．それに対して和歌山県や山形県の知事などは評価しています．面白いのは，片山氏がこう書いていることです．「日本では感染が拡大した地域ほど，知事の人気が高まる．逆に早期に抑えた知事はメディアに評価されない」．これは小池知事や吉村知事に対する痛烈な皮肉です（文献8: 119頁）．

　では国家の役割が大きくなるのは良いことかというと，私はそう単純ではないと思います．コロナ対策を名目とした「監視国家」化が進む危険があるからです．日本ではまだ「危険」のレベルですが，コロナを早々と封じ込めたとされる中国では，コロナ以前から監視国家が実現して，コロナ対策でそれが加速しています．この点は，コロナ危機前に書かれた『幸福な監視国家・中国』とコロナ危機の中で書かれた『新型コロナVS中国14億人』の2冊が活写しています[9, 10]．

　これは純粋な個人的見解ですが，私は中国国家とアメリカ国家は大国主義で大嫌いです．しかし，両国は "Too big to ignore"（大きすぎて無視できない）であり，両国の歴史と最新動向はきちんと学ぶ，知る必要があると考え，日

常的に両国についての本や論文を読んでいます.

日本のコロナ対策とその結果は複眼的に見る必要

　1番目の柱の最後で強調したいのが, 日本のコロナ対策とその結果は複眼的に評価する必要があることです. 一方的に失敗だとみなすことはできませんが, 逆に安倍晋三元首相や麻生太郎前財務大臣のように「日本モデル」が成功したと主張するのは幻想です.

　国際比較に一番適している指標は, 人口当たり死者数です. それで見ると確かに日本は欧米, イタリア・英国・米国等の数十分の1です. それに対して, これはあまり知られていないのですが, 2021年1月時点でアジア13か国・地域で見ると, 日本は4番目に多かったのです. 一番多いのはフィリピン, 二番目にインドネシア, 三番目がミャンマーで, その次が日本でした. 日本の死者数はコロナ発祥の地である中国の10倍, 世界で一番コロナ対策が成功したといわれている台湾と比べると100倍も多いのです.

　最近驚いたことに, 1日当たりの新規患者数で見ると, 第5波時の2021年9月上旬には, 日本はアメリカやイギリスよりは少ないが, ドイツやフランス等の大陸ヨーロッパ諸国並みになっていました. ただし, その後日本の患者数は激減しました.

　日本のコロナ対策については, 2021年7月末に公表された『令和3年版厚生労働白書』第1部「新型コロナウイルス感染症と社会保障」が包括的な分析を行っているので, ご一読をお薦めします[11]. 私は『日本医事新報』と『文化連情報』でそれの論評を行いました[12, 13].

2　コロナ危機は中期的には日本医療への「弱い」追い風になる

　次に, 第2の柱, コロナ危機は中期的には日本医療への「弱い」追い風になるとの, 私の「客観的」将来予測について述べます. 私は将来予測を行う場合, 必ず, プラス面とマイナス面を「複眼的」に指摘しています. ただし,

コロナ危機の「マイナス面」は周知なので，敢えて「プラス面」に力点を置いて述べています．

　私はこの予測を，コロナの第一波がまだ収束していなかった 2020 年 5 月に初めて発表しました(14)．当時は，多くの方から楽観的に過ぎると笑われました．その後，感染爆発が波状的に何度も起きるたびに，この予測を変えないのか？　と質問されましたが，私は今でも変える必要はないと判断しています．

　私の予測のポイントは 2 つあります．1 つは，「中期」，概ね 5 年の予測で，短期ではありません．もう 1 つは，「弱い」追い風が吹くと述べ，強い追い風が吹くとは言っていません．「中期」で「弱い」追い風，これが私が強調したいことです．

医療者の献身へ国民・報道・財務省が謝意

　私が 2020 年 5 月の時点で，「追い風」という予測をした出発点・根拠は，コロナ禍で，国民，ジャーナリズム，そして政府の医療に対する意識・認識がガラリと変わったことです．

　具体的に言いますとコロナで，国民が，非常時にも貧富や年齢の区別なく，必要な医療を平等に受けられることの大切さに気づき，コロナと闘う医療機関・医療従事者に対する強い感謝の気持ちを持ったことが決定的だと思います．

　ジャーナリズムは，以前は，医師・医療機関批判の報道が中心だったのですが，コロナ危機後は，医療機関・医療従事者の奮闘を大きく報道するだけでなく，医療機関が大変な経営危機に陥っていることも，継続的に報じています．ほんの 10 年前は，乱診乱療や病院の儲けすぎなどの報道が主流だったことを考えると，まるで違う世界になっています．私は 1972 年に医学部を卒業して以来，約 50 年間，日本の医療と医療政策を観察してきましたが，こんなことは初めてです．

　2020 年 5 月以降の動きで，私がもっとも注目したのは，ふだんは医療機

関に対して厳しい態度をとっている財務省・財政制度等審議会の 2020 年 11 月の「建議」です．その「社会保障」の項の「新型コロナへの対応」の冒頭で，「新型コロナの脅威が続いている中，闘いの最前線に立ち続け，献身的な努力を重ねていただいている医療従事者の方々には深い敬意とともに心からの感謝の意を表したい」と書いているのです（34 頁）．これは世の中の医療機関に対する認識が変わった，一つの歴史的な文書になると思います．

　ただし，残念ながら，2021 年 5 月に大々的に報じられた「まん延防止等重点措置」期間中の日本医師会執行部による政治資金パーティー開催等の一連の不用意な行動は，このような「追い風」をかなり弱めています．

新自由主義的医療改革の復活はない
　このような変化を考えると，今後，政府が国民皆保険制度の根幹を揺るがすような極端に厳しい医療費抑制政策や医療分野への本格的市場原理導入を強行することは困難だと思います．このことを，2021 年 8 月に私の地元の名古屋市のある医療団体での講演で話したところ，政府・厚生労働省が，今後，再び厳しい医療費抑制政策を実施するのは確実で，それは「新自由主義的改革」と言えるのではないか？　と質問され，以下のようにお答えしました．

　「新自由主義」という用語は多義的ですが，私は医療費抑制政策とは区別しています．医療費抑制は 1980 年代前半から 40 年間続けられている伝統的政策・「国是」で，ほとんどの場合「規制強化」を伴います．それに対して，「新自由主義的医療改革」は 2000 年前後に，「規制緩和」を旗印にして新たに登場しました．それには，①株式会社の医療機関（病院）経営の解禁，②混合診療の解禁，③保険者と医療機関との直接契約の 3 つがあり，それらは小泉純一郎内閣時代の 2001 年の閣議決定「骨太の方針」に盛り込まれました．しかし，それの全面実施は，小泉内閣時代に頓挫しました[15]．それに対して，伝統的な医療費抑制政策は安倍・菅政権まで継続しています[16]．

「中期的」には 3 つの保健医療改革——2020 年 5 月の予測

このような「追い風」によって，私は，「中期的」には保健医療で以下の3 つの改革がなされると，2020 年 5 月に予測しました．

第 1 は，厳しい医療費抑制策には歯止めがかかることです．実は安倍内閣は結果的には小泉内閣以上に厳しい医療費抑制をしていたのです[16]．私は「ステルス作戦」と呼びましたが，それは繰り返せないと判断しました．

第 2 は，保健所の機能強化が図られることです．この数十年，保健所の数も機能も低下してきましたが，この逆転が起こります．2021 年 1 月の厚生科学審議会地域保健健康増進栄養部会では，感染症対応業務に従事する保健師数を 2 年間で約 900 人増員（現行の 1.5 倍）とすることが決まったと報じられました．

第 3 に，地域医療構想では，次の 3 つの「見直し」がなされる．これは，「見直し」であり決して「停止」ではありません．地域医療計画にはさまざまな問題がありますが，計画そのものは今後の人口高齢化・人口減少に対応して進めるべきと思います．

①「医療機能別必要病床数」に感染症病床が含まれると，前著では書きましたが，これは不正確な表現でした．正しくは，地域医療構想の上位概念として，医療計画があり，その医療計画に「新興感染症等の感染拡大時における医療」が加えられることで，これは 2021 年の医療法改正に盛り込まれました．ただし，これが具体化されるのは 2024 年度から始まる「第 8 次医療計画」からとされています．

②高度急性期，急性期病床の大幅削減方針の見直しが図られる．2019 年 9月に発表され，自治体病院や自治体関係者に大きな衝撃を与えた公立・公的病院の再編・統合の再検証要請提案は無期限延期されました．その主な理由は，再検証対象とされた 424 病院（最終的には 436 病院）の半数（212 病院）を含め，多くの公立・公的病院がコロナ診療で積極的役割を果たしたからです．コロナに対する自治体病院の対応・実績と「アフターコロナ時代の自治体病院」のあり方については，伊関友伸氏が新著『新型コロナから再生する

自治体病院』で詳細に述べているので，ご一読をお薦めします(17)．

　私は，コロナ対応を契機にして，今後，強引な病床削減は政治的に不可能になったと判断しています．なぜなら，患者が「人質」になるからです．この点については，あの強気な菅首相（当時）が2021年1月26日と27日の衆参の予算委員会で，自宅療養中のコロナ患者の死亡多発に「責任者として大変申し訳ない」と陳謝したのです．そのため，今後は，患者が医療を受けられずに亡くなるような，ドラスティックな急性期病床の強引な削減はできなくなると思います．

　③今まで「効率」一辺倒で進められてきた余裕のない地域医療構想のスタンスが見直される．

その後もう1つの「追い風」が生まれた──医療には「余裕」が必要

　この③に関して，前著出版後，もう1つの「追い風」が生まれました．それは，コロナ危機により，それまでの「効率」一本槍の医療提供体制改革への反省が生まれ，医療には「余裕」・「冗長性」が必要であることが，医療関係者以外にも広く認識されるようになったことです．

　私が最初に注目したのは，武田俊彦元医政局長の発言です．この方はとても見識のある方ですが，2020年11月の雑誌座談会で，「コロナ感染症が起きてみると，医療提供体制はある程度余裕をもった形でないと有事に備えられないということが分かりました」と，率直に発言しました(18)（文献18: 26頁）．

　私が最近もっとも注目したのは，2021年9月の自民党総裁選挙で，当初は最有力候補と見なされていた河野太郎衆議院議員が，選挙直前に出版した『日本を前に進める』で，次のように述べたことです(19)．「感染症が国内で拡大したときに備えて，医療の冗長性（同じ予備機能が複数あること）を確保することの重要性を，私たちは身にしみて感じました」．河野氏は，「徹底した新自由主義者」(20)と評されていますが，菅内閣の下で「ワクチン接種推進担当大臣」を務める中で，この点に限っては，認識を変えたのだと思います．

　そのために，私は，今後は，病院経営に「余裕」を持たせるための診療報酬改革が不可欠になると判断しています．ただしこれは私の価値判断で，「客観的」将来予測ではありません．私はその具体的目安としては，入院医療では，「地域医療構想」が想定する病床利用率（高度急性期75%，一般急性期78%）でも十分に経営が成り立ち，適正利益（売上高比で概ね5%）が確保できる水準が目指されるべきと思います．

　実は，私は2015年に地域医療構想が発表されたときに，70%台の病床利用率は，随分ゆるい数字と感じました．なぜなら，実際の病院経営では急性期病院は病床利用率90〜95%を維持しないと，適正利益を確保できないからです．しかし，コロナ危機が生まれて，この数字が非常に合理的だったと気づきました．

　この点について武田元局長も「厚労省を辞めたから言うわけではないのですけど，私の理想は，病床利用率7割で採算がとれる病院なのです」と率直に発言しました（文献18: 37頁）．相澤孝夫日本病院会会長も2021年6月の講演で，「病床の稼働率が今70%程度だったとすれば，今回のコロナの経験から，一般病床を感染症が起きたときに転用する備えをしておけば，なんとかなる」と力強い発言をされています[21]．

　私は，コロナ危機が収束後も，患者の入院・外来受診がコロナ危機前に完全に戻らない可能性は十分あり，その場合，病床利用率7割が常態化する可能性が大きいと判断しています．なぜなら，人口当たりの入院・外来患者数減少はコロナで突然出現したわけではなく，1990年代後半から徐々に進行しており，これがコロナ危機で加速したと理解すべきだからです．この点は，相澤氏が，「コロナ禍の『医療崩壊』は『10年後の日本社会』だ」と指摘された通りです．

今後の医療提供体制改革についての私の価値判断・提言

　ここで，今後の医療提供体制改革についての現時点での私の価値判断・提言を3つ述べます．

　第1に，私はコロナ患者に限らず重症患者を受け入れる「高度急性期」病床の集約化は不可欠だが，中等症〜軽症の急性期患者を受け入れる「（一般）急性期」病床を持つ病院は分散しておく方が，患者の医療アクセスが良いと判断しています．

　「地域医療構想」では病床数のみが問題にされますが，重要なのは，病床数ではなく，職員（特に看護師）配置の強化です．具体的には，急性期病床の看護師配置基準の上限（患者7人に対して看護職1人）を，日本看護協会が求めているように5対1に引き上げ，ICUの看護師配置基準も現在の2対1から1対1に引き上げるべきと思います．『令和3年版厚生労働白書』も，コロナの「重症患者を受け入れた医療現場」では，ICUの現行基準の2倍〜4倍の看護師の配置が必要とされたと認めています[11]（文献11: 103頁）．

　第2は，現在8.7万床存在する「休眠病床」（長期間利用されていない病床）のうち，財政的保障のある公立病院の休眠病床を，新たなパンデミックに備え，「医療安全保障」の視点から確保しておくことです（8.7万床は『平成30年版厚生労働白書』371頁に示された2015年7月現在の「休眠等」病床の数値ですが，その内訳は不明です）．

　第3は，コロナ危機により活動を停止・縮小している地域包括ケアを再起動し，そのための「マネジメントコスト」の財源を確保することです．これについては第4の柱で述べます．

　ただし，以上3点は，私の価値判断であり，現在の政策の延長では，医療分野に継続的に大幅な税財源が投入される可能性は大きくはありません．なぜなら，菅義偉前首相だけでなく，岸田文雄現首相も，安倍晋三首相（当時）の，「消費税は今後10年間あげる必要がない」との方針を踏襲しているからです．そのために，私は，コロナ危機後，医療分野には「強い」追い風ではなく，「弱い」追い風が吹くと判断しています．

「日本の病床数は世界一多い」？

　第2の柱の最後に，2021年1月に突発し，現在も，経済紙や経済界が繰

り返している「日本の病院病床数は世界一多いのに，病床逼迫が生じるのは，コロナ患者を受け入れない病院，特に民間病院の責任」との言説について簡単に述べます．

　私は，コロナ危機で，①日本の医療提供体制改革が「平時医療」のみを念頭に置き，感染症爆発等の「災害医療」の準備をまったくしていなかったこと，および②コロナ対応が感染症法でのみなされ，ごく一部の地域を除けば，「地域医療構想」による病院間の機能分担と連携がほとんどなされなかったことは大きな反省点だと思っています．

　しかし，「日本の病院病床数は世界一多い」との言説は，「統計でウソをつく法」の典型であると考え，2021年4月に発表した論文「**1月前半に突発した（民間）病院バッシング報道をどう読み，どう対応するか？**」で，以下のように指摘しました[22]．①日本の「総病床数」には，他国では「施設」扱いされる精神病床や慢性病床が約4割含まれる．②日本の「急性期病床」には，他国では急性期には含まれないリハビリテーション病床等の「回復期病床」が約四分の一含まれる．その結果，コロナに対応できる高機能の急性期病床数は欧米に比べてむしろ少ない．一番大事なことは，日本の病院のベッド当たり職員数は，欧米に比べてはるかに少ないことです．「患者を診療するのはベッドではなく，医療スタッフだ！」これは，私の友人である東京の病院長の叫びです．

　尾形裕也氏（九州大学名誉教授）も2021年7月に出版した新著『看護管理者のための医療経営学　第3版』で，日本の病院病床総数153万床弱のうち，コロナ患者に対応できる「高度急性期および本格的な急性期病床と言えるのはせいぜい30万床程度」であり，「最初の153万床から見ると，2割程度の水準となり，これは先進諸国の中ではむしろ低い方に属する」と指摘しています[23]．

　相澤氏も，先述した2021年6月の講演で，日本病院会会長と長野県松本市の相澤病院最高経営責任者の両方の経験に基づいて，新型コロナウイルス感染症の拡大に病院がどう対応したかを医療現場の実情を踏まえて率直に説

13

明すると共に，新型コロナに関する疑問——日本は一般病床が欧米諸国より多いのに病床が逼迫するのはなぜか——に対して，データに基づいて日本の病床の現状と問題点を述べています．相澤氏が厚生労働省の公開資料を用いて独自に作成した，全国及び都道府県別の病床の4グループ化に基づく説明は圧巻であり，ご一読をお薦めします[21]．

3　医療機関への財政支援のあり方の論点

　次に，第3の柱，医療機関への財政支援のあり方に関する私の考えを述べます．医療機関への財政支援の最大の論点は，支援の対象をコロナ患者を受け入れた医療機関に限定すべきか否かです．

　私は，医療機関は，公私の区別を問わず，国民の健康を守るために公的役割を果たしている**「社会的共通資本」**（故宇沢弘文氏[24]）であり，**「医療安全保障」**の視点からも，医療機関の倒産や機能低下を防ぐために，経営困難に陥っている医療機関全体に対する公的支援が必要と思っています．

　日本医師会の近年の歴代会長も，医療は「社会的共通資本」と位置づけています．例えば，横倉義武会長（当時）は『日本の医療のグランドデザイン2030』の序文で，「医学の社会的適応である医療は，また社会的共通資本であるべき」と明言しました[25]．横倉氏は，2021年10月に出版した新著『新型コロナと向き合う』で，「『コロナ医療』と『通常医療』の両立が重要」であること，「すべての医療機関は各々の地域における役割や機能を果たすなかで，様々な形で新型コロナウイルス感染症対応に携わっている」ことを繰り返し強調し，すべての医療機関への財政支援を求めました[26]．

　この点については，迫井正深医政局長（当時），この方は技官のエースと言われていますが，2020年8月の局長就任インタビューで「新型コロナ患者の有無にかかわらず，医療機関をつぶさない対応は必要であり，支援策を財政当局と協議しているところだ」と述べました．

　それに対して，「日本経済新聞」は特異な論調で，「コロナ治療を阻むのは

誰」（2021 年 1 月 25 日朝刊）では，医療を一般の「商売」と同列に扱い，お客さんが少なくなったんだから価格を下げるのが当たりという立場から，2021 年 4 月からの診療報酬の特例的引き上げを厳しく批判しました．

財政制度等審議会も 2021 年 5 月の「建議」では，先述した 2020 年 11 月の「建議」から一転して，医療機関に対する厳しい態度に転じ，医療費抑制の施策を網羅的に提案しています．経済産業省主導内閣と言われた安倍内閣と異なり，菅内閣・岸田内閣では財務省が相当復権していますが，それでも，財務省の提案がそのまま実現する可能性は低いと私は判断しています．

なお医療関係者には，財務省が新自由主義的改革を推進していると思い込んでいる方がいますが，それは誤解で，財務省は 2005 年後半〜 2006 年以降，混合診療の全面解禁や株式会社の病院経営解禁には明確に反対しています．その理由は簡単で，それにより医療費（私的医療費だけでなく公的医療費も）が増加するからです[27]．

医療機関への短期的な財政支援の方法と財源の選択

次に医療機関への短期的な財政支援の方法と財源の選択について私見を述べます．

2020 年度は，医療機関に対する租税による緊急支援（第一次・二次補正予算の「緊急包括支援交付金（医療分）」）が約 3 兆 8700 億円も用意されました．これは 2020 年度の保険診療費の前年度に比べた減少額 1.4 兆円を大幅に上回ります．そのうち年度中に交付されたのは 6 割弱でしたが，それによりコロナ患者を多数受け入れた急性期病院の多くは当初予想されていた大幅赤字から脱することができました．

しかしコロナ危機は 2021 年度以降も継続しているので，診療報酬による支援も必要です．この点で，2021 年度前半の特例的措置として，事実上すべての医療機関を対象にして初診料・再診料等の加算が行われたことは評価できますが，それが同年 9 月で終了したのは残念です．

私は，コロナ危機により生じた患者の医療機関の受診控えによる医療機関

の減収を補塡する方法として，**神奈川県保険医協会が提案した診療報酬の「単価補正」支払いのアイデアは非常に優れている**と思います．これは，簡単に言うと，コロナ危機前の 2019 年度に比べて，各医療機関（病院と診療所の両方）が支払基金に毎月請求する診療報酬点数が例えば 2 割下がったら，その逆数で 2 割増しにする，1 点 12 円にするという提案です．これにより，税金に比べて迅速な支払いが可能になります．しかもこの提案では，患者負担は 1 点 10 円のままで増やさないとされており，患者目線に立った提案です．ただし，残念ながら，この提案は保団連（全国保険医団体連合会）内での合意も得られておらず，短期的には実現可能性はほとんどないようです．

　財政制度等審議会の 2020 年 11 月「建議」も，「新型コロナへの対応」で，「仮に措置が必要とすれば」という条件付きですが，「執行の迅速性や措置の継続性を含めた予見可能性，さらには診療科別のばらつきへの対応可能性からは，緊急包括交付金のような交付金措置よりも診療報酬による対応の方が優れており，新型コロナの流行の収束までの臨時の時限措置としての診療報酬による対応に軸足を移すべき」（35 頁）と提案しました．しかし，この提案も厚生労働省と日本医師会の両方が反対し，当面は実現可能性はありません．

　実際に実施された改革として私が注目しているのは，**2021 年度介護報酬改定**で，通所介護について利用者が減った実績を基準にした加算を時限的に導入したことです．それまでは「実際に提供した報酬より 2 区分上位の区分を算定できる」（ただし，利用者の同意が条件）との奇妙な「コロナ特例」でしたが，それに代え，これからは大規模型と大規模以外別に実績対応に切り替えて大規模以外は，延べ利用者が減少した月の実績が，前年度の平均延べ利用者数から 5% 以上減少している場合，基本報酬に加算として 3% 算定することになりました．この特例は，「感染症や災害の影響により利用者数が減少した場合に，状況に即した安定的なサービス提供を可能とする観点」から導入するとされています．介護報酬では神奈川県保険医協会や財政制度等審議会のアイデアが部分的に採用されたとも言えます．

16

4　医療機関の「自助努力」と生存戦略
――地域包括ケア・地域づくりへの積極的参加

　次に第4の柱，医療機関（特に民間中小病院）の「自助努力」と生存戦略――地域包括ケア・地域づくりへの積極的参加について簡単に述べます．

　この点は，前著『コロナ危機後の医療・社会保障改革』の第2章第1節「日本の病院の未来」で提起しました[(1)]（文献1: 80-81頁）．中医協では本節執筆時（2021年11月），2022年度診療報酬改定に向けた議論が行われていますが，厚生労働省提出資料を読むと，2022年度以降，急性期病院の絞り込みがさらに進むのは確実です．そのために，私は，本格的な急性期医療機能を有していない民間中小病院は，地域包括ケア・地域づくりに積極的に参加することがますます必要になってくると考えています．

地域包括ケアは「ネットワーク」で近年は地域づくりも含まれる

　その前提として，私が強調したいのは，①地域包括ケアの実態は「システム」ではなく「ネットワーク」であり，それのあり方は地域によって異なること，および②「地域包括ケア」の概念・範囲はどんどん拡大しており，最近は「地域づくり」が強調されるようになっていることです．

　①について，私は2013年以来いつも強調しており[(28)]，『平成28年版厚生労働白書』も，「地域包括ケアシステムとは『地域で暮らすための支援の包括化，地域連携，ネットワークづくり』に他ならない」と説明しています（201頁）．

　②のうち「地域づくり」については，政府・厚生労働省の2015～2016年の公式文書で強調されるようになっています[(29)]．ただし，地方の保健・医療・福祉複合体（同一法人または関連・系列法人とともに，各種の保健・福祉施設のいくつかを開設し，保健・医療・福祉サービスのすべてまたは一部を一体提供するグループ．以下「複合体」）の一部は，2000年前後から，先駆的に，街

17

づくり・地域振興や地域経済の活性化に積極的に取り組み始めていました．歴史的には，病院による地域づくりの元祖は長野県の佐久総合病院と言えます[30]．

　もう1つ私が注目しているのは，**厚生労働省は2018年度診療報酬改定で，医療機関の「複合体」化奨励に舵を切ったことです**[31]（文献31: 931頁）．その最大の理由は，地域密着型の「複合体」は単独施設より地域包括ケア・地域づくりに参加しやすいからです．

地域包括ケアを再起動するための3条件

　しかし，地域包括ケアはコロナ危機によりほとんどの地域で停止しています．私は，それを再起動するためには次の3つが不可欠だと考えています．①地域包括ケアの参加組織とサービス提供対象を拡大する．②地域包括ケアでもICT・デジタル技術を積極的に活用する．③地域包括ケアにおける，マネジメントコストは誰が負担するか？　について検討する．以下，順に説明します．

　①の参加組織の拡大で特に強調したいのは，保健所の積極的参加です．コロナへの対応を通して，保健所と医療機関の連携の重要性が確認され，それを「平時」にも継続すべきです．サービス提供対象の拡大では，軽症のコロナ患者とコロナ回復後の患者も含むことが求められると思います．対象の拡大については，もう1つ，高齢者に限定しないサービスの提供も進めるべきです．介護保険法では地域包括ケアの対象は高齢者に限定されていますが，厚生労働省の社会・援護局が中心になって推進している「地域共生社会」づくりは全年齢を対象にしています．

　②に関して，コロナ禍を通して，ICT・デジタル技術の積極的活用が日本で諸外国に比べて大幅に遅れていることが明らかになり，それは医療・福祉分野でも同じです．そのため，菅前内閣の閣議決定「骨太方針2021」の「社会保障改革」の項では，医療・介護における情報共有と利活用が詳細に提起されました．そしてそのトップにあげられたのが「医療機関・介護事業所に

18

おける情報共有とそのための電子カルテ情報や介護情報の標準化の推進」で
す（32頁）．私は「骨太方針2021」を検討した時，この部分は骨太方針
2021」の医療改革方針で「骨太方針2020」と比べた数少ない新しさであり，
「『デジタル化』の医療版」（正しくは，医療・介護版）と位置づけました[32]．
ICT・デジタル技術の積極的活用は，医療機関や介護事業所に限らず，今後，
地域包括ケアに参加する事業者全体で求められ，それにより迅速な連携が可
能になると思います．

「地域マネジメントのコストは誰が負担するのか？」

③はまったく新しい提起です．実は，「地域マネジメントのコストは誰が
負担するのか？」という問いは，2021年7月に社会政策学会関東部会が行
ってくれた前著『コロナ危機後の医療・社会保障改革』の合評会で，中野航
綺氏（東大大学院生・社会学）から出された質問です．氏は，「地域包括ケア
の議論では調整コストが軽視されている」，「こうしたコストを緩和するか，
人的・財源的支援は非常に重要」と発言され，これは現在の地域包括ケアの
議論の盲点とも言えます．

ここでマネジメントコストとは，地域包括ケアに参加する組織間の調整コ
スト，ネットワークを維持するためのコストで，大半が人件「費」ですが，
そのほとんどは地域包括ケアに積極的に参加している事業者の職員や地域住
民のボランティア的活動で支えられています．

これは（医療）経済学的には，「アンペイドワーク」（無報酬労働）であり，
これをどう評価・補填するかは，家事労働の経済的評価や，在宅ケアにおけ
る家族介護の経済的評価の問題と類似しています．この点については，私も
まだ確固とした見解は持てていないため，今まで行った地域包括ケア関係者
に対するヒアリングを踏まえて，私見・「試論」を述べます．

私は，地域包括ケアがネットワークであることを考えると，今後も，公的
財源（診療報酬と介護報酬，補助金等）は地域包括ケアのマネジメントコスト
のごく一部を補填するにとどまると思います．公的財源についても，医療保

険や介護保険で伝統的な「出来高払い」に加えて，何らかの「定額（包括）払い」（事業者単位または地域単位）の導入も検討すべきと思います．

　私の経験では，地域包括ケアに積極的に参加している事業者の経営者・職員の多くは，勤務時間外でボランティア的に活動していますが，勤務時間内での活動も認めている事業者も少なくありません．事業者の一部は，診療報酬等の対価が得られる「本来業務」で相当の利益を確保し，それの一部を割いて，本来業務と「兼任」しながらボランティア的に活動している職員に「手当」を支給して職員の努力に応えています．ごく一部の大規模事業者は，地域包括ケアマネジメント業務の専任職員を配置しています．

　私は，公的財源丸抱えよりも，この方が活動の自発性・創意性を保持できる気がします．ただし，そのためには，国が必要な財源確保をした上で，事業者が適正利益（先述したように，売上高比で概ね5%）を確保できるような診療報酬・介護報酬・補助金単価を設定することが不可欠です．

　これも私の経験ですが，地域包括ケアや地域共生社会，地域づくりに主導的に参加している事業者は，その活動を通して地域住民の信頼を得てそれが「集客効果」（患者や介護保険サービスの利用者増）につながり，収益増を実現しています．自治体もそのような事業者を信頼し，様々な事業を委託し，それの補助金からも（わずかだが）収益増が生じています．そして，そのような収益増（の一部）も地域包括ケアのマネジメントコストの原資になっています【注1】．

　なお，『日経ヘルスケア』2021年8月号特集「10年後，20年後も地域に選ばれるために医療・介護発！　今取り組みたい『街づくり』」は以下の3部構成で，この点について多面的にレポートしているので，ご一読をお薦めします[33]．①医療法人主導型の街づくりのトップランナーである茨城県常陸大宮市・志村大宮病院グループの活動のドキュメント．②「永続的な患者，利用者増の実現を視野に『街づくり』で長期的な課題に向き合う」ための「総論」：医療法人や介護事業者が街づくりに関わることのさまざまなメリット．③事例報告（済生会，医療法人，NPO法人，株式会社）：「街づくり」活動

のポイント.

　マネジメントコストの補填について，最後に強調したいことは，診療報酬・介護報酬や各種補助金以外に，さまざまな寄付金等を集めることです．この点については，医療・介護系の事業者よりも，社会福祉法人やNPO等の方がはるかに積極的です．寄付金を含めた様々な「財源の確保策」については，「地域における住民主体の課題解決力強化・相談支援体制の在り方に関する検討会」（略称：地域力強化検討会．座長：原田正樹日本福祉大学教授）の「最終とりまとめ」（2017年9月）が踏み込んだ提起をしています（15頁）【注2】[34].

お わ り に
──国民皆保険制度の意義と財源選択についての私見（価値判断）

　最後にコロナの枠を超えて，国民皆保険制度の意義と財源選択についての私の見解（価値判断）を述べます．私は国民皆保険制度に関して，コロナ以前から，以下の3点を強調していました[35].

　第1は，国民皆保険制度は現在では，医療（保障）制度の枠を超えて，日本社会の「安定性・統合性」を維持するための最後の砦となっていることです．第2は，国会に議席を有する全政党が国民皆保険制度の維持・堅持を主張していることです．第3，これは余り知られていませんが，あの厳しい医療費抑制政策を断行した小泉内閣の2003年の閣議決定「医療保険制度体系及び診療報酬体系に関する基本方針について」が，今後の診療報酬体系の「基本的な考え」として，「社会保障として**必要かつ十分な医療を確保しつつ，患者の視点から質が高く最適の医療が効率的に提供される**よう，必要な見直しを進める」と明記したことです．法律の次に重要な公式文書である閣議決定に，医療保障は最低ではなく，最適なレベルにすると明記された意義はきわめて大きく，私は当時，「この『基本的な考え方』が，新自由主義的医療改革の進行に対する歯止めになる」と評価しました[15]（文献15：17頁）.

　そして，国民皆保険制度が社会保険方式である以上，その主財源は保険料

で，補助的財源は消費税を含めた各種の租税となります．論理的にこれしか
ありえないのです．ただし，国民健康保険では低所得者への配慮が不可欠で
す．

　私は消費税は重要な税財源だと考えていますが，税財源を消費税のみに絞
るのは危険であり，税財源の多様化が必要で，所得税の累進制の強化，固定
資産税や相続税の強化，法人税率の引き下げの停止，内部留保への課税等が
必要だと思っています．この点について，権丈善一慶應義塾大学教授は「財
源は全員野球」と主張されており，私も大賛成です[36]．

　コロナ危機後は「それに加えて，東日本大震災後の『復興特別税』と同様
の『コロナ復興特別税』（仮称）が導入され，保健・医療の充実に加えて，
コロナにより医療同様に大きな被害を受けた介護・福祉事業や従業員の救済，
および失業者・経営困難に陥った企業の救済（額としてはこれが一番多い）等
が総合的に進められることを期待している」と主張しています[1]（文献1：7
頁）．もちろん，これはコロナ危機が収束した後の話で今すぐ導入するとい
うことではありません．ただ自民党は，民主党政権が導入した「復興増税」
に強硬に反対したので，今後どうなるか分かりません．

　財源の問題で，一言触れておきたいのですが，財源を国債発行のみに依存
することは長期的には不可能です．もちろん，短期的には別で，日本を含め
たすべての国で国債発行で財源を確保しています．これは緊急避難でしかた
ないと思いますが，MMT（現代金融理論）がいうように主権国家は自由に
国債を発行できる，という主張は幻想です．

【注1】「複合体」はコスト削減により追加的利益を得ている可能性

　　地域包括ケアに積極的・主導的に参加している事業者の中には「複合体」が少
　なくありません．経済学的には，保健・医療・福祉サービスを包括的・「垂直的」
　に提供している「複合体」は，「範囲の経済」（複数の類似サービスの生産による
　費用削減）と「取引コスト」（市場での企業間の一連の取引に伴い発生する費用）
　の削減により，単独サービスを提供している事業者に比べて，高い利益率を得られ
　る可能性があります[37]．この一端は，荒井耕一橋大学教授による医療法人病院
　を対象にした実証分析でも確認されています（氏は「多角経営」と呼んでいま

す）(38)．私の経験では，一部の「複合体」はこの追加的利益も，地域包括ケアの
マネジメントコストに充てています．

　なお，かつては「連携」（各組織間のネットワーク．地域包括ケアもその一種）
と「複合体」は対立するとの主張もありましたが，私は，2002 年に行った「紙上
ディベイト」で，両者は対立物ではなく「スペクトラム」（連続体）を形成してい
ると指摘し，「それぞれの地域の実態と特性に合わせて，連携と『複合体』の競争
的共存の道を探る」べきと主張しました(39)．現実に，地域包括ケア「ネットワー
ク」で中心的役割を果たしている「複合体」も多数あります．

【注 2】地域力強化検討会「最終とりまとめ」が提起した「財源の確保策」

○『我が事』として認識した地域の課題を地域で解決していく際には，そのための
財源についても考える必要がある．
○寄附によって財源を集めるためには，使途を明確化し，寄附をする側の共感を
得ていく必要がある．加えて，金銭だけでなく，ヒト，モノ，ノウハウの提供を
受けることも有効である．
○こうした地域づくりを推進するための財源については，地域づくりに資する事
業を一体的に実施するなど各分野の補助金等を柔軟に活用していくことに加え，
共同募金によるテーマ型募金や市町村共同募金委員会を活用・推進したり，クラ
ウドファンディングや SIB［ソーシャルインパクトボンド］，ふるさと納税，社会
福祉法人による地域における公益的な取組等を取り入れていくことも有効である．
企業の社会貢献活動等と協働していく観点も必要であり，財源等を必要としてい
る主体と資源を保有する企業等とのマッチングが必要である．

文　献

（1）　二木立『コロナ危機後の医療・社会保障改革』勁草書房，2020．
（2）　二木立「（インタビュー）（第 1 回）医療界には「弱い追い風」 医療経済学
　　者が新型コロナの影響を前向きに捉えるわけ，（第 2 回）コロナで社会は大きく
　　は変わらない 「100 年に一度の危機」が度々訪れる時代にどう備えるべきか」
　　Buzzfeed Japan インタビュー，2020 年 7 月 4-5 日公開（聞き手・岩永直子．ウ
　　ェブ上に公開）．
（3）　P・フランコパン「歴史的な大局観を」「毎日新聞」2020 年 5 月 26 日朝刊．
（4）　中川雅之「人口集積と感染症リスク（下）」「日本経済新聞」2020 年 7 月 9
　　日朝刊．
（5）　速水融『日本を襲ったスペイン・インフルエンザ』藤原書店，2006, 429 頁．
（6）　Anonym: The state and covid-19 - Everything's under control. The Econo-
　　mist March 28: p. 10, 2020．（ウェブ上に公開）
（7）　二木立「岸田文雄新内閣の医療・社会保障改革方針をどう読むか？」『日本
　　医事新報』2021 年 12 月 4 日号：54-55 頁．［本書第 2 章第 4 節］

（ 8 ）　片山善博『知事の真贋』文春新書，2020.

（ 9 ）　梶谷懐・高口康太『幸福な監視国家・中国』NHK 出版新書，2019.

（10）　浦上早苗『新型コロナ VS 中国 14 億人』小学館新書，2020.

（11）　『令和 3 年版厚生労働白書』第 1 部「新型コロナウイルス感染症と社会保障」
2021.

（12）　二木立「『令和 3 年版厚生労働白書』をどう読むか？」『日本医事新報』
2021 年 8 月 7 日号：52-53 頁.

（13）　二木立「『令和 3 年版厚生労働白書』を複眼的に読む」『文化連情報』2021
年 9 月号：18-22 頁．［本書補章第 3 節］

（14）　二木立「［緊急掲載］コロナ危機後に日本の医療はどう変わるか？」『日本
医事新報』2020 年 5 月 23 日号：58-59 頁.

（15）　二木立『医療改革と病院』勁草書房，2004，1-45 頁（小泉政権の医療改革
の中間総括）.

（16）　二木立「第二次安倍内閣の医療・社会保障改革の総括」『文化連情報』2021
年 1 月号：12-22 頁．［本書第 2 章第 1 節］

（17）　伊関友伸『新型コロナから再生する自治体病院〜成功事例から学ぶ経営改
善ノウハウ〜』ぎょうせい，2021.

（18）　武田俊彦・福井トシ子・神野正博「（座談会）今後の医療・看護・介護を考
える」『コミュニティ』（第一生命財団）165 号：12-61 頁，2020.

（19）　河野太郎『日本を前に進める』PHP 新書，2021, 131 頁.

（20）　中島岳志『自民党　価値とリスクのマトリクス』スタンド・ブックス，
2019，99-119 頁.

（21）　相澤孝夫「［講演録］新型コロナウイルス感染症の対応と病院への影響」
『社会保険旬報』2021 年 9 月 1 日号：16-28 頁.

（22）　二木立「1 月前半に突発した（民間）病院バッシング報道をどう読み，ど
う対応するか？」『文化連情報』2021 年 4 月号：20-26 頁．［本章第 2 節］

（23）　尾形裕也『看護管理者のための医療経営学　第 3 版』日本看護協会出版会，
2021，136-137 頁.

（24）　宇沢弘文『社会的共通資本』岩波新書，2000, 4-6 頁.

（25）　横倉義武「日本の医療のグランドデザイン 2030 作成に向けて」．日本医師
会総合政策研究機構『日本の医療のグランドデザイン 2030』2019.

（26）　横倉義武『新型コロナと向き合う——「かかりつけ医」からの提言』岩波新
書，2021，164, 126 頁.

（27）　二木立「財務省の 20 年間の医療・社会保障改革スタンスの変化の検討——
混合診療全面解禁からの転換時期を中心に」『文化連情報』2021 年 10 月号：
20-27 頁．［本書第 4 章］

（28）　二木立「地域包括ケアシステムと医療・医療機関の関係を正確に理解する」
『文化連情報』2013 年 3 月号：12-16 頁（『安倍政権の医療・社会保障改革』勁

草書房，2014, 98-105 頁）．

(29)　二木立「地域包括ケア強化のための医療と福祉の連携をどう進めるか？」
『日本医事新報』2017 年 4 月 1 日号：20-21 頁（『地域包括ケアと医療・ソーシ
ャルワーク』勁草書房，2019，32-36 頁）．

(30)　二木立「日本の保健・医療・福祉複合体の最新動向と『地域包括ケアシス
テム』」『文化連情報』2012 年 3 月号：28-35 頁（『TPP と医療の産業化』勁草
書房，2012, 172-177 頁）．

(31)　二木立「医療経済・政策学の視点から平成 30 年度同時改定を読む」『病院』
2018 年 12 月号：928-933 頁（『地域包括ケアと医療・ソーシャルワーク』勁草
書房，2019，86-96 頁）．

(32)　二木立「菅内閣の『骨太方針 2021』の社会保障・医療改革方針を複眼的に
読む」『文化連情報』2021 年 8 月号：18-24 頁．［本書第 2 章第 3 節］

(33)　坂野日向子・丸本結実「（特集）10 年後，20 年後も地域に選ばれるために
医療・介護発！　今取り組みたい『街づくり』」『日経ヘルスケア』2021 年 8 月
号：34-49 頁．

(34)　二木立「『地域力強化検討会最終とりまとめ』を複眼的に読む──ソーシャ
ルワーカーの役割を中心に」『文化連情報』2017 年 10 月号：14-19 頁（『地域包
括ケアと医療・ソーシャルワーク』勁草書房，2019，50-59 頁）．

(35)　二木立「国民皆保険制度の意義と財源選択を再考する」『文化連情報』2018
年 5 月号：20-25 頁（『地域包括ケアと医療・ソーシャルワーク』勁草書房，
2019，1-9 頁）．

(36)　権丈善一『ちょっと気になる医療と介護』勁草書房，2017, 190 頁（増補版，
2018, 192 頁）．

(37)　二木立『保健・医療・福祉複合体』医学書院，1998，36-38 頁．

(38)　荒井耕『病院の財務実態　多角経営時代の医療法人』中央経済社，2020,
79-116 頁（経営類型別の採算性）．

(39)　二木立「医療・福祉の連携か複合か──両者の対立は無意味，真理は中間
にある」『Gerontology』14(3)：48-52，2002（『医療改革と病院』勁草書房，
2004，97-106 頁）．

第 2 節　2021 年 1 月前半に突発した（民間）病院バッシング
　　　報道をどう読み，どう対応するか？

（2021 年 4 月）

は じ め に

　「日本の病床数は世界一多いのに，新型コロナウイルス感染症（以下，コロナ）患者を受け入れられる病床が逼迫するのはおかしい」，「病床が逼迫しているのは民間病院がコロナ患者を受け入れていないから」．2021 年 1 月 7 日に 2 回目の緊急事態宣言が発出された直後から，新聞やテレビ等の報道で，このような病院，特に民間病院のバッシング（以下，病院バッシング）が同時多発的に突発しました．このバッシングは特に大阪で強く，同地の 3 人の医療関係者（病院経営者，診療所開業医，病院事務長）から，「つい先日まで医療従事者への敬意が存在していたのに，ほんの短い期間で病院バッシングにシフトしてしまった」等の悲鳴とも言えるメールをいただきました．

　そこで，本節では，私が毎日読んでいる「日本経済新聞」「読売新聞」「朝日新聞」「毎日新聞」及び「中日新聞」の 5 紙の報道により，病院バッシングが 1 月前半に突発したが，一紙を除いて 1 月下旬にはほぼ収束した経緯を振り返ります（すべて朝刊）．併せて，病院バッシングの根拠とされたデータの用法が，典型的な「統計でウソをつく法」であることを示します．最後に，コロナ病床逼迫に対して政府（国・自治体）と医療機関がとるべき対応について私見を述べます．

1　「日経」「読売」が先導，大阪でも

　病院バッシングの口火を切ったのは「日経」で，1 月 8 日 1 面の藤井彰夫

論説委員長の論説「経済壊さず感染抑制を」は，欧米に比べ桁違いに感染者数が少ない日本で「すぐに医療崩壊の懸念が出てしまう」「背景には，病床はあるのにコロナの重症者を受け入れる病院が十分ではないなど，医療資源の偏在の問題がある」と断じました．同紙は同日の社説「緊急事態に合わせコロナ即応医療態勢を」でも，同じ趣旨の主張をしました．

　翌 1 月 9 日，「読売」は「人口比の病床数世界一なのに　コロナ病床逼迫　日本の弱点　民間病院受け入れ慎重」という大きな解説記事（医療部）を載せました．この記事は，病院バッシングの基本形と言えます．ふだんは「日経」「読売」と論調が違う「朝日」も 1 週間後の 1 月 16 日，「病床　民間に確保迫る　患者受け入れ偏り　公的病院では 75% 民間は 17%」と「読売」とそっくりの記事を掲載しました．さらに，高名な経済学者で新型コロナウイルス対策分科会メンバーでもある大竹文雄氏も，BuzzFeed Japan インタビュー 1 月 14 日（取材は 1 月 7 日）で，「日経」と同趣旨の発言をしました．

　実は，私は当時，友人の記者から，このような記事・主張についてのコメントを求められたのですが，病院バッシングは，コロナ対策が後手後手と批判され続けた菅首相・官邸が，2 回目の緊急事態宣言の発出を契機として，病床逼迫の責任を病院に転嫁するために意図的に仕組んだのではないか？と述べました．もちろんその「物証」はありませんが，「状況証拠」は，記事・報道が緊急事態宣言直後に同時多発し，しかも政権に近いとされる「日経」・「読売」が先導したことでした．この直後の 1 月 15 日に発表された感染症法改正案に，患者の受け入れを拒否した医療機関名の公表が盛り込まれ，病院バッシングはこの布石だったのか？　と感じました．法改正には「官邸の意向が働いた」との報道もあります（「朝日」1 月 16 日）．

　このような動きとほぼ同時期に，大阪では吉村洋文知事が民間病院バッシングを先導し，当地の新聞・テレビがそれに追随しました．具体的には，吉村知事は，2020 年 12 月 25 日に，コロナ患者の受け入れ実績のない約 110 の二次救急病院に計 200 床のコロナ病床確保を要請し，1 月 19 日には改めて約 30 床（1 病院当たり 1 ～ 2 床）の確保を求め，それに協力しない民間病

院は病院名の公表も辞さないとの，感染症法改正を先取りした対応をしました（「毎日」1月24日「新型コロナ　大阪受け入れ1割，知事イライラ」）．このことは，全国紙の全国版ではほとんど報道されず，私も「はじめに」で述べた大阪の知人からのメールで初めて知りました．

2　「日経」と大阪を除きバッシングは収束

「日経」はその後も，以下のように，同種記事を連発しています．主なものは，1月25日「コロナ治療を阻むのは誰」（大林尚上級論説委員の署名記事），2月4日「病床確保　進まぬ民間協力」，2月8日「民間は受け入れ割合が少ない」です【注】．

それに対して他紙は，「読売」を含め，1月下旬以降，病院バッシング報道は行わず，民間病院側の事情に配慮した冷静な「調査報道」や論説を掲載しています．私は特に，以下の記事に注目しました．「朝日DIGITAL」1月16日「揺れる『ベッド大国』日本　医療逼迫は民間病院のせいか」，同1月31日「コロナ病床なぜ不足　民間病院受け入れると減収　要員確保も難題　後手後手に回った政府」．「毎日」1月26日「『受け入れたいのに受け入れられない』民間病院，コロナ患者対応に苦悩」．「読売」2月11日「重症者回復　8都県　転院調整せず　病床不足の一因」．

報道記事ではありませんが，「中日」1月27日の社説「病院間の連携進めねば　医療態勢の逼迫」は，政府の感染症法改正案に対し「民間病院の事情を顧みず，強権的な手法を取っても，協力は得られないのではないか」と疑問を呈し，「病床の確保には，病院ごとの努力はもちろんのこと，医療機関同士の連携こそ必要」，「強権的な手法ではなく，医療機関が治療に専念できる環境整備こそ必要である」と主張しました．

ウェブ上にも，病院バッシングを批判する見識ある論説が相次いでアップされました．そのなかでも特に説得力があるのは，国立国際医療研究センターでコロナ患者の診療の第一線に立ち続けている忽那賢志医師［2021年7月

から大阪大学大学院教授］の「**医療が逼迫しているのは民間病院のせいなのか？**」です[1].

　氏は，「感染症専門医もいなければ感染対策の専門家もいない」「民間の医療機関に何のバックアップもないままに『コロナの患者を診ろ』と強制しベッドだけを確保したとしても，適切な治療は行われず，病院内クラスターが発生して患者を増やしてしまう事になりかねません」と警告し，「新型コロナ診療を行っていない民間の医療機関は，　•新型コロナを診療している病院がこれまで診ていた，コロナ以外の患者の診療をカバーする　•新型コロナ診療医療機関からの転院など後方支援を徹底する　ということで相互に協力をする，というのが現時点では望ましい」と提言しました.

　以上から，私は，病院バッシングは，「日経」と大阪府を除いて，1月下旬には収束したと判断しました.なお，大阪府で吉村知事がコロナ対応病床確保のために強権的とも言える対応をした背景には，前任の橋下徹氏が認めたように，氏が「大阪府知事・大阪市長時代に，徹底的な改革を断行し，有事の今，現場（保健所，府立市立病院など）を疲弊させている」ことがあると思います（同氏の2020年4月3日のツイート.現在もウェブ上に公開）.

3　日本の病床数は世界一多い？——「統計でウソをつく法」1

　病院バッシングでは2種類のデータが用いられましたが，共に初歩的な『統計でウソをつく法』です[2].ウソをつく手法にはいろいろありますが，今回は，異質の数字の単純な比較（「リンゴとオレンジの比較」A comparison of apples and oranges）と実数を示さずに百分率のみを示す手法の2つが使われました.以下，順に説明します.

　第1のデータは，日本の人口当たり病床数は世界一多いとのOECDデータですが，これには，①総病床数が世界一多いとするもの（図1）と，②急性期病床数が世界一多いとするもの（図2）の2種類があります.前者は，医療制度に詳しくない新聞記者が素朴に用いています（「読売」1月9日，「朝

図 1　人口 1000 人あたりの病床数

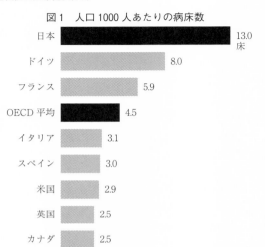

出所：「読売新聞」2021 年 1 月 9 日.
※ OECD の資料を基に作成．米国，ドイツは 2017 年，
　英国，カナダは 19 年，ほかは 18 年.

図 2　国別人口千人当たりの急性期病床数

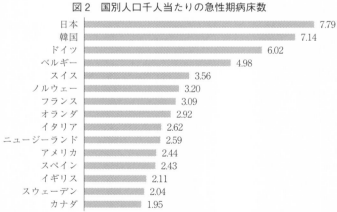

出所：渡辺さちこ・アキよしかわ『医療崩壊の真実』2021, 72 頁.
※ OECD Health Statistics Acute care Hospital beds Total. Par 1000
　inhabitants. 2018 or latest available.

日」1 月 16 日等）が，後者は医療の専門家（のはずの方）が用いています[3, 4]．今回の病院バッシングとは関係ありませんが，『平成 28 年版厚生労働白書』も，残念なことに，日本は「総病床数・急性期病床数ともに多い」と書いています（92 頁）．しかし，両データとも典型的な「リンゴとオレンジの比較」です．

　まず，①について，日本の総病床の 4 割は精神病床・療養病床ですが，これらは欧米では施設（ナーシングホーム等）とされ，病院病床に含まれないのが普通です．

　②について，日本が OECD に「急性期病床」として報告している病床（約 89 万床）は正しくは「一般病床」であり，回復期病床（回復期リハビリテーション病棟，地域包括ケア病棟等）を含みます．一般病床のうち欧米的基準での急性期病床と言えるのは，DPC 対象病院の病床約 48 万床，または旧 7 対 1 看護病床約 35 万床と仮定すると，人口千人当たり病床数はそれぞれ 3.8 床，2.8 床で大半のヨーロッパ諸国と同水準になります．

　ただし，このなかには「なんちゃって急性期病床」も相当数含まれると言われています．日本の一般病床の実態を熟知している尾形裕也氏（地域医療構想に関するワーキンググループ座長）は，この点を踏まえて，日本の高度急性期及び急性期病床は「せいぜい 30 万床程度」と推計し，「これは先進諸国の中ではむしろ低い方に属する」，「現在のカナダ並みのレベルに相当する」と指摘しています[5]．

　私が疑問に思うことは，上記 2 つのデータを用いる記事や論説が，日本の病院の病床当たり職員数が欧米に比べはるかに少ないことには触れていないことです．この点では，上述した『平成 28 年版厚生労働白書』が，日本の「病床 100 床当たり臨床医師数は 17.1 人（2012 年）であり，アメリカ 85.2 人（2012 年），英国 100.5 人（2013 年），ドイツ 49.0 人（2013 年），フランス 48.7 人（2012 年）と比べて大幅に少ない状況にある」（93 頁）と率直に認めているのと対照的です．私の知人の東京都医師会幹部は，病院バッシングを，「ベッドが患者を治療するわけではありません．医師や看護師等が治療にあ

たるのです」と的確に批判しています.

　私は，今回，日本の病床数と欧米の病床数をナイーブに比較する言説を読んで，2001 年に日米医療の比較研究を行った際，共同研究者の西村由美子氏から以下のように教えていただいたことを，久しぶりに思い出しました.「アメリカのホスピタルは ICU（集中治療室）プラスアルファの施設で，重症患者ばかりが入院しているため，日本の病院のように患者が廊下を歩き回ることはない．ホスピタルと病院は全く別の施設だ」[6].

4　民間病院は患者を受け入れていない？──「統計でウソをつく法」2

　病院バッシングでもう一つ常用されたのは，民間病院のうちコロナ患者受入可能病院の割合は 18% にすぎず，公立 69%，公的等 79% と比べ，遙かに低いとのデータです（図3. 2020 年 10 月 21 日の第 27 回地域医療構想ワーキンググループ資料）．ただし，このデータは病院開設者別の病床規模の違い（民間病院は中小病院が大半）の「補正」を行っていません.

　それに対して，厚生労働省の「地域医療構想」サイトに 1 月 25 日にアップされた参考資料「医療機関の新型コロナウイルス感染症の受入状況等について（補足資料）」では，病床規模別のデータが示されています（図4）．この図からは，200 床未満の中小病院では，コロナ患者受け入れ実績のある 553 病院中のうち，民間病院が 379 病院（68.5%）を占めるという，新聞報道の論調とは真逆な数値が得られます：100 床未満病院では 153 病院のうち 113 病院（73.9%），100 床以上未満 200 床未満の病院 400 病院中 266 病院（66.5%）．この割合は 400 床以上の病院では 11.7% に下がりますが，これは民間病院の大半が中小病院のためです.

　病院開設者別のコロナ入院患者数の割合をみると，公立 32.1%，公的等 40.0%，民間 27.9%（1 月 6 日）であり，民間病院の多くが中小病院であることを考慮すると，民間病院は健闘していると言えます．なお，「公的等」には日赤・済生会・厚生連等の「公的」病院だけでなく，民間の地域医療支援

図 3　公立・公的等・民間別の新型コロナ患者受入可能医療機関及び割合

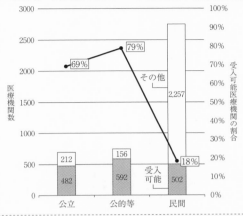

対象医療機関：G-MIS で報告のあった全医療機関のうち高度急性
期・急性期病棟を有する医療機関（4,201 医療機関）

出所：第 27 回地域医療構想に関するワーキンググループ（2020 年 10 月 21 日）資料 35 頁.
※急性期病棟の有無は平成 30 年度病床機能報告において高度急性期・急性期の機能を有す
ると報告した医療機関.
※公立…新公立病院改革プラン策定対策病院　公的等…公的医療期間等 2025 プラン策定対
策医療機関　民間…公立・公的等以外.

病院も含まれ，この数値を加えると，民間病院のコロナ患者割合はさらにア
ップすると思います.

　厚生労働省の鈴木健彦医政局地域医療計画課長も，2 月 5 日の医療関連サ
ービス振興会のシンポジウムで，コロナ患者の受け入れについて次のように
述べたそうです.「民間病院はあまり受け入れていないという指摘もあるが，
データを分析すると機能がある民間病院には一定程度受け入れていただいて
いる」（『週刊社会保障』2 月 15 日号：23 頁）.

　ここで特に強調したいことは，**民間病院の健闘は，コロナ患者数が全国で
突出して多い東京都で顕著**なことです. 2 月 9 日の東京都医師会定例記者会
見で猪口正孝副会長が公表した「東京都の新型コロナ感染症患者受け入れ病
院の経営主体別分類」（**表 1**. 2 月 5 日現在）によると，コロナ患者を受け入

図4　公立・公的等・民間別・病床規模別の新型コロナ患者受入可能医療機関等
（令和3年1月10日までに報告があったもの）

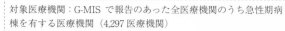

対象医療機関：G-MIS で報告のあった全医療機関のうち急性期病棟を有する医療機関（4,297 医療機関）

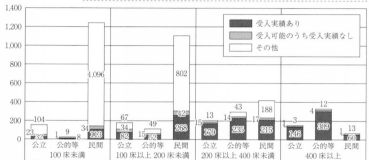

出所：厚生労働省「地域医療構想イト」の参考資料「医療機関の新型コロナウイルス感染症患者の受入状況等について（補足資料）1頁（1月25日アップ）．

※受入実績あり：G-MIS で報告のあった医療機関について，1人以上新型コロナウイルス感染症の入院患者を受け入れていると報告したことのある医療機関

※受入可能のうち受入実績なし：G-MIS で報告のあった医療機関について，新型コロナウイルス感染症の入院患者を受入可能な病床が1床以上あると報告したことのある医療機関のうち，1人以上新型コロナウイルス感染症の入院患者を受け入れていると報告したことのない医療機関

※公立：新公立病院改革プラン策定対象病院，公的等：公的医療機関等 2025 プラン策定対象医療機関（民間の地域医療支援病院を含む），民間：公立・公的等以外

※急性期病棟を有する医療機関：平成 30 年度病床機能報告において高度急性期・急性期の機能を持つ病棟を有すると報告した医療機関（高度急性期・急性期病棟だけではなく，回復期・慢性期の機能も持つ病棟を有すると報告した医療機関も含む）

表1　東京都の新型コロナ感染症患者受け入れ病院の経営主体別分類
（2021 年 2 月 5 日 BC ポータル入力状況による分析）

	受入病院	受入病院中の割合	入院中患者数（人）	入院中患者の割合	設置主体別受入病院の割合	非受入病院数
都立・公社・公立	22	11.5%	945	33.9%	84.60%	4
国立	12	6.3%	260	9.3%	85.70%	2
公的	15	7.9%	196	7.0%	93.75%	1
公的（民間）	18	9.4%	315	11.3%	100%	0
民間	124	67.9%	1,068	38.4%	21.9%	443
計	191	100%	2,784	100%		

出所：東京都医師会2月9日定例記者会見　資料2-1（猪口正孝副会長作成）．

れている 191 病院のうち 124 病院（64.9%）が民間病院でした．入院してい
るコロナ患者 2,784 人のうち民間病院に入院している患者の割合は 38.4% で
あり，これは都立・公社・公立の 33.9% を上回り，経営主体別の第 1 位でし
た．他面，民間病院は中小病院が多いため，コロナ患者を受け入れている病
院の割合は 21.9% に止まり，80-90% 台の国公立・公的とは大きな差があり
ました．

　以上の数値は，実数（病院数・入院患者数）を無視して，百分率のみを用
いる民間病院バッシングの危うさを示しています．私は，今回，病院バッシ
ングの根拠とされたデータを見て，マークトウェインが『自伝』で述べた箴
言「嘘には 3 つある．嘘と大嘘と統計だ（lies, damned lies, and statistics）」
を思い出しました．

お わ り に──コロナ病床逼迫への対応

　以上，2021 年 1 月前半に突発した病院バッシング報道の経緯を振り返り，
「日経」を除いてそれが 1 月下旬には収束したこと，及びそれの根拠とされ
たデータが，典型的な「統計でウソをつく法」であることを示しました．最
後に，**コロナ病床逼迫に対して政府（国・自治体）と医療機関がとるべき対
応についての私見**を 4 点述べます．

　①私は，財政力のある都府県・市は，長期的視点からも，公立のコロナ専
門病院・病棟を，空き病棟の活用等により開設すべきと思います．コロナは
いずれ収束すると思いますが，その後も，別の新興感染症が出現するのはほ
ぼ確実と思われるからです．

　②私は，国公立病院だけでなく，設備・スタッフの余裕のある中核的民間
病院は中等症のコロナ患者を今後も積極的に受け入れるべきと思います．た
だし，その大前提は国・自治体による万全な減収補填であり，それには院内
感染・クラスターが発生した場合の減収補填，さらには風評被害に対する補
償も含むべきです．

　③中川俊男日本医師会会長が，1月20日の「新型コロナウイルス感染症患者受入病床確保対策会議」の総括で述べたように，「**中小病院が直接新型コロナに対応するのは，公立・公的・民間を問わず難しく，退院基準を満たした患者の受け入れ先となることが突破口になる**」と思います（「日医ニュース」2月5日）．

　④今後は，自宅療養の軽症コロナ患者やコロナ回復患者の診療・支援を行う診療所の役割が大きくなると思います．この点で，私は日本在宅ケアアライアンス（理事長：新田國夫医師）が2月に参加団体に「新型コロナウイルス感染症の自宅療養者等への対応」を呼びかけたことに大いに注目・期待しています．

　　【注】「日経」の（民間）病院バッシングは経済界の意向を反映？
　　　本節の草稿を読んでいただいた経済界の動向に詳しい複数の友人から，非常事態宣言の早期解除と経済の早期再開を最重要視している経済界は，コロナ患者を大幅に減らすことを最優先し，非常事態宣言の早期解除に抵抗している日本医師会・医療界を目の敵にしていると教えていただきました．「日経」だけが病院バッシングを続けている背景には，かつて「日本株式会社の社内報」（佐高信氏）とも揶揄された同紙の報道が，このような経済界と医療界の対立構造を反映している可能性は十分あると思います[7]．
　　　また，病院バッシングは菅首相・官邸が仕組んだのではないか？　との私の推察について，官邸の事情に詳しい別の友人から，「菅首相にそこまでの情報はなく，官邸も一枚岩とは言えない状況にある．ただし，官邸の一部が情報の発信源である感触はつかんでいる」とのコメントを頂きました．

　　文　献
（1）　忽那賢志医師「医療が逼迫しているのは民間病院のせいなのか？」Yahoo! JAPAN 2021年1月17日．
（2）　ダレル・ハフ著，高木秀玄訳『統計でウソをつく法　数式を使わない統計学入門』講談社ブルーバックス，1968年．
（3）　渡辺さちこ，アキよしかわ『医療崩壊の真実』エムディエヌコーポレーション，2021年1月，68頁．
（4）　森田洋之「日本だけなぜ医療崩壊が起きる」『文藝春秋』2月号：114頁．
（5）　尾形裕也「この国の医療のかたち（82）コロナ禍をめぐる考察など」MEDIFAX-WEB　2021年2月17日．

（6）　二木立「保健・医療・福祉複合体と IDS の日米比較研究──『東は東，西は西』の再確認」．『21 世紀初頭の医療と介護』勁草書房，2001，261 頁．

（7）　佐高信「『日本株式会社社内報』としての『日経』」『現代』1991 年 7 月号（『日本に異議あり』講談社，1992，293-307 頁）．

【補足】地域医療構想による病床機能分化・病院統合が進んでいたら病床逼迫は生じなかったか？

　本節で検討した「日本の病床数は世界一多い」という言説は一部を除いて 2021 年中に消えました．しかしそれに代わって，コロナ患者の急増で病床が逼迫したのは，地域医療構想による病床の機能分化や病院統合が進んでいなかったためとの別の言説が生まれています．例えば，財務省が 2021 年 10 月 8 日の財政制度等審議会に提出した資料「社会保障」は「診療報酬改定と入院医療の機能分化②（新型コロナ禍の元での入院医療）」の項（38 頁）で，新型コロナ感染拡大の前に「医療資源の散在が是正されておらず，病床の機能分化も進んでいない段階で新型コロナの感染拡大を迎え，こうした医療提供体制の状況が，新型コロナへの対応の足かせとなった」と指摘しています．

　私も，第 1 節 2 の「『日本の病床数』は世界一多い？」の項で指摘したように，今回の「コロナ危機対応で，①日本の医療提供体制改革が『平時医療』のみを念頭に置き，感染症爆発等の『災害医療』の準備をまったくしていなかったこと，および②コロナ対応が感染症法でのみなされ，ごく一部の地域を除けば，『地域医療構想』による病院間の機能分担と連携がほとんどなされなかったこと大きな反省点だと思っています」．

　しかし，地域医療構想による病床の機能分化や病院統合が進んでいれば，コロナへの対応が可能だったとする言説は二重にフィクションです．その理由は，2 つあります．

　第 1 は，上述したように，地域医療構想には感染症対応がまったく含まれていませんでした．第 2 に，現在の「地域医療構想」は，高度急性期・急性期病床の削減を目指していますが，それら病床の機能強化に不可欠な病院職員増や 1 日当たり入院医療費増加はまったく想定していませんでした．私は，『地域包括ケアと地域医療連携』（勁草書房，2015）で，「地域医療構想」を「『医療資源の集中投入』なしの病床削減」と批判しました（53 頁）．そのため，「地域医療構想」の計画通りに高度急性期・急性期病床が削減されていたら，コロナ感染爆発により文字通りの「医療崩壊」が生じた可能性が強いと思います．

　実は，民主党政権時代の 2011 年 6 月に厚生労働省が公表した「2025 年モデル」オリジナル版（「医療・介護に係る長期推計」2011 年 6 月 2 日）は，急性期病床の職員・医療費の大幅増加を想定していました：高度急性期の職員数は 2 倍程度増（単価約 1.9 倍），一般急性期の職員等は 6 割程度増（同 1.5 倍）．このような「急性期医療の改革（医療資源の集中投入等）」が実現していれば，コロナ患者急

　増でも病床逼迫が生じなかった可能性はあります．しかし，残念ながら，このような積極的な病床機能強化策は，2015年の「地域医療構想」には盛り込まれませんでした（上掲書，65-70頁）．

　この点を踏まえると，私は，横倉義武日医会長（当時）の次の指摘の方が的を射ていると思います：「幸いなことに，地域医療構想が徐々に進められてきたために，まだ病床の統合再編が行われている地域が少なかった．今回多くの患者が発生し，かなり"医療崩壊"に近いところまで追い込まれたが，なんとかそれを持ちこたえることができたのは，そのスピードの遅さがよかったと理解している．我が国の医療提供体制は，ある意味で無駄に見えていたものが，今回の感染では非常に役に立った」（『コロナ危機後の医療・社会保障改革』7頁）．

第2章　安倍・菅・岸田内閣の医療・社会保障改革

　本章では2012年末から10年間継続している3代の自民党・公明党連立政権の医療・社会保障改革を検討します.

　第1節では，史上最長政権となった第二次安倍晋三内閣（2012年12月〜2020年9月）の医療・社会保障改革を，以下の5つの柱立てで総括します. ①ステルス作戦で小泉純一郎内閣時代に近い厳しい医療費抑制政策を復活した. ②消費税の引き上げを2回延期し，社会保障の新たな財源の検討を放棄した. ③「アベノミクス」「全世代型社会保障」の中身を書き換えた. ④医療提供体制改革は前民主党政権から連続していた. ⑤医療分野への市場原理導入は限定的だった. 結論的に言えば，安倍内閣は超長期かつ安定政権だったにもかかわらず，医療制度改革については目立った実績はないと言えます. 併せて，安倍首相はきわめて強権的である反面，「優しさ」・「ウエット」な側面もあり，強権的かつ「ドライ」な菅義偉新首相とは違うことも指摘します.

　第2・3節は，わずか1年の短命に終わった菅義偉内閣（2020年9月〜2021年10月）の医療・社会保障改革方針の検討です. 第2節は内閣発足時の予測・評価で，まず首相の「自助，共助，公助，そして絆」論の2つの新しさに注目します. 次に，菅首相が安倍内閣の医療政策を大枠では継続すると予測した上で，首相の看板政策と言える不妊治療の保険適用とオンライン診療の恒久化の問題点を指摘します. 第3節は2021年6月の閣議決定「骨太方針2021」の複眼的評価です. 菅内閣が決定した中所得の後期高齢患者の一部負担増の問題点は，第3章で詳しく検討します.

　第4節では2021年10月に発足した岸田文雄内閣の医療・社会保障政策を「試論的」に展望します. まず岸田首相が意外にしたたかだと私が判断する理由を述べます. その上で，医療・社会保障改革に関連した岸田内閣の「目玉政策」である看護師，介護職，保育士等の賃上げ方針を複眼的に評価し，そのためには診療報酬等の大幅引上げが不可欠だと主張します.

第 1 節　第二次安倍内閣の医療・社会保障改革の総括

（2021 年 1 月）

は じ め に——5 つの柱で総括

　安倍晋三首相は，連続在任日数で歴代最長記録を更新した直後の 2020 年 8 月 28 日，突然，持病の再発を理由に辞任する意向を表明して，9 月 16 日正式に退陣し，菅義偉内閣が発足しました．私は，安倍首相が退陣直後から健康をすっかり回復したことを踏まえると，持病の再発は辞任の一つの要因・誘因にすぎず，新型コロナ感染症対策の行き詰まりと，「桜を見る会前夜祭」をめぐる国会での虚偽答弁の証拠が表面化しつつあったことも見落とせないと思っています．

　私は，第二次安倍内閣の発足直後から同内閣の医療・社会保障改革（方針）をリアルタイムで検討し続け，2014 ～ 2020 年に 5 冊の著書を出版しました(1-5)（以下，「第二次」は原則として省略）．本節では，それらを踏まえて，安倍内閣の医療・社会保障改革（方針）を，その前の民主党政権のそれと比較しながら，以下の 5 つの柱立てで総括します．

　①ステルス作戦で小泉純一郎内閣時代に近い厳しい医療費抑制政策を復活，②消費税の引き上げを 2 回延期し，社会保障の新たな財源の検討を放棄，③「アベノミクス」「全世代型社会保障」の中身の書き換え，④医療提供体制改革は前政権から連続，⑤医療分野への市場原理導入は限定的．

　結論的に言えば，**安倍内閣は超長期かつ安定政権**だったにもかかわらず，**医療制度改革については目立った実績はない**と言えます．各論点について詳しくは，上述した 5 冊の著書等の該当頁を示すので，お読みください．

1　ステルス作戦で厳しい医療費抑制政策を復活

　安倍内閣の医療政策の，民主党政権との最大の違いは厳しい医療費抑制政策を復活させたことです．民主党政権は 2010 年度と 2012 年度の診療報酬改定で，診療報酬「全体」（診療報酬本体と薬価の合計）をそれぞれ 0.19％，0.004％引き上げました．安倍内閣も 2014 年度改定では名目で 0.10％引き上げましたが，これは消費税引き上げ対応分を含み，実質は引き下げでした．それに続いて，2016，2018，2020 年度と連続して，診療報酬「全体」を引き下げました．4 回の改定では医療機関に支払われる診療報酬「本体」はわずかに引き上げましたが，民主党政権時代に比べるとごく小幅でした【注 1】．

　その結果，表 2 に示したように，第二次安倍内閣時代の 2013 ～ 2018 年度の 6 年間の国民医療費の年平均伸び率は 1.7％に過ぎず，民主党政権時代（2010 ～ 2012 年度）の 3 年間の平均 2.9％はもちろん，その前の第一次安倍・福田・麻生内閣時代（2007 ～ 2009 年度）の 3 年間の平均 2.8％よりはるかに低く，小泉内閣時代（2002 ～ 2006 年度）の 5 年間の平均 1.3％に近くなっています【注 2】．

　表では略しましたが，安倍内閣が診療報酬全体のマイナス改定を断行した 2014，2016，2018 年度の国民医療費伸び率は，その前後より明らかに低下しています．このことは，安倍内閣では診療報酬改定（引き下げ）がストレートに国民医療費に影響していることを示しています．

　民主党政権時代は「リーマンショック（世界金融危機）」後の不況が続いたためもあり，3 年間の GDP の年平均伸び率が 0.2％にすぎなかったのに対して，第二次安倍内閣の 2013 ～ 2018 年度の 6 年間の年平均伸び率は 1.7％とはるかに高くなっています．それにもかかわらず，医療費の伸び率が低いことには驚かされます．国民医療費の GDP に対する割合は，民主党政権時代は上昇し続け，小泉内閣時代にすらわずかに上昇しましたが，安倍内閣時代は 7.9％前後に固定されました．年度別の数値を見ても，6 年間のうち 5 年

表 2　歴代内閣の国民医療費と国内総生産の年度平均伸び率（2001-2018 年度）

首相名	年度	（期間）	年度平均伸び率（％）		国民医療費／国内総生産（％）	
			国民医療費	国内総生産	初年度	最終年度
小泉純一郎	2001-2006	5 年	1.27	0.38	6.01	6.26
第一次安倍・福田・麻生	2007-2009	3 年	2.82	-0.24	6.43	7.32
鳩山・菅・野田（民主党）	2010-2012	3 年	2.88	0.16	7.49	7.93
安倍晋三（第二次）	2013-2018	6 年	1.70	1.74	7.90	7.91

資料：厚生労働省「平成 30 年度国民医療費の概況」の表 1 から計算.
注：1）「年度」は各内閣が年度当初予算を組んだ年度.
　　2）第二次安倍内閣の「概算医療費」の 2013-2019 年度（7 年間）の年度平均伸び率は 1.8%.

間は民主党政権の最終年度の数値（7.93%）を下回りました.

　私は，「骨太方針 2015」を分析した際，安倍内閣の社会保障関係費（国費）削減目標は，小泉内閣の「『骨太方針 2006』を上回る」と書きましたが，今回，これが大げさでなかったことを確認しました[2]（文献 2: 132-133 頁）.

　福田・麻生内閣時代は公式に「社会保障の機能強化」がめざされましたが，実は第 1 次安倍内閣時代の 2007 年度（同内閣が当初予算を組んだ）にも国民医療費は 3.0% 上がっています. このことは，すでに第 1 次安倍内閣の時代から，小泉内閣の厳しい医療・社会保障費抑制政策の見直しが事実上始まっていたことを示しています. 同じ安倍首相の内閣でも，第 1 次内閣と比べ第 2 次内閣の医療費抑制政策の厳しさは際立っています.

　小泉内閣はいわば劇場的な手法で，日本医師会や自民党の厚労族などを「抵抗勢力」に見立てて敵をつくり，医療費抑制や患者負担の大幅増加を断行すると共に，医療分野への市場原理の導入を推し進めようとしました. それに対して，安倍内閣の医療費抑制政策には小泉内閣のような派手さは全くありませんが，ステルス（秘密）作戦のように，4 回の診療報酬「全体」をすべて引き下げて医療費抑制の実を取ったと言えます.

図　病院の経常利益率

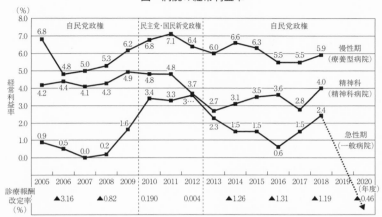

出所：独立行政法人福祉医療機構資料を基に加納繁照氏作成（『病院』2020 年 11 月号：839 頁）．
注：1）元図は元号表示だが西暦に変更．
　　2）対象は福祉医療機構から融資を受けた病院（大学は民間病院）．

医療機関の経営悪化

　その結果，医療機関の経営は小泉内閣時代と同様に悪化しました．**図　病院の経常利益率**に示したように，福祉医療機構から融資を受けた病院（大半が民間病院）のうち急性期病院の経常利益率は，小泉内閣終了直後の 2007年度にはなんと 0.0% になりましたが，その後民主党政権時代の 2 度の診療報酬「本体」の引上げにより，3% 台にまで回復しました．しかし，安倍内閣が診療報酬を連続的に引き下げた結果，再び減少に転じ，2016 年度には0.6% にまで落ち込みました．その後はやや回復しましたが，2018 年度でも2.4% に止まっていました．

　後述する「地域医療構想」は効率一辺倒（優先）で，今回のコロナ危機のような危機が生じることを全く想定しておらず，しかも現在の診療報酬の下では，一般病院は 90-95% の病床利用率を確保しないと黒字化が困難で，内部留保を蓄積する「余裕」のない厳しい経営を強いられています．その結果，コロナ危機による入院・外来患者の大幅減少とコロナ対策の出費増により，

大半の病院が赤字経営に転落したと思われます.

2　消費税引き上げを延期し社会保障の財源確保を放棄

　安倍首相の退陣表明直後の報道の多くは, 安倍首相が消費税を 2 回引き上げたことを「業績」としてあげました. しかし, 私はこれは業績とは言えず, 逆に, 安倍首相が消費税の 8% から 10% への引上げを 2 回延期し (2015 年 10 月から 2017 年 4 月に延期, 2017 年 4 月から 2019 年 10 月に再延期), その結果, 4 年間に約 20 兆円もの財源が失われたことが重大だと判断しています. もちろんこの全額が「社会保障の充実」に回るわけではありませんが, これにより「社会保障制度改革国民会議報告書」(2013 年) が提起した「社会保障の機能強化」の予定期間内での全面実施は, 財源確保面で頓挫しました.

　私は, 消費増税の延期以上に重大なことは, 今後人口高齢化により, 社会保障給付費が増加するのが確実であるにもかかわらず, 安倍首相が 2019 年 7 月の参議院選挙で, 消費税を 10% に上げた後の引き上げは「10 年間必要ない」と繰り返し発言し, さらには同年 10 月 8 日の衆議院本会議でもその発言を次のように再確認したことだと思っています.「安定的な経済再生と財政健全化に一体的に取り組むことにより, 例えば, **今後 10 年程度は消費税率を引き上げる必要はない**のではないかというのが私の考えであります」. そして, この方針は菅義偉内閣でも (現時点では) 継承されています[6].

社会保障の財源確保に背を向けた理由

　私は安倍内閣が 7 年 8 か月もの長期安定政権だったにもかかわらず,「社会保障の機能強化」とそのための財源確保から背を向けたことの罪は重いと考えています. その理由としては, 次の 2 つが考えられます.

　中心的な理由は, 安倍内閣が財界寄りで, 社会保障の拡大に消極的だったことです. その動かぬ証拠は,「骨太方針 2015」(23 頁) に, 次のように, 経済界の主張がストレートに書き込まれたことです[4](文献 4: 142-143 頁).

「社会保障給付費の増加を抑制することは個人や企業の保険料等の負担の増加を抑制することにほかならず，国民負担の増加の抑制は消費や投資の活発化を通じて経済成長にも寄与する」．

　もう一つの理由は，安倍首相は小泉純一郎内閣時代からの筋金入りの「上げ潮派」（高い経済成長を実現すれば税収が増えるので，財政再建も自ずと実現でき，消費税引き上げ等の国民負担増は必要ないとの考え）で，しかもほぼ毎年行われた毎回の国政選挙で勝利するために，「国民負担」の拡大にきわめて消極的だったことです．

　2012年の民主党政権時代の「社会保障・税一体改革」についての民主党・自民党・公明党の三党合意では，2015年10月に消費税が10%に引き上げられることになっていました．その場合は，それに続いて，今後のさらなる少子高齢化に対応した「社会保障の機能強化」のための新しい改革の青写真が検討・実施されるはずでしたが，その検討はその後5年間，完全にストップしています．

　梶本章氏（元朝日新聞論説委員）も，「第2次安倍政権の社会保障政策」を以下のように「総括」しています．「長期政権だったからこそ2回の消費税引き上げの財源も使って，利用者負担にほとんど手を染めることなく，『一体改革』を実現できたという評価と同時に，『すでに与野党で合意した改革を遅らせ，使途変更してつまみ食いし，2025年以降のポスト一体改革の策定もサボった』との厳しい評価も聞こえてくる」[7]．

医療・社会保障財源についての私の考え

　ここで，私自身の医療・社会保障財源についての考えを簡単に述べます．私は，現在国会に議席を有する全政党が国民皆保険制度の維持・堅持を主張し，それが完全な国民合意になっていること，および国民皆保険制度が社会保険方式であることを踏まえると，医療費総枠拡大の「主財源」は社会保険料の引き上げ（ただし，低所得者には十分な配慮を行う）で，消費税を含む税財源は「補助的財源」とするしかあり得ないと考えます．

45

　以前は税財源＝消費税との主張が多かったのですが，国民の消費税への忌避感が強いことを考えると，「消費税一本足打法」（横倉義武前日本医師会会長の秀逸なネーミング．m3.com 2019年10月4日レポート）ではなく，税財源の多様化が必要とも判断しています．具体的には，「所得税の累進制の強化，固定資産税や相続税の強化，法人税率の引き下げの停止や過度の内部留保への課税等」です[4]（文献4: 1-9頁）．これらは所得再分配の改善や格差社会の是正にも有効です．2020年にコロナ危機が生じてからは，東日本大震災復興特別税にならって「コロナ復興特別税（仮称）」も提案しています[5]（文献5: 7-8頁）．

　ただし，私は消費税も重要な財源だと考えています．理由は，財源調達力が桁違いに大きいからです．野党の多くや医療運動団体は消費税増税や消費税そのものに慎重・否定的ですが，もし「社会保障の縮小」・「小さな政府」ではなく，「社会保障の機能強化」をめざすなら，消費税に代わる空想的ではない現実的財源を示すべきです．なお，歳出の無駄の削減や「霞ヶ関埋蔵金」だけで必要な財源を確保できないことについて，私は2009年の民主党政権成立前から指摘していたし[8]（文献8: 32-40頁），このことは民主党政権時代に実証されました．

3　「アベノミクス」「全世代型社会保障」の中身を書き換え

　安倍内閣が政権を維持するために，看板政策を次々に変えただけでなく，その中身も変えたことはよく知られています．以下，「アベノミクス」と「全世代型社会保障（改革）」の中身の変化を簡単に跡づけます．

「アベノミクス」の中身の書き換え

　まず，「アベノミクス」は当初（2013年），次の3本柱でした．①大胆な金融緩和，②機動的な財政政策，③投資を提起する成長戦略．ところが，安倍首相は2015年9月24日の記者会見で「アベノミクスは第2ステージに移

る」と宣言し，次の「新たな3本の矢」を示しました．①希望を生み出す強い経済，②夢を紡ぐ子育て支援，③安心につながる社会保障．そして，2016年6月の閣議決定「ニッポン一億総活躍プラン」でそれの肉付けをしました．

「新3本の矢」は関係省庁の意見を聞くことなく，経済産業省系の官邸官僚がとりまとめたと言われています．軽部謙介氏（帝京大学教授）は，多数の関係者へのインタビューに基づいて，次のように指摘しています．「マクロ経済政策に責任を持つはずの内閣府が何も知らされず，各省合議もなく，突然現れた『新三本の矢』．やはりここでも，少数の『官邸スタッフ』と『首相の頭』が政策を決めていた」(9)（文献9: 170頁）．厚生労働省幹部も，新三本の矢の③の柱に「介護離職ゼロ」が含まれることを事前に知らされていなかったそうです．

ただし，軽部氏が指摘するように，「『新3本の矢』は明らかに再分配に軸足をおいた政策」であり，「最初の『3本の矢』とは明らかに異なる」ことも見落とせません．安倍首相にこの政策を献策した菅原郁郎氏（経済産業省）は周囲に「リベラル度は高い．明らかに方向転換だ」と告げたそうです(9)（文献9: 172頁）．私も，2015年に閣議決定「ニッポン一億総活躍プラン」を分析した際，それに「性的指向，性自認に関する正しい理解を促進する」という「リベラル」な表現が盛り込まれたことに注目し，「安倍首相には『現実主義』の側面」もあり，「安倍首相は『手強い』」と述べました(3)（文献3: 71-74頁）【注3】．

「全世代型社会保障」の中身の書き換え

「全世代型社会保障」を最初に公式に提起したのは「社会保障制度改革国民会議報告書」（2013年）で，そこでは以下のように書かれていました．「全世代型の社会保障への転換は，**世代間の財源の取り合いをするのではなく，それぞれに必要な財源を確保する**ことによって達成を図っていく必要がある」．この記述は大変見識がありますが，この「報告書」は安倍内閣からは独立してとりまとめられました．

　それに対して，安倍首相の強い指示・要請でとりまとめられた「全世代型社会保障検討会議中間報告」（2019 年 12 月）には「必要な財源を確保する」という視点はなく，「現役世代の負担上昇を抑え」るために，高齢者等の負担増を行うという「コスト・シフティング」に終始していました[5]（文献 5: 142-144 頁）.

　実は，2014 ～ 2016 年の「骨太方針」は全世代型社会保障にはほとんど言及していませんでした.「骨太方針 2018」では，それは**子育て・少子化対策**との関連で述べられました. これは，安倍首相が前年（2017 年）9 月 25 日の記者会見で,「子育て世代への投資を拡充するため」「再来年［2019 年］10 月に予定される消費税率 10% への引き上げによる財源を活用しなければならないと判断した」と述べたことに対応していました[5]（文献 5: 152 頁）.

　ところが，「骨太方針 2019」では一変して,「全世代型社会保障」は次の 3 本柱に変わりました. ① 70 歳までの就業機会確保, ②中途採用・経験者採用の促進, ③疾病・介護の予防. ②は就職氷河期世代の支援策で，安倍首相が 2019 年 7 月に予定されていた参議院議員選挙を意識して，急遽打ち出したものです. ①と②には積極的な施策も含まれていますが，これは**「社会保障」**ではなく,**「雇用・労働政策」**です. さらに「骨太方針 2020」では，なぜか，全世代型社会保障という表現がほぼ消失しました[5]（文献 5: 157 頁）.

4　医療提供体制改革は進んだが前政権から連続

　安倍内閣時代の（広義の）医療提供体制改革の二本柱は，地域包括ケア（システム）と地域医療構想の推進です. 両改革は共に，2014 年の医療介護総合確保推進法で法的に位置づけられました. 地域包括ケアシステムの法的定義はこれより 1 年早く，2013 年の社会保障改革プログラム法で初めてなされましたが，これも安倍内閣が成立させました.

　ただし，両改革は安倍内閣の「専売特許」ではなく，民主党政権，さらにはそれより前の自民党（正確には自公連立）政権時代から準備されていました.

地域包括ケア（システム）の進化

　地域包括ケア（システム）は，2003 年の小泉純一郎内閣時代にとりまとめられた「2015 年の高齢者介護」で初めて提起され，それの理念的規定は民主党政権時代の 2011 年に成立した介護保険法第三次改正に盛り込まれました[2]（文献 2: 27-28 頁）．地域包括ケア（システム）の理念や政策を方向付けた「地域包括ケア研究会」の 2008 年度，2009 年度の報告書は，それぞれ麻生内閣，民主党政権時に発表されました．

　私は地域包括ケアの理念は概ね妥当で，しかも「進化」しつつあると評価しています．例えば，2015 〜 2016 年以降，地域包括ケアには「地域づくり」が含まれるようになりました．これは，閣議決定「ニッポン一億総活躍プラン」（2016 年 6 月）で，新たに「地域共生社会の実現」が掲げられたこととも連動していると思います．ただし，地域包括ケアと地域共生社会との異同・関係は明確ではありません[5]（文献 5: 118-134 頁）．

地域医療構想の進化

　地域医療構想についても，それの前称である「地域医療ビジョン」の検討は民主党政権時代から始まり，安倍内閣に引き継がれました．地域医療構想で重要なことは，それが厚生労働省主導ではなく，日本医師会の意見を大幅に採り入れて，作られたことです．

　これらの医療提供体制改革の青写真は，直接には 2013 年 8 月に発表された「社会保障制度改革国民会議報告書」で示されましたが，この会議は，民主党野田内閣時代の 2012 年 6 月の民主党・自民党・公明党の「社会保障・税一体改革」合意に基づいて設置され，しかも報告書には，「社会保障の機能強化」という安倍内閣とは明らかに異なる視点が含まれていました．

　実は「地域医療ビジョン」の当初の厚生労働省案には規制色が強かったのですが，日本医師会の奮闘でそれがほぼ払拭されました．例えば，厚生労働省は 2012 年 2 月，急性期病床群（仮称）の認定制度を医療法に位置づけることを提案しましたが，日本医師会が強く反対し，最終的に同年 6 月に医療

機関が「医療機能を自主的に選択」して都道府県に報告する「病床機能報告制度」が創設されることになりました．この「進化」は民主党政権時代に起きました．

　地域医療構想については，その目的があくまで関係者の「自主的な取り組み」によって「必要な医療」（病床だけでなく，「在宅医療等」も含む）を確保することであり，医療費抑制を目的とするものでないことも確認されました．私はこのことを高く評価しています．

　医療関係者は意外に思うかもしれませんが，厚生労働省の高官や公式文書が，地域医療構想の目的（の一つ）は医療費抑制だと述べたことは一度もありません．逆に，既存の高度急性期・急性期病院の統合により病床数が削減する場合には，医療機能の向上により統合病院の医療費は増加する可能性が強いのです[5]（文献5: 90-94頁）．

　しかし，官邸や経済財政諮問会議は地域医療構想を医療費抑制の手段と考え，厚生労働省に圧力を加え続けています．2020年9月に再編・統合の検討が必要とする424公立・公的病院の実名が公表された背景にはこの圧力があると私は推測しています[5]（文献5: 83-94頁）．

　ただしここで見落としてならないことは，「地域医療構想」（旧称「地域医療ビジョン」）の中の「2025年モデル」は民主党政権と安倍内閣では大きく変わったことです．民主党政権時代の2011年6月に厚生労働省が発表した「2025年モデル」オリジナル版は，急性期医療を中心に「医療資源の集中投入」を行い，平均在院日数を短縮し，病床を削減することをめざしていましたが，同省は同じく民主党政権時代の2011年11月に，医療資源の集中投入を削除した「2025年モデル」修正版も示しました．厚生労働省は民主党政権時代には両モデルを併用していましたが，安倍内閣が成立して以降は修正版のみを示すようになりました[2]（文献2: 65-70頁）．さらに，2015年6月に発表された「2025年の医療機能別必要病床数」には医療資源総量の増加も，平均在院日数の短縮も組み込まれなかったため，私は「『医療資源の集中投入』なしの病床削減」と批判しました[2]（文献2: 53-54頁）．

　もう一つ，私は2019年度から本格実施された**医薬品等の費用対効果評価（経済評価）**制度を高く評価していますが，それを検討する「専門部会」も民主党政権時代の2012年5月に始まっています．

厚労省が日医の合意を得ながら実施

　以上の結果は，医療提供体制の改革は，政権交代はもちろん，時の内閣の強い影響を受けず，厚生労働省が日本医師会等の合意を得ながら，粛々と進めていることを示しています．

　官邸が圧倒的に優位な安倍内閣にあっても，医療提供体制改革については，曲がりなりにも厚生労働省が主導権を維持できた理由としては，医療政策のうち医療提供体制改革は専門性が強く，しかも「予算非関連」のため，官邸や経済産業省はもちろん，財務省も容易には口を挟めないことがあげられます．その上，日本の医療提供体制は民間医療機関主体であるため，厚生労働省は，日本医師会・病院団体の理解と合意を得られなければ改革を進められないのです．この点は，国営・公営医療の国とは全く違います．

　医療保険制度改革では，国民健康保険制度改革（2018年度．保険者に都道府県を加えた）は大きな改革と言えますが，それ以外の見るべき改革はありません．

5　医療分野への市場原理導入は限定的

　安倍内閣の医療政策の，医療費抑制政策の強化以外の特徴は，医療分野への市場原理導入（の試み）です．この7年余，安倍内閣の規制改革に関わる諸会議や安倍首相は様々な施策を提案しましたが，そのほとんどがアドバルーン，かけ声倒れに終わっています．

患者申出療養は普及せず

　例えば，規制改革会議は2014年3月に，混合診療の全面解禁につながる

「選択療養制度（仮称）の創設」を提案しました．しかし，厚生労働省や日本医師会等がそれの創設に強く反対したため，最終的に，同年6月，実態は現行の保険外併用療養とほとんど変わらない「患者申出療養」の創設に落ち着きました[2]（文献2: 165-172頁）．

　なお，小泉内閣時代の混合診療解禁論争では，一部の患者（団体）と一部の病院・医師が解禁に賛成しましたが，規制改革会議が当初提案した「患者選択療養」にはすべての患者団体が反対の声を上げ，それを支持する病院・医師も表向きはいませんでした．

　2014年6月10日に安倍首相が「患者申出療養」制度の創設を表明した当時，おそらく規制改革会議の宣伝を真に向けて，一部で，リスクの低い未承認薬や適応外薬の使用では「1000超の医療機関への拡大が見込まれる」と報道され，厚生労働省は「実施医療機関の数の見通しは持っていない」と述べました（『社会保険旬報』2014年6月21日号：40頁）．患者申出療養は2016年度からスタートしましたが，その後4年経つのにほとんど普及せず，それを実施している医療機関は，2020年10月1日現在，わずか8種類30件にとどまっています（厚生労働省HP）．

メガ医療事業体も挫折

　安倍首相は，患者申出療養の創設表明に先立つ2014年1月に，ダボス会議で，「日本にも，メイヨー・クリニックのような，ホールディング・カンパニー型の大規模医療法人ができてしかるべき」と発言し，それを受けて，一時，アメリカのIHN（Integrated Healthcare Network）のような「メガ医療事業体」がもてはやされました．しかし，やはり厚生労働省や日本医師会等が抵抗し，最終的には，二次医療圏を基本とする非営利の「地域医療連携推進法人」の創設に落ちつきました[2]（2017年4月創設）（文献2: 78-88頁）．

　安倍内閣の医療制度改革では，2018年頃から，経済産業省および同省系の官邸官僚の影響が強まり，「予防医療・重症化予防」を推進すれば，医療・介護費の抑制とヘルスケア産業の育成の2つが同時に達成できるとの主

張が経済産業省系の諸文書でなされました[5]（文献5: 37-61頁）．しかし，その後，政権内でも，それはファンタジーに過ぎないことが認識され，「骨太方針2020」では「予防・健康づくり」の扱いはごく小さくなりました[5]（文献5: 159頁）．

お わ り に——2014年の私の判断の検証

　以上，安倍内閣の医療・社会保障改革を鳥瞰してきました．第二次安倍内閣の在任期間（7年8か月）は，3代の民主党政権はもちろん，それに第一次安倍・福田・麻生内閣を合わせた期間（6年3か月）より長いにもかかわらず，改革の実績という点では，目立ったものはあまりありません．地域医療構想はかなり進みましたが，これは民主党政権時代から準備されていました．

　私は2014年に出版した『安倍政権の医療・社会保障改革』で，安倍内閣の医療政策を以下のように位置づけました．「安倍内閣の医療政策の中心は，伝統的な（公的）医療費抑制政策の徹底であり，部分的に医療の（営利）産業化政策も含んでいます」[1]（文献1: 3頁）．また，安倍首相が2013年7月の参議院議員選挙で大勝し，衆参両院で安定多数を確保した時も，「医療政策については大きな改革はなされない」と判断しました．現時点でも，この位置づけ・判断は妥当だったと思っています．

　安倍内閣が任期の大半，衆参両院で圧倒的多数を維持し続けたにもかかわらず医療制度の「抜本改革」が行われなかったことは，高所得国では医療制度の「抜本改革」は不可能で「部分改革」の積み重ねしかあり得ない，「政権交代でも医療制度・政策の根幹は変わらない」[10]（文献10: 14-15頁）との私の持論の証明にもなっています．この流れが，菅義偉内閣でも続くことは確実です．

　【注1】薬価の引き下げをどう評価するか？
　　実は，安倍内閣の4回の診療報酬改定では，引き下げの大半は薬価引き下げで

賄われ，医療機関に支払われる診療報酬「本体」はわずかながらもプラスが維持されました．

　私は，日本の新薬の薬価がアメリカ以外の先進国に比べて高いことはさまざまな国際比較調査で確認されているため，それの引き下げ自体は当然で，それにより患者負担も減少すると考えます．そのために私は，2019 年度に制度化された医薬品等の費用対効果評価を含め，政府の「薬価制度の抜本改革に向けた基本方針」（2016 年 12 月）を大枠では支持します．この方針が実行されたために，2015 ～ 2016 年に國頭英夫医師（日本赤十字医療センター）が唱えた「オプジーボ亡国論」の実現が予防されたとも言えます（文献 3: 148-162 頁）．

　従来の（正確には 1972 年の中医協「建議」以降の）診療報酬改定では，薬価引き下げ分の医療費を全額診療報酬「本体」（医療機関への支払い分）引き上げに「振り替える」「慣行」が続いていましたが，財政制度等審議会の 2013 年 11 月「建議」はこの振り替えを「フィクション」と否定しました（文献 1: 58-64 頁）．その結果，2014 年度以降の診療報酬改定では，「振り替え」幅が大幅に圧縮されており，その結果，医療機関の経営困難が加速しました．

　なお，上記財務省「建議」以降，診療報酬「全体」（診療報酬本体の増減＋薬価引き下げ）という表記は（ほとんど）使われなくなっています．例えば，『保険と年金の動向』に毎年掲載される表「診療報酬と薬価基準の改定状況等」には，2017/2018 年版までは，「全体」と同じ意味の「ネット」改定率（「診療報酬本体と薬価等の改定率を合計した全体の改定率」）の数値が示されていましたが，2018/2019 年版からは示されなくなりました．ただし，「ネット」と同じ意味の「本体＋薬価等」の数値は示されています（2020/2021 年版は 85 頁）．

【注 2】私の民主党政権の医療政策の評価は厳しすぎた

　私は，今回，安倍内閣の医療政策の総括をする過程で，民主党政権の医療政策についての私の過去の評価が厳しすぎたと気づきました．私は 2011 年に出版した『民主党政権の医療政策』（勁草書房）の「はしがき」で，以下のように書きました．「私は政権交代そのものの歴史的意義は高く評価しているし，他分野の政策には評価すべき点も少しはありますが，民主党政権が実施した医療政策で評価すべき点はまったく思いつきません．一般には，10 年ぶりの診療報酬プラス改定（2010 年 4 月）が政権交代の成果と喧伝されていますが，次の 2 つの理由から疑問があります．第 1 は，自由民主党も 2009 年総選挙マニフェストで 2010 年診療報酬のプラス改定を約束していたからです．第 2 は，診療報酬の『全体改定率』はわずか 0.19％ にとどまり，しかも薬価の『隠れ引き下げ』を加えると，実質ゼロ改定と言えるからです」（文献 8: i 頁）．

　しかし，民主党政権に代わって登場した第二次安倍内閣が小泉内閣時代に近い厳しい医療費抑制政策を復活・継続したことを踏まえると，この評価は厳しすぎたと反省しています．本文の 4 で書いたように，医療提供体制の改革も民主党政

権が準備しました．

【注3】安倍首相の見識ある3つの発言

　本節では第二次安倍内閣の医療・社会保障を批判的に分析しています．私は安倍晋三前首相個人はきわめて強権的である半面，育ちの良さが醸し出す「優しさ」・「ウェット」な側面もあることを見落とすべきではないと考えています．この点は，安倍内閣の方針を継承すると称している菅義偉首相が，日本学術会議の次期会員の任命拒否に象徴されるように，強権的かつ「ドライ」で「小さな政府」志向が強く，むしろ小泉純一郎元首相に近いのとは大きく異なります．私が見識があると評価する安倍前首相の在任中の3つの発言を紹介します（詳しくは，「二木立の医療経済・政策学関連ニューズレター」195号（2020年9月）：46-47頁）．

○「尊厳死は，きわめて重い問題であると，このように思いますが，大切なことは，これは言わば医療費との関連で考えないことだろうと思います」（2013年2月20日参議院予算委員会．梅村聡議員の尊厳死法案法制化が必要との発言を受けての答弁）（文献3: 78頁，5: 35頁）．

○「当然，これは，田村［智子］委員がおっしゃるように，これ文化的な生活を送るという権利があるわけでございますから，是非ためらわずに［生活保護を——二木］申請していただきたいと思いますし，我々も様々な手段を活用して国民の皆様に働きかけを行っていきたいと，こう思っています」（2020年6月15日参議院決算委員会．田村智子議員が，「生活保護はあなたの権利です」と政府が国民に向けて広報するべきだと質問したことに対する答弁．この答弁を踏まえ，厚生労働省は「生活を支えるための支援のご案内」リーフレットの生活保護制度の頁のトップに「生活保護の申請は国民の権利です．生活保護を必要とする可能性はどなたにもあるものですので，ためらわずに自治体までご相談ください」という一文を加えた．これは厚生労働省のHPにも掲載されている（「しんぶん赤旗」2020年9月4日））．

○「みんなは，俺が岸信介の孫だから，強烈な保守主義者だと思っているが，安倍寛の孫でもある．タカとハト，両方の立場で物事を考えているんだ」（「読売新聞」2020年9月2日朝刊．尾山宏「総括　安倍政権　ウィング広げ安定図る」で安倍首相が「かつてこう語った」と紹介し，「首相の『ハト』の側面を，野党が十分に認識していなかったことが，『安倍一強』の背景にある」と指摘）．

文献
（1）　二木立『安倍政権の医療・社会保障改革』勁草書房，2014.
（2）　二木立『地域包括ケアと地域医療連携』勁草書房，2015.
（3）　二木立『地域包括ケアと福祉改革』勁草書房，2017.
（4）　二木立『地域包括ケアと医療・ソーシャルワーク』勁草書房，2019.
（5）　二木立『コロナ危機後の医療・社会保障改革』勁草書房，2020.

（6）　二木立「菅義偉新首相の社会保障・医療改革方針を複眼的に予測・評価する」『文化連情報』2020 年 11 月 1 日号（512）号：20-27 頁．［本章第 2 節］

（7）　梶本章「『一体改革』と『アベノミクス』の二兎を追った社会保障――安倍政権の政策展開を振り返り，菅政権の今後を展望する」『社会保険旬報』2020年 11 月 11 日号：6-13 頁．

（8）　二木立『医療改革と財源選択』勁草書房，2009．

（9）　軽部謙介『ドキュメント　強権の経済政策――官僚たちのアベノミクス 2』岩波新書，2020．

（10）　二木立『民主党政権の医療政策』勁草書房，2011．

第 2 節　菅義偉首相の社会保障・医療改革方針を複眼的に　予測・評価する

（2020 年 11 月）

は じ め に

　菅義偉氏は 2020 年 9 月 16 日の臨時国会で第 99 代内閣総理大臣に選出されました．少し気が早いですが，本節では，9 月 30 日までに入手した情報・文献を用いて，菅首相・菅内閣の社会保障・医療改革の大枠を予測・評価します．

　結論を先に言えば，菅首相は社会保障・医療改革への関心は極めて低いが，医療分野では「不妊治療の保険適用」と「オンライン診療の恒久化」を一点（二点）突破的に目指しています．これらは，「ポピュリズム医療政策」（権丈善一氏）と言えますが，菅首相の思惑通りに実現する可能性は低いと思います．

1　社会保障・医療改革への関心は極めて低い

　私は，8 月 28 日に安倍晋三首相が退陣の意向を表明してから，菅氏の著

作・論文・発言を集中的に読みましたが，それらに社会保障・医療改革への言及がほとんどないことに驚きました．

　例えば，菅氏が『文藝春秋』10月号に発表した「我が政権構想」は社会保障・医療改革に全く言及していません[1]．菅氏の唯一の著書で，民主党政権時代の2012年3月に出版した『政治家の覚悟——官僚を動かせ』には，菅氏の衆議院議員としての業績が網羅的に書かれていましたが，社会保障・医療改革についての言及はありません．厳密に言えば，菅氏が第一次安倍内閣の総務大臣時代に，厚生労働省に代わり「消えた年金問題」に取り組んだことは書いていますが，これは「社会保障改革」とは言えません[2]（文献2: 77-88頁）．

　大下英治氏（ジャーナリスト）が菅内閣官房長官に直撃してまとめた『内閣官房長官』は菅氏の「伝記」とも言えますが，やはり社会保障・医療改革への言及はほとんどありません[3]．

　実は，菅氏は第一次安倍内閣時代に総務大臣として，旧「公立病院改革ガイドライン」のとりまとめに着手し（公表は次の増田大臣時），それは公立病院の民営化・経営効率化を正面から打ち出したのですが，菅氏と大下氏の著書とも，それには全く触れていません【注1】．

　菅氏が自民党総裁選挙に向けて9月上旬に発表した「2020年総裁選パンフレット——すべての国民の皆様が輝く日本に」は6本柱ですが，「少子化に対処し安心の社会保障を」は5番目の柱で序列が低く，しかも，医療にはほとんど触れていません．わずかに「不妊治療の支援拡大」に触れていますが，これは現行制度の「拡大」であり，後述する「不妊治療の保険適用」とは異なります．同じく後述する「オンライン診療の恒久化」にも触れていません．

　以上から，菅氏は社会保障・医療改革への関心が極めて低いと判断できます．この点は，9月12日に開かれた日本記者クラブの自民党総裁選挙討論会で，石破茂氏と岸田文雄氏が演説で「社会保障」を柱の一つにしていたのと対照的です．

2　菅氏の「自助，共助，公助」論の 2 つの新しさ

　上記討論会で，菅氏は自己の「国家像」について，次のように述べました．「目指す社会像は自助，共助，公助，そして絆だ．まず自分でやり，地域や家族が助け合う．その上で政府が守る」．これは，『政治家の覚悟』[2]（文献 2：197 頁）にも，「総裁選パンフレット」にも書かれている菅氏の信念と言えます．

　「自助，共助，公助」論自体は，自由民主党の伝統的な方針です．しかし，コロナ危機により「公助」の役割とそれへの国民の期待が大きくなっており，菅氏自身も「国難の新型コロナ危機を克服する」ことを新政権の第 1 の課題にあげていることを考えると，「まず自分でやる」ことを強調する姿勢には違和感を感じます．

　実は，安倍内閣は 2016 年の閣議決定「ニッポン一億総活躍プラン」以降は，国内政策では「再分配」重視に部分的に方向転換していました．安倍内閣の経済政策の変遷を詳細に分析した軽部謙介氏（帝京大学経済学部教授）も，「『新三本の矢』は明らかに再分配に軸足をおいた政策となる．最初の『三本の矢』とは明らかに異なる．献策者である菅原は周囲に『リベラル度は高い．明らかに方向転換だ』と告げた」と述べています[4]．

　このことを踏まえると，菅氏が，コロナ危機の最中でも，「まず自分でやる」「自助，共助，公助」論を正面から主張することは，今後，公助の強化，「社会保障の機能強化」はしないとの宣言とも読めます．これが菅氏の「自助，共助，公助」論の**第 1 の新しさ**です．

　これは決して私の深読みではありません．菅氏は上述した自民党総裁選討論会で，安倍首相の消費税は 10 年引き上げないとの発言を「全く私と同じ意見だ．私の間というよりも 10 年は消費税は考えない」と明言しました．これは，必要な財源を確保しての「公助」の強化，「社会保障の強化」は行わないことを意味します．今後，コロナ危機が収束して，財政再建が政治課

題になった場合，菅首相は「増税なき財政再建」を掲げて，社会保障給付費の大幅抑制を目指す可能性があります．

　私は，安倍前首相には「ウェット」な側面があるが，菅氏は逆に「ドライ」かつ強権的で「小さな政府」志向が強く，この点では小泉元首相に近いと判断しています．

　菅氏の「自助，共助，公助」論にはもう1つの新しさがあります．それは，自助として，個人の自助努力だけでなく，「自治体の自助努力」も強調していることです[2]（文献2: 101頁）．菅氏は「総裁選パンフレット」で「活力ある地方を創る」を掲げましたが，それは菅氏が総務大臣時代に「官僚に大反対されながらも……立ち上げた」「ふるさと納税」に象徴されるように，「頑張る地方を［選択的に──二木］政治主導でサポート」することを意味しています．

3　「政策の方向性に反対する幹部は異動してもらう」

　私が『政治家の覚悟』を読んでもう一つ驚いたというより，恐ろしさを感じたことは，菅氏が「真の『政治主導』を実現」するために，「大臣に与えられた大きな権限」である「『伝家の宝刀』人事権」を行使し，大臣の方針に反対した官僚を更迭したことを得々と述べていたことです[2]（文献2: 133-136頁）．その後に成立した第二次安倍内閣では，2014年に，菅官房長官が主導するかたちで内閣人事局が創設され，キャリア官僚の人事を官邸が掌握する仕組みができあがり，菅氏の権力はゆるぎないものになりました[5]（文献5: 64頁）．

　しかも，菅氏は，自民党総裁選挙中の9月13日のフジテレビの番組で，「政権の決めた政策の方向性に反対する幹部は異動してもらう」と明言し，官僚を震え上がらせました．この点は，石破茂，岸田文雄両氏が官邸の人事権行使に抑制的発言をしたのと対照的です．

　上述したように，菅首相は，社会保障・医療改革についての独自の青写真

は持っていませんが，自己が必要と判断した個別の改革を実現しようとする執念・突破力は非常に強いため，今後，人事権の行使をちらつかせて，官僚に圧力を加え続けると思います．

4　安倍内閣の医療改革を継続

　菅氏が社会保障・医療改革には関心が薄く，しかも総裁選挙中も「安倍政権の政策の継承」を一枚看板にしてきたことを考えると，医療改革に関しては，大枠では安倍内閣の方針を踏襲すると思います．具体的には，安倍内閣以前から，厚生労働省が日本医師会等との協議・合意に基づいて進めてきた地域医療構想や地域包括ケア（システム），地域共生社会づくりが進められることは確実です[6]．

　菅内閣の医療改革に関して，内閣が発足当日の9月16日に閣議決定した「基本方針」の第1に掲げている「新型コロナウイルス感染症への対処」には「必要な医療体制を確保する」と書かれていますが，これはコロナ患者を受け入れている医療機関に限定されていると読めます．そのために，日本医師会や病院団体が求めている，コロナ患者の受け入れの有無にかかわらず，経営困難に陥っている医療機関への支援は，現時点では大きな期待は持てません【注2】．

5　不妊治療への保険適用は困難

　社会保障改革全体に関しては，従来よりも「少子化」対策が強調されています．その目玉が，「不妊治療への保険適用」です．上記「基本方針」の第3の柱「少子化に対処し安心の社会保障を構築」には，以下のように書かれています．「喫緊の課題である少子化に対処し，誰もが安心できる社会保障制度を構築するため改革に取り組む．そのため，不妊治療への保険適用を実現し，保育サービスの拡充により，待機児童問題を終わらせて，安心して子

どもを生み育てられる環境をつくる」．この文章の「保育サービス」以下は，安倍内閣も取り組んできたことで，新味はありません．

　私は，菅氏が「総裁選パンフレット」で示した「不妊治療の支援拡大」は既存制度を活用すれば実現可能だと判断しており，個人的にも賛成です．しかし，不妊治療への保険適用はそれとは別物で，短期的には不可能，中期的にも実現しない可能性が大きいと思います【補注】．

　それには 2 つの理由があります．**第 1 の理由**は，現在行われている不妊治療の手法には医療機関間で相当の違いがあり，保険給付のために不可欠な「標準的な治療」を確定するためには，専門家による科学的な検討が不可欠だからです．現行の「出産育児一時金」（現金給付）は出産した保険加入者 1 人当たり一律 42 万円ですが，不妊治療を保険適用し，現物給付化するためには，治療技術の難易度に応じて複数の点数を設定する必要があります．

　第 2 の理由は，現在自由診療・自由料金で行われている不妊治療を保険適用する際は，慣行料金よりも相当低い診療報酬が設定されることが確実で，現在それを実施している医療機関が大幅な収入減に陥るため，産婦人科医・医療機関の合意を得るのは極めて困難だからです．

　実は，これには先例があります．具体的には，医療保険審議会は 1993 年，今後の医療保険改革の「検討項目」に「育児手当金その他の現金給付の在り方」（現金給付から現物給付への転換――二木）を盛り込み，日本医師会の委員もそれをいったんは理解したものの，「日本母性保護医協会，産婦人科医の先生から強い反対があって，断念」しました．この改革を検討した和田勝保険局企画課長（当時）は，「分娩費は地域間，医療機関間の格差が大きい実態があり，現物給付化によって減収となる恐れを強く持たれたことからだったようです」と述懐しています(7)．このことは，自由料金である医療サービスの「保険適用」化の困難さをよく示しています．

　菅首相も短期的な保険給付化が困難なことを理解し，「保険適用までの間は助成の増額でしのぐ」と具体的に指示したと報じられています（「朝日新

聞」9 月 24 日朝刊．「『一点突破』不妊治療助成も」）．菅首相はこの報道の 3 日後（9 月 27 日）に開かれた公明党の第 13 回全国大会での挨拶で，「[不妊治療は] できるだけ早く保険適用ができるようにしたい．それまでの間は，助成金を思い切って拡大したい」と述べました．

6　オンライン診療の恒久化で攻防

「不妊治療の保険適用」と並ぶ，菅内閣，というより菅首相個人の医療分野の改革のもう 1 つの目玉は，コロナ危機で時限的・特例的に初診患者にも解禁された「オンライン診療の恒久化」です．これは上記「基本方針」には明記されていませんが，同日の記者会見で，菅首相は「ようやく解禁されたオンライン診療は今後も続けていく必要があります」と明言しました．さらに，内閣が発足した翌日に，田村憲久厚生労働大臣に，「オンライン診療の恒久化」を直接指示しました．

ここで見落としてならないことは，オンライン診療解禁の継続は，医療改革というよりは，デジタル庁の創設を核とする，デジタル行政・デジタル社会化の象徴として，しかも教育のデジタル化とワンセットで位置づけられていることです．

菅氏が「オンライン診療の恒久化」を最初に公式に表明したのは，「日本経済新聞」9 月 6 日朝刊の同紙単独インタビューでしたが，そこでも「オンライン診療・教育は恒久化」とされていました．上記記者会見でも，オンライン診療に続いて，教育のデジタル化があげられています．

実は，再診患者のオンライン診療は 2020 年 4 月の診療報酬改定で大幅に拡大されているため，「オンライン診療の恒久化」は同月に，コロナ危機への時限的・特例的に解禁された初診患者のオンライン診療の継続を意味します．しかし，それを無条件で拡大することには様々な疑問が出されており，厚生労働省も 8 月 26 日に発出した事務連絡で医療機関に実施要件の遵守を改めて求めると共に，対象患者は生活や就労の拠点が医療機関と同一の 2 次

医療圏内にあることが望ましいとの考えを示しました（「新型コロナウイルス感染症の拡大に際しての電話や情報通信機器を用いた診療等の時限的・特例的な取扱いに関する留意事項等について」．ウェブ上に公開）．

　中川俊男日本医師会会長も，菅首相の方針を受けて 9 月 17 日の定例記者会見で，「時代とともに ICT は急速に進歩している．医療をデジタル化していくことに，全く異論はない」と前置きした上で，関係審議会等で「丁寧な合意が必要」と述べました．さらに，9 月 24 日の定例記者会見で「オンライン診療についての日本医師会の考え方」を発表し，以下の 3 つの「基本スタンス」を示しました（ウェブ上に公開）．

　「● ICT，デジタル技術など技術革新の成果をもって，医療の安全性，有効性，生産性を高める方向を目指す．●オンライン診療については，解決困難な要因によって，医療機関へのアクセスが制限されている場合に，適切にオンライン診療で補完する．●新型コロナウイルス感染症拡大下でのオンライン診療にかかる時限的・特例的対応については，すでに検討会［オンライン診療の適切な実施に関する指針の見直しに関する検討会──二木］で検証が行われつつあるが，あらためてしっかりした検証を行うことを要請する」．

　私は上記厚生労働省の「事務連絡」と日本医師会の「考え方」は合理的と思います．実は，日本医師会の「基本的スタンス」の 3 番目の「しっかりした検証を行うこと」は，安倍内閣が 7 月に閣議決定した「骨太方針 2020」にも，以下のように明記されています．「オンライン診療等の時限的措置の効果や課題等の検証について，受診者を含めた関係者の意見を聞きエビデンスを見える化しつつ，オンライン診療や電子処方箋の発行に要するシステムの普及促進を含め，実施の際の適切なルールを検討する」（31 頁）．

　今後は，初診患者の「オンライン診療の恒久化」を巡って，官邸，厚生労働省，日本医師会間で激しい攻防が生じると思います．しかし，菅首相の豪腕を持ってしても，それの無条件解禁は困難で，患者の安全を確保するためのさまざまな条件・規制が加えられるのは確実です．田村憲久厚生労働大臣も，就任直後の 9 月 17 日の記者クラブの挨拶で，初診からの電話やオンラ

インによる診療の特例的な時限的阻止の扱いについて「3か月ごとに検討し，その中身において，どうかということ．安全性と有効性をしっかり確認しないといけない」と述べました（「MEDIFAXweb」9月17日）【補注】．

　また，オンライン診療を本格的に実施するためには相当の設備投資が必要な半面，その診療報酬は対面での診療報酬より低く設定されていることを考えると，それは急速には普及せず，徐々に普及すると思います．

　私は，中川会長と同じく，医療のデジタル化・オンライン化を進めることには賛成ですが，菅首相のように，それのごく一部を占めるにすぎない「オンライン診療の恒久化」のみを一点突破的に進めるのではなく，保険証のオンライン資格確認，診療への人工知能（AI）の補助的導入等，多面的なデジタル化を総合的に検討・推進すべきと考えています．なお，欧米の医療事情や医療機器の研究開発に詳しい田村誠氏（AMDD 医療技術政策研究所）は，「デジタルヘルスのエビデンス」を詳細に検討し，最新のデジタル機器がどこまで診療に役立つのかそのエビデンスを紹介すると共に，そこから見えてきた今後の課題を示しています[8]．私が調べた範囲では，これが日本語で書かれた唯一の文献レビューで，ご一読をお勧めします．

7　毎年の薬価引き下げは実施？

　次に，菅首相自身は明言していないが，実施される可能性が強い改革として，薬価の引き下げをあげます．実は，菅首相は内閣官房長官時代に，薬価引き下げ・薬価制度改革を陰で仕切ってきたと言われています．具体的には，2016 年度のオプジーボ薬価の特例的・連続的大幅引き下げ（当初薬価の四分の一），2016 年 12 月の四大臣合意「薬価制度の抜本改革に向けた基本方針」，そして 2021 年度から実施される「毎年薬価改定」（診療報酬改定の中間年でも実施．内容はもちろん「引き下げ」）です．実は 2021 年度の薬価改定に不可欠な 2020 年度の薬価調査は，コロナ危機のために調査が困難であることを理由にして，製薬団体だけでなく，日本医師会等も反対しましたが，菅官房

長官が譲らず，「骨太方針2020」に盛り込まれました．

　私は，菅首相は，携帯電話料金の大幅引き下げ方針に象徴されるように，政治手法として「値下げ」を好むし，薬価改定（引き下げ）には製薬団体以外，強く反対しないため，今後，コロナ患者が激増しない限り，来年度実施される可能性は強いと思います【補注】．ただし，それは診療報酬改定と切り離されるため，薬価引き下げで浮いた原資の診療報酬本体への振り替えは全く生じず，医療機関の経営困難が加速する危険があります．

8　経済産業省の影響力は大幅に低下

　最後に，菅内閣では，安倍内閣時代と異なり，経済産業省の影響力が大幅に低下することを指摘します．安倍内閣は「経済産業省（主導）内閣」と称されたように，今井尚哉首相補佐官兼首相秘書官等，経済産業省出身の「官邸官僚」がほとんどあらゆる領域の政策形成を主導しました．野村明弘氏（東洋経済解説部コラムニスト）は，「安倍政権における経産省内閣の特徴」を以下のようにまとめています：「安倍首相の威を借りて，本来は経産省の管轄ではない金融政策，財政政策，社会保障というマクロ政策の中枢分野で，日本銀行，財務省，厚労省のお株を奪い，他の政策分野でも同様の構図で全省庁も揃って従わせた」[9]．医療分野で言えば，予防医療の推進により医療費の抑制とヘルスケア産業の育成・成長産業化の同時達成を目指す政策（私から見ると，ファンタジー）です[10]．

　しかし，菅内閣発足に伴い，今井氏をはじめとした経済産業省出身の官邸官僚は退陣したため，このような歪んだ政策は相当是正されると思います．他面，経済産業省に代わって，財務省の影響力が回復した場合，コロナ収束後に財政再建が中心的政治課題になり，「増税なき財政再建」の旗印の下，医療分野を中心とした社会保障給付費の大幅抑制が図られる可能性が大きいと思います．

お わ り に

　以上，現時点で得られる情報を用いて，菅義偉新首相と菅内閣の社会保障・医療改革の大枠を予測・評価してきました．

　菅首相には社会保障・医療改革の独自な青写真がない半面（ないからこそ），医療のごく周辺的改革である「不妊治療の保険適用」と「オンライン診療の恒久化」を一点（二点）突破的に進めようとしています．この手法は，今後の少子・高齢社会で不可欠な社会保障財源の確保や中核的医療改革（地域医療構想や地域包括ケア，医療介護の一体的改革等）の推進から目を逸らすという意味で，「ポピュリズム医療政策」（権丈善一氏）と言えます[11]．中島岳志氏も菅氏を「冷徹なポピュリスト」と評しています[5]．なお，私は本節執筆のためにたくさんの菅義偉氏評を読みましたが，中島氏の評価が一番的を射ており，ご一読をお勧めします．

　しかし，それが菅首相の思惑通りに実現する可能性は低いと私は予測しています．その後は，必要な財源を確保した上で「社会保障の機能強化」を目指すか，それとも「増税なき財政再建」の旗印の下，医療を中心とした社会保障給付費の大幅抑制を断行するかの選択が，政府・政党や国民に求められると思います．そのため，菅首相，菅内閣の社会保障・医療改革は過渡的・短期的に終わる可能性が強いと言えます．

【注1】菅内閣で旧「公立病院改革ガイドライン」が復活することはない

　萬田桃氏（医療ジャーナリスト）は，菅首相が第一次安倍内閣時代に総務大臣として，旧「公立病院改革ガイドライン」を仕切ったことを根拠にして，菅内閣が公立病院改革を「グイグイ推し進める」と予測しています[12]．

　しかし，私はこの可能性は低いと判断しています．その理由は2つあります．1つは，旧「ガイドライン」は自治体病院関係者から「公立病院のことを分かっていない人達が数字の面だけから『公立病院の赤字はけしからん』とまとめた」等の強い批判を浴びた結果，2015年にとりまとめられた「新たな公立病院改革ガイドライン」には，「旧ガイドラインの病院財務に偏りがちだった点を修正し，医療

提供の質向上を図り，収益改善を図るという視点が盛り込まれた」ためです[13]．

　もう 1 つの理由は，本年突発した新型コロナ感染症患者の受け入れで公立病院が中心的役割を果たした結果，高市早苗総務相が 6 月 25 日の「全世代型社会保障検討会議」で，公立病院は新型コロナの感染症患者の受け入れで非常に大きな役割を果たしていると強調し，こうした役割を踏まえて地域医療構想の実現に向けた議論を進める必要があると主張したからです（「キャリアブレインニュースマネジメント」6 月 25 日）．

【注 2】迫井正深新医政局長の見識ある発言

　コロナ危機により，ほとんどの医療機関が経営困難に陥っていますが，コロナ患者を受け入れていないが患者の受診控えのために経営困難に陥っている医療機関に対する財政支援について，財務省のガードは堅いと報じられています．全国紙のうち，「日本経済新聞」と「読売新聞」も否定的です．それに対して，迫井正深新医政局長は，就任記者会見で以下のような見識ある発言をしました．「新型コロナ患者の有無にかかわらず，医療機関をつぶさない対応は必要であり，支援策を財政当局と協議しているところだ．／ 8 月 28 日の新型コロナ対策のパッケージにおいても，医療機関の経営支援は明記されており，予備費の活用を含め対応を講じる」[14]．医系技官のエースの呼び声が高い迫井局長が持ち前の知力と実行力で，財務当局の固い扉をこじ開けることが期待されます．

【補注】菅内閣の 1 年間の医療・社会保障改革の点検

○不妊治療の保険診療化は，私の予測が外れて，2022 年度診療報酬改定で実施されることになりました．2021 年 12 月 15 日の中医協総会で，日本生殖医学会のガイドラインに沿って体外受精や顕微受精などを保険適用とし，対象は事実婚を含めて 43 歳未満とすることが了承されました．これによる診療報酬の増加は +0.2 〜 0.3% 程度とされています．これに伴い，公費による支援事業は廃止されるため，この措置は公費から保険診療費へのコスト・シフティングと言えます．

○「オンライン診療の適切な実施に関する指針の見直しに関する検討会」（有識者会議）は，2011 年 11 月 29 日，オンライン診療を初診から認めるとした指針の改定案を了承しました．ただし，オンラインの初診は原則としてかかりつけの医師が行う，深刻な病気につながる強い腹痛や胸痛，吐血などの症状は初診に適さず対面診療とする等の厳しい縛りが設けられました．

○毎年の薬価改定は予定通り，診療報酬改定の中間年である 2021 年度に実施されました．

文　献

（1）　菅義偉「我が政権構想」『文藝春秋』2020 年 10 月号：94-101 頁．
（2）　菅義偉『政治家の覚悟——官僚を動かせ』文藝春秋企画出版部，2012．
（3）　大下英治『内閣官房長官』MdN 新書，2020．

（ 4 ）　軽部謙介『ドキュメント　強権の経済政策──官僚たちのアベノミクス 2』岩波新書．2020, 172 頁．

（ 5 ）　中島岳志『自民党──価値とリスクのマトリクス』Stand Books, 2019, 3「菅義偉　忖度政治と大衆迎合」（57-76 頁）．

（ 6 ）　二木立「厳しい医療費抑制政策が病院を疲弊させた［安倍政権の "功と罪"──長期政権は何をもたらしたのか　第 4 回医療］」「週刊東洋経済 Plus」2020 年 9 月 18 日（ウェブ上に公開）．

（ 7 ）　菅沼隆（研究代表者）『厚生行政のオーラルヒストリー　和田勝［元厚生省大臣官房審議官・高齢者介護対策本部事務局長］報告書』2018 年 3 月，52-53 頁（二木立『地域包括ケアと医療・ソーシャルワーク』勁草書房，2019, 206 頁で紹介）．

（ 8 ）　田村誠「デジタルヘルスのエビデンス（第 1 回～第 7 回）」2019 年 4 月 25 日（ウェブ上に公開）．

（ 9 ）　野村明弘「菅政権『経産省内閣の終焉』で今後起きること──官邸で権勢誇った今井尚哉首相補佐官が退任」「東洋経済 ONLINE」2020 年 9 月 26 日（ウェブ上に公開）．

（10）　二木立『コロナ危機後の医療・社会保障改革』勁草書房，2020, 第 1 章「経済産業省主導の予防医療推進政策の複眼的検討」第 1 ～ 3 節（28-61 頁）．

（11）　権丈善一「喫緊の課題，『医療介護の一体改革』とは──忍びよる『ポピュリズム医療政策』を見分ける」『中央公論』2019 年 1 月号：132-141 頁．

（12）　萬田桃「実は病院経営に詳しい菅氏．総理大臣になったらグイグイ推し進めるだろうこと（前編）」「ケアネット」2020 年 9 月 9 日（ウェブ上に公開）．

（13）　伊関友伸『人口減少・地域消滅時代の自治体病院経営改革』ぎょうせい，2019, 第 5 章「総務省・地方自治体の自治体病院政策を読み解く」（81-102 頁）．

（14）　迫井正深「医政局長就任会見」『社会保険旬報』2020 年 9 月 21 日号：9-11 頁．

第 3 節　菅内閣の「骨太方針 2021」の社会保障・医療改革方針を複眼的に読む

（2021 年 8 月）

は じ め に

菅義偉内閣は 2021 年 6 月 18 日「経済財政運営と改革の基本方針 2021」

（以下，「骨太方針2021」）を閣議決定しました．本節はそれの社会保障・医療改革方針を，安倍内閣時代の「骨太方針」との違いに注目しながら検討します．併せて，「骨太方針2021」に先だって，5月21日に取りまとめられた財政制度等審議会「財政健全化に向けた建議」（以下，「建議」）との記述の異同についても簡単に触れます．

　「骨太方針2021」はグリーン，デジタル，活力ある地方創り，少子化対策を4つの柱・「原動力」にしており，それらが副題にもなっています．ただし，安倍内閣時代の「骨太方針」と同じく，総花的・網羅的です．

　小さいことですが，私は，「骨太方針2020」のキーワードで，見出しだけで9回も使われていた「新たな日常」が「骨太方針2021」の見出しから消失していることに注目しました[1]（本文では23頁で1回だけ使用）（文献1: 155頁）．このことは，安倍内閣だけでなく菅内閣も言葉の使い方が軽いことを示しています．

1　「応能負担（の強化）」が初めて登場

　「骨太方針2021」閣議決定の翌日，「朝日新聞」は「選挙念頭　財源論先送り」・「目立つあいまい記述」，「東京新聞」は「もはや骨太ではなく，予算獲得を狙った各省庁の要望の寄せ集めに」と批判的に報じました．私もこれらは的を射ていると思います．

　と同時に，経済産業省主導だった安倍内閣の最後の「骨太方針2020」と比べて，微妙な違いがある——財務省の復権を示唆する記述が少なくない——ことも見落とすべきではないと判断しています．以下，社会保障・医療改革に関わる2点を指摘します．

　私が「骨太方針2021」全体で一番注目したのは，第2章4「少子化の克服，子供を産み育てやすい社会の実現」の項で，以下のように書かれたことです（17頁）．「将来の子供たちに負担を先送りすることのないように，応能負担や歳入改革を通じて十分に安定的な財源を確保しつつ，有効性や優先順位を

踏まえ，速やかに必要な支援策を講じていく．安定的な財源の確保にあたっては，企業を含め社会・経済の参加者全員が連帯し，公平な立場で，広く負担していく新たな枠組みについても検討する」．

　これは今後の負担増を示唆しており，菅首相が安倍前首相の方針を引き継いで，総裁選挙時に述べた，消費税は今後 10 年引き上げないとの言明と異なります．「安定的な財源の確保」という表現は「骨太方針 2020」「同 2019」にもありましたが，高所得者の負担強化を意味する「応能負担」という表現は，第二次安倍内閣時代の「骨太方針」では一度も使われず，今回が初出です．よりストレートな「応能負担の（を）強化」は，3 回も使われています（36 頁で 2 回，38 頁）．「企業負担」の引上げを示唆する表現も「骨太方針」では初めてと思います．実は，これは 2021 年度予算で一部実現しています（待機児童解消策における事業主拠出金の追加醸出）．

　以上の変化は，**菅内閣成立後，正確に言えば安倍内閣の末期から，政権内での経済産業省の影響力が失墜し，財務省が復権した**ことの反映と言えます．

　「応能負担の強化」は，コロナ危機を契機にして，高所得者や大企業への負担増（の検討）が進められている国際的流れとも合致しており，歓迎できます．

　なお，「応能負担の強化」には税・社会保険に関わるものだけでなく，患者・利用者負担に関わるものがあります．6 月に成立した「一定以上所得」の後期高齢者の 2 割負担化法はその典型です．しかし，「骨太方針 2021」には後者の意味での応能負担の強化は明示されていません．それどころか，「団塊の世代の後期高齢者入りを見据えた基盤強化・全世代型社会保障改革」の項には，後期高齢者 2 割負担化法案への立憲民主党の対案の柱だった「保険料賦課限度額の引上げなど能力に応じた負担の在り方なども含め，……検討を進める」と書かれています（33 頁）．

　これは，今秋に予定されている衆議院議員選挙に配慮したためと思います．それに対して，「建議」は，2 つの「応能負担の強化」を併記しています（35,38 頁．ただし「応能負担」ではなく「応分の負担」を使用）．別に詳しく述べた

ように，私は応能負担原則は税と保険料に対してのみ適用すべきと考えています[2]．

2　「予防・健康づくり」の項目が消失

　もう一つ私が注目したのは，安倍内閣時代の「骨太方針」にはほぼ毎年（2014 年を除いて）あった「予防・健康づくり」の項目（見出し）が消失したことです．安倍首相（当時）は，予防・健康づくりを強化すれば，健康寿命が延伸し，それにより医療・介護費を抑制できるので負担増は不要だし，「ヘルスケア産業」も育成できるとの経済産業省系の官邸官僚の「エビデンスに基づく」ことのない進言を真に受けて，「予防・健康づくり」を極端に重視していました[1]（文献 1: 第 1 章）．

　「骨太方針」での「予防・健康づくり」の記述は 2017 年と 2018 年にピークに達しましたが，2019 年に「記述は穏健化」し，2020 年では「後景」に退きました[1]（文献 1: 152, 159 頁）．そして，「骨太方針 2021」では，「予防・健康づくり」が見出しから消失したのです．

　これは決して偶然ではなく，予防・健康づくりによる医療費抑制方針に一貫して懐疑的であった財務省の影響力が，上述したように安倍内閣末期から徐々に強くなったことの表れと私は判断しています．その傍証は，「建議」が，予防・健康づくりによる医療費抑制方針を厳しく批判していることです．「建議」は「医療」の①総論の冒頭で，2005 年に厚生労働省が「ミクロ対策の柱」とした「生活習慣病対策」の医療費抑制効果をエビデンスを示して否定し，最後を「15 年来の医療費適正化の蹉跌からの立て直しが求められている」と結んでいます（23-25 頁）．

　なお，「骨太方針 2021」にも，安倍内閣時代の「骨太方針」の常套句だった「予防・重症化予防・健康づくりサービスの産業化」がチラリと書かれています（31 頁）．また，6 月 9 日に公表された「骨太方針 2021（原案）」に比べると，「骨太方針 2021」の本文では，「予防・重症化予防・健康づくり」

の記述が少し追加されました（31頁）．これらは，菅内閣で財務省が影響力を回復したとは言え，それはかつてのような絶対的なものではないことを示唆しています【元論文校正時追記】．

3　社会保障関係費抑制の「目安」と「都道府県医療費適正化計画」の強化

「骨太方針2021」のマクロな社会保障・医療改革の柱は，社会保障関係費（国費）の抑制と「都道府県医療費適正化計画」の強化です．

前者については，第3章7「経済・財政一体改革の更なる推進のための枠組構築・EBPM推進」の（財政健全化目標と歳出の目安）の項で，「2022年度から2024年度までの3年間について，（中略）以下の目安に沿った予算編成を行う」として，次のように書いています．「①社会保障関係費については，基盤強化期間［2019年度から2021年度までの3年間］においてその実質的な増加を高齢化による増加分に相当する伸びにおさめることを目指す方針とされていること，経済・物価動向等を踏まえ，その方針を継続する」（37頁．②③は略）．これは，菅内閣も安倍内閣と同様の厳しい社会保障費抑制政策を続ける宣言と言えます．「目標」ではなく「目安」とされてはいますが，安倍内閣時代の経験に基づけば，財務省はそれを事実上「目標」と見なし，毎年の予算編成時に，厚生労働省に厳しい社会保障費抑制策の導入を求めると思います．

社会保障費のうち医療費の抑制を確実にするために，「骨太方針2021」で初めて打ち出されたのが，都道府県が策定する「都道府県医療費適正化計画」の強化で16行に渡って詳述されています（33頁）．具体的には，計画の実効性を高めるために，医療費の見込みを精緻化し，見込みを実績が大きく著しく上回る場合の対応について都道府県の責務を明確にするとしています．そして最後に，「2024年度から始まる第4期医療費適正化計画期間に対応する都道府県計画の策定に間に合うよう，必要な法制上の措置を講ずる」と結んでいます．この方針は，「建議」中の「都道府県医療費適正化計画の在り

方の見直し」（36-37頁）のほぼ丸呑みと言えます．

　これは，今後の医療費「高騰」の予防策と言えます．しかし，コロナ危機のため 2020 年度は「前年度比 1 兆円超の医療費減」となる見込みであること（6 月 25 日社会保障審議会医療保険部会），及び特別の施策が実施されない限り，2021 年度以降も，医療費の実績が見込みを大きく上回る可能性は極めて少ないと考えられることを踏まえると，「必要な法制上の措置」は不要と思います．

4　感染症対応の医療提供体制改革への疑念と改革私見

　医療提供体制の改革は第 3 章の 2「社会保障改革」の(1)「感染症を機に進める新たな仕組みの構築」（30-32頁）に書かれています．第 1 章 4 の(1)「感染症に対し強靱で安心できる経済社会の構築」（4-5頁）や第 1 章 2 の（財政健全化の堅持）（1-2頁）にも書かれていますが，重複が目立つので，第 3 章 2 の(1)の記述を中心に検討します．

　それの冒頭では，新型コロナウイルス感染症に対する今までの対応を踏まえ，「平時と緊急時で医療提供体制を迅速かつ柔軟に切り替える仕組みの構築が不可欠」と強調しています．

　それに続いて，「症状に応じた感染症患者の受入医療機関の選定，感染症対応とそれ以外の医療の地域における役割分担の明確化，医療専門職人材の確保・集約などについて，できるだけ早期に対応する」と書かれています．菅首相の記者会見によれば，「早期に対応」は新たな法制化を意味します．

　私も「早期に対応する」ことには賛成です．しかし，以下の 2 つの疑念を持ちます．**第 1 の疑念**は，過去の保健所数の大幅削減と急性期病床の削減方針，さらには過度に厳しい医療費抑制政策に対する検証・反省が全く欠けていることです．田中秀明明治大学教授は，「骨太方針 2021（原案）」を「計画ばかりで検証が欠落」と厳しく批判しました（「毎日新聞」6 月 15 日）が，このことは医療提供体制改革にもそのまま当てはまります．

この点で私が特に強調したいことは，民主党政権時代の 2011 年に「社会保障・税一体改革」が検討されていた当時，厚生労働省が発表した「医療・介護に係る長期推計」（2011 年 6 月 2 日）には，以下のような病床機能別の大幅な職員数増加が在院日数短縮とワンセットで提案されていたことです．①高度急性期：2 倍化，②一般急性期：6 割増，③亜急性期（現・回復期）：3 割増(3, 4)．このような職員増計画は画期的でしたが，その後なし崩し的に撤回され，安倍内閣時代に確定した「地域医療構想」ではこのような職員増計画は完全に消失しました(4)．

もう 1 つ強調したいことは，安倍内閣時代の 7 年間に小泉内閣時代にも匹敵する厳しい医療費抑制政策が継続された結果，民主党政権時代に一時回復した病院の利益率が再び大幅に低下し，大半の民間病院がギリギリの経営を強いられ「内部留保」を確保できていなかったことです(5)．歴史に IF は禁物ですが，病院の職員数の大幅増加が実現し，民間病院がある程度の「内部留保」を確保していたら，コロナ危機に際して，コロナ対応可能な急性期病床が逼迫する事態は避けられていたと思います．

第 2 の疑念は，「病院の連携強化や機能強化・集約化の促進」が前面に出され，コロナへの対応で明らかになった日本の病院のスタッフ不足・「余裕のなさ」，及び病院の「集約化」により日本医療の特徴である「アクセス」の良さ（病院へのかかりやすさ）が低下することへの言及と対策がないことです．

私自身は，**コロナ病床逼迫に対して政府（国・自治体）と医療機関がとるべき対応**について，以下の「私見」を持っています(6)．

　①財政力のある都府県・市は，長期的視点からも，公立のコロナ専門病院・病棟を，空き病棟の活用等により開設すべき．
　②国公立病院だけでなく，設備・スタッフの余裕のある中核的民間病院は中等症のコロナ患者を今後も積極的に受け入れるべきだが，その大前提は国・自治体による万全な減収補填であり，それには院内感染・クラスタ

ーが発生した場合の減収補填，さらには風評被害に対する補償も含むべき．

　③「中小病院が直接新型コロナに対応するのは，公立・公的・民間を問わず難しく，退院基準を満たした患者の受け入れ先となることが突破口になる」(中川俊男日本医師会会長．「日医ニュース」2月5日).

　④今後は，自宅療養の軽症コロナ患者やコロナ回復患者の診療・支援を行う診療所の役割が大きくなる．

　なお，「骨太方針2021」にはコロナ危機に対応した（民間）病院の批判は書かれていませんが，「建議」は「医療提供体制の脆弱さ」,「低密度医療」批判のオンパレードです．特に，「人口当たり病院数・病床数が外国に比べて多い」という，虚構の数字に基づく「日本経済新聞」張りの批判を何度も繰り返していることには疑問を通り越して，虚脱感にとらわれました．

5　医療提供体制改革の大半は既定方針の確認

　「骨太方針2021」が閣議決定される前は経済財政諮問会議民間議員や「建議」が，医療提供体制改革の「尖った」提案を行っていましたが，それらは採用されず，抽象的または両論併記的記述に落ち着きました．

　例えば，「更なる包括払いの在り方の検討も含めた医療提供体制の改革につながる診療報酬の見直し，診療所も含む外来機能の明確化・分化の推進」,「OTC類似医薬品等の既収載の医薬品の保険給付範囲について引き続き見直しを図る」,「感染症患者を受け入れる医療機関に対し，減収への対応を含めた経営上の支援や病床確保・設備整備等のための支援について，診療報酬や補助金・交付金による今後の対応の在り方を検討し，引き続き実施する」等です（以上31頁）．

　菅首相が官房長官時代から執拗に求めてきた「オンライン診療の恒久化」についても，「オンライン診療を幅広く適正に活用するため，初診からの実施は原則かかりつけ医によるとしつつ，事前に患者の状態が把握できる場合

にも認める方向で具体案を検討する」との，穏当な表現に落ち着きました．

　菅首相は政権発足時，「オンライン診療の恒久化」と並んで**「不妊治療の保険適用」**を，医療制度改革の二枚看板にしていましたが，オンライン診療と異なり，第 3 章 2 の(1)ではそれを具体化する方針は示されていません．「不妊治療の保険適用」は第 2 章 4 の「少子化の克服，子供を産み育てやすい社会の実現」の 17 頁で 12 の個別施策の 1 つとして書かれているだけです．私はこれは「不妊治療の保険適用」の法技術的困難さを反映していると推察しています．

　これらの論点については，秋に予定されている衆議院議員選挙後，年末までの 2022 年度予算案の編成に向けて，政権内外で激しい攻防が繰り広げられると思います．

6　財政制度等審議会「建議」の医療制度改革提案は重い

　なお，私は経済財政諮問会議民間議員の提案（例：4 月 26 日の「社会保障改革──新型感染症を踏まえた当面の重点課題」）は現実離れしておりまともな検討に値しないが，「建議」の「医療」部分（23-46 頁）は，上記の不正確な認識・医療機関批判を別にすれば，質量とも充実しており，個々の提言に対する賛否は別にして，真摯な検討に値すると判断しています．私は，特に，「建議」の参考資料が，「骨太方針 2021」だけでなく，安倍内閣の一連の「骨太方針」がほとんど無視してきた「社会保障制度改革国民会議報告書」（2013 年 8 月）が提起した今後の医療提供体制改革のキーワード（「治し，支える『地域完結型』の医療」，「緩やかなゲートキーパー機能を備えた『かかりつけ医』の普及」等）を再発掘していることに注目しました．それだけに，「令和 4 年度（2022 年度）診療報酬改定においては……『医療提供体制の改革なくして診療報酬改定なし』と考えるべきである」（32 頁）との問いかけ・挑発（？）は重いと思います．

7　医療・介護の情報共有と利活用

　「骨太方針2021」の医療改革方針で「骨太方針2020」と比べた数少ない新しさは，医療・介護における情報共有と利活用が強調されていることです．しかも，この部分は6月9日に公表された「原案」よりだいぶ補強されました．具体的には，以下の通りです．

　「①医療機関・介護事業所における情報共有とそのための電子カルテ情報や介護情報の標準化の推進，②医療情報の保護と利活用に関する法制度の在り方の検討，③画像・検査情報，介護情報を含めた自身の保健医療情報を閲覧できる仕組みの整備，④科学的介護・栄養の取組の推進，今般の感染症の自宅療養者に確実に医療が全員に提供されるよう医療情報を保健所と医療機関等の間で共有する仕組みの構築（必要な法改正を含め検討），⑤審査支払機関改革の着実な推進など，データヘルス改革に関する工程表に則り，改革を着実に推進する」（32頁．番号は二木）．

　それに続いて，次のようにも書かれています．「医療法人の事業報告書等をアップロードで届出・公表する全国的な電子開示システムを早急に整え，感染症による医療機関への影響等を早期に分析できる体制を構築する．同様に，介護サービス事業者についても，事業報告書等のアップロードによる取扱いも含めた届出・公表を義務化し，分析できる体制を構築する」．これは「建議」の提案（35頁）をそのまま採用したものであり，しかも法改正は不要なため，早晩実現すると思います．

　これらは「骨太の方針2021」を超えて菅内閣の表看板になっている「デジタル化」の医療版［訂正：医療・介護版］と言えます．コロナ危機への対応で明らかになった，諸外国に比べた日本の社会と医療におけるデジタル化の遅れを挽回するためには，このような改革は不可欠であり，特に①〜④のためには，長年懸案となっている**電子カルテの規格統一**が不可欠と思います．上述したように，「建議」は「骨太方針2021」に比べて遥かに詳細な医療提

供体制の改革提案を示していますが，なぜかこの点には触れていません．

【元論文校正時追記】「社会的処方」は「予防・健康づくり」から「孤独・孤立対策」に移動

　「骨太方針2020」の「『新たな日常』に対応した予防・健康づくり，重症化予防の推進」の項では「いわゆる『社会的処方』」が唐突に取り上げられていました．それは「骨太方針2021」でも取り上げられていますが，新設された「孤独・孤立対策」の項に移されています（22頁）．2020年はこの用語は本文ではなく注でのみ用いられていましたが，2021年は本文に「格上げ」されています．ただし，「いわゆる社会的処方」についての注での説明は，「かかりつけ医等が患者の社会生活面の課題にも目を向け，地域資源と連携する取組」で，昨年とほぼ変わりません．

　私は，日本のかかりつけ医が「予防・健康づくり，重症化予防の推進」に積極的に参加することには賛成ですが，「孤独・孤立対策」に取り組むとの方針は現実離れしていると思います．ここにも，イギリス生まれの「社会的処方」を，日英の医療制度の大きな違いを無視して，安易に日本に直輸入しようとする一部の政治家の「腰の軽さ」が表れています．

　「孤独・孤立対策」は菅首相の肝いりの施策であり，私も対策を勧めることに賛成です．しかし「骨太方針2021」はこの対策を進める上で不可欠なソーシャルワーカー（社会福祉士や精神保健福祉士等）や社会福祉法人・社会福祉協議会の役割にはまったく触れていません．それどころか，社会福祉という用語すら使っていません．これは，2021年4月に施行された改正社会福祉法に「地域社会からの孤立」への支援が明記されていることを無視しています（第4条第3項と第106の4条第2項第4号）．

　それと対照的に「孤独・孤立対策」の項（12行）では，NPOが4回も使われています．このことは，菅内閣が「孤独・孤立対策」を社会福祉関係予算の増額（「公助」）ではなく，NPO等の「共助」に依存して進めようとしていることを示唆しています．

文　献

（1）　二木立『コロナ危機後の医療・社会保障改革』勁草書房，2020.
（2）　二木立「医療保険の一部負担は究極的には全年齢で廃止すべきと私が考える理由――二つのジレンマにも触れながら」『文化連情報』2021年6月号（519号）：18-25頁．[本書第3章第3節]
（3）　香取照幸・武田俊彦「医療・介護改革の羅針盤：シミュレーションの概要と診療・介護報酬改定の今後」『病院』病院71（11）：862-869，2012.
（4）　二木立『地域包括ケアと地域医療構想』勁草書房，2015，65-70頁．
（5）　二木立「第二次安倍内閣の医療・社会保障改革の総括」『文化連情報』2021年1月号（514号）：12-22頁．[本章第1節]

　（6）　二木立「1 月前半に突発した（民間）病院バッシング報道をどう読み，ど
　　う対応するか？」『文化連情報』2021 年 4 月号（517 号）：20-26 頁．［本書第 1
　　章第 2 節］

第 4 節　岸田文雄内閣の医療・社会保障政策をどう見通すか？

（2021 年 12 月）

は じ め に

　本節では，2021 年 10 月 4 日に発足した岸田文雄新内閣の［コロナ対策以
外の］医療・社会保障政策について「試論的」に考えます［以下，断りのな
い限りすべて 2021 年］．まず岸田首相が意外にしたたかだと私が判断する理
由を述べます．次に，岸田首相は今まで医療・社会保障改革の提言をしたこ
とがないことを指摘します．さらに医療・社会保障改革に関連した岸田内閣
の「目玉政策」である看護師，介護職，保育士等の賃上げ方針を複眼的に評
価し，そのためには診療報酬等の大幅引上げが不可欠だと主張します．

1　岸田文雄首相は意外にしたたか

　岸田首相は 8 月 26 日の自民党総裁選挙出馬で，「新自由主義的政策からの
転換」，「金融所得の課税強化」，分配重視の「新しい資本主義」等をぶち上
げ，私も注目しました【補注】．しかし，「金融所得の課税強化」は早々と取
り下げ，10 月 8 日の首相所信表明演説からも消えました．
　そのために総裁・首相就任直後は，岸田政権は安倍・菅政権の亜流や傀儡
とも評されました．しかし，10 月末の総選挙での「絶対安定多数」獲得と，
安倍元首相の意向を無視した幹事長・外相人事等を見ていると，私は独自カ

ラーが出てきたとも感じました.

　この点に関連して私が一番注目したのは, 11 月 9 日発足の「全世代型社会保障構築会議」の構成員に, 2013 年の「社会保障制度改革国民会議報告書」（消費増税を財源とした「社会保障の機能強化」をデザイン）で中心的役割を果たした権丈善一慶應義塾大学教授と香取照幸上智大学教授の 2 人が加わり, 権丈氏はその下部組織の「公的価格評価検討委員会」の構成員にもなったことです. このような人選は, 安倍・菅政権時代には考えられませんでした.

　他方,「デジタル田園都市国家構想実現会議」の構成員に, 小泉政権時代に新自由主義改革を主導した竹中平蔵氏が入ったことは,「社会保障の強化」にとっては不安材料と言えます. ともあれ, 岸田首相が意外にしたたかであるとは言えます.

2　医療・社会保障についての独自提案なし

　ここで強調したいことは, 岸田首相が今まで, 医療・社会保障改革について独自の提案をしたことはないことです. 例えば, 2020 年の総裁選挙時に発表した『岸田ビジョン』（講談社）と『文藝春秋』2020 年 10 月号論文「アベノミクスの格差を正す」には, 社会保障についての記述はまったくありませんでした.

　公平のために言えば, 自民党政調会長時代に,「人生 100 年時代戦略本部」報告書を取りまとめましたが, これは「充て職」にすぎません. 岸田首相の総裁選の政策作りには優秀なブレーンが大きな役割を果たしたと報じられていますが, 少なくとも医療・社会保障に詳しいブレーンはいなかったようです.

　この点で, 岸田氏は「真空総理」（故小渕恵三首相の評）とも言えます. そのため, 近年発言力を強めている財務省主導の医療・社会保障改革が進む可能性があります. 同省の 11 月 8 日財政制度等審議会提出資料「社会保障」

には，同省が願望する改革提案がストレートに書かれています．

3　看護師，介護職，保育士等の賃上げ方針

　岸田首相の政策で，医療・社会保障改革に関係するのは，看護師，介護職，保育士等の賃金引上げだけです．これは，菅前首相の医療改革の「二点突破」（オンライン診療の恒久化と不妊治療の保険診療化）に相当するとも言えます．

　私は，「社会の基盤を支える現場で働く方々の所得向上」という岸田首相の方針・スタンスには大賛成です．しかし，以下の2つの懸念があります．

　第1は，賃金水準という点では，全産業平均と同水準の看護師と，全産業平均を大幅に下回る介護職と保育士を同列にして，賃金引上げを論じるのは政策的に無理があることです．なお，上述の財務省資料（24頁）では，看護師の2020年の賃金は39.4万円で全産業の35.2万円を4.2万円も上回るとされていますが，これは過大です．看護師賃金には夜勤手当が含まれており，それを除いた「所定内給与」は約29万円で，全産業と同水準です（「賃金センサス」）．

　介護職，保育士の賃金が看護職に比べて非常に低い要因の1つ，特に女性で非正規の割合が非常に高いことです．上記財務省資料（24頁）によると，その割合は看護師24.6%に対して，介護職は50.5%，保育士でも43.2%に達しています．介護職，保育士等の賃金を引上げるためには，正規職員を増やす方策を立てることが不可欠です．また，介護職・保育士の賃金を安定的に引上げるためには，従来のような「処遇加算」の積み上げではなく，基本報酬の見直しで行うべきです．

　第2の懸念は，「チーム医療」の時代に，看護師の賃金のみを引上げるのは，医療職種間の分断を促進する危険があることです．この点に関して，医労連（日本医療労働組合連合会）の森田進書記長が，政府が検討を進めている新経済対策［11月19日閣議決定］で，新型コロナウイルス対策医療などを担

う医療機関の看護職員を対象に月4000円賃上げする方針が取り沙汰されていることについて，「コロナに対応する看護職だけを対象にする，職場に分断を持ち込むやり方」と批判したのは大変見識があると思います（「MEDIFAX web」11月18日）．

　私は，医療職，介護・福祉職，保育士等の賃金水準を恒常的に引上げる一番確実な方法は，国家公務員の各職種の俸給表を改定することだと考えます．そうすれば，それがすぐに地方自治体の医療・介護施設等，次で公的医療機関，ひいては民間医療機関・介護事業所等の従事者の賃金増に波及するからです．上述した財務省資料（30頁）によると，「フランスにおける看護師・パラメディカル等の報酬引上げの合意」に，「フランスの看護師・パラメディカルの大部分は公的セクターで勤務しているため，俸給表を改定することにより，実質的に賃金引上げが行われやすい」そうです．

　なお，岸田首相は，10月4日の首相就任記者会見で，「医師，看護師，介護士，幼稚園教諭，保育士などの社会の基盤を支える現場で働く方々の所得向上に向け，公的価格の抜本改革を行う」と表明し，日本医師会会長も10月6日の定例記者会見でそれに賛意を表しました（m3.comレポート10月6日）．しかし，10月8日の所信表明演説では，医師は対象から取り下げ，「看護，介護，保育などの現場で働いている方々の収入を増やす」と述べました．また，以前は「介護士」を常用していましたが，所信表明演説では「介護」に修正しました．これらは岸田首相の医療・介護の基礎知識の欠如の表れと言えます．

4　賃上げと診療報酬等抑制は両立しない

　私は，医療・介護・保育職等の賃金水準を大幅かつ安定的に引上げるためには，必要な財源を確保した上で，診療報酬等を引上げることが不可欠だと判断しています．私とは診療報酬等に対するスタンスが違いますが，上記財務省資料（31頁）が，「看護，介護，保育などの現場で働いている方々の収

入を引き上げていくには，安定財源の確保が必要である」と述べているのは
正論です．

　逆に，診療報酬等を大幅に引上げずに，医療機関等に賃金引上げを強制し
た場合，それでなくても低水準である医療機関等の利益が圧縮され，介護保
険事業者では「労務倒産」が生じる危険があります．

　なお，診療報酬等を大幅に引上げて，医療機関等の利益（収支差額）と従
事者の賃金を引上げると，他国に比べて低いと批判されている日本医療の
「付加価値生産性」も向上します．なぜなら，付加価値生産性＝（利潤＋賃
金）÷労働者数，だからです．私は，上記「公的価格評価検討委員会」がこ
の点にまで踏み込むことを期待しています．

　財務省は上記資料（10頁）で，来年度の診療報酬改定に関して「躊躇なく
『マイナス改定』をすべきである」と主張していますが，これでは，岸田首
相が掲げる「社会の基盤を支える現場で働く方々の所得向上」は実現できな
いと思います．

【補足】反実仮想──もし河野太郎議員が首相になっていたら？

　私は，2021年9月の自民党総裁選挙で，当初最有力候補とみなされていた河野
太郎議員が敗北したことに，ある意味ほっとしました．というのは，もし河野議
員が首相になった場合，日本の医療・社会保障政策が大混乱したからです．

　私は，以前から河野氏が「徹底した新自由主義者」（中島岳志『自民党　価値と
リスクのマトリクス』スタンド・ブックス，2019, 99-119頁）であることは知っ
ていました．しかし，河野議員の総裁選挙立候補宣言と言える『日本を前に進め
る』（PHP新書，2021）を発売当日（8月末）に読み，以下のような現行制度を全
否定する「社会保障制度全体の抜本改革」が無邪気かつストレートに主張されて
いることにゾッとしました（第6章「国民にわかる社会保障」）．

　①「予防を進めれば，加入者の医療費を下げ，加入者の保険料を抑えることが
できるはず」：これは，安倍首相が経済産業省と共に目指しましたが，エビデンス
がないことが明らかになり，医療政策の表舞台から消えました．②「税と保険料
との違いをシッカリと整理」し，財政的に余裕のある保険（組合健保等）から財
政が窮迫している保険（国民健康保険等）への財政支援を否定する：これは日本
の医療保険財政の根幹を否定することであり，国民皆保険制度の財政基盤が崩れ
ます．③年金の1階部分は消費税を財源とし，2階部分は積み立て方式とする「新

しい年金制度」：これは民主党政権（2009 〜 2012 年）が当初目指したが実現可能性がないことに気付いて取り下げた改革であり，自民党総裁選挙時も他候補からの批判が集中しました．

　私は，今後，仮に岸田首相が短期間で退陣して，河野太郎議員または同様の志向のある議員が首相になった場合，このような政策が医療・社会保障政策の表舞台に登場する危険があると考えています．

【補注】岸田首相の「新自由主義からの転換」論の検討

　岸田首相は 2021 年 9 月の自民党総裁選挙で，「新自由主義的な政策からの転換」を掲げましたが，新自由主義とは何かについては説明しませんでした．『文藝春秋』2022 年 2 月号に「緊急寄稿」した「私が目指す『新しい資本主義』のグランドデザイン」で，初めて「新自由主義からの転換」論を述べたので，簡単に検討します．

　岸田首相は，冒頭で，新自由主義を「市場や競争に任せれば全てがうまくいくという考え方」と定義し，続けて以下のように述べています．「このような考え方は，1980 年代以降，世界の主流となり，世界経済の成長の原動力となりました．他方で，新自由主義の広がりとともに，資本主義のグローバル化が進むに伴い，弊害も顕著になってきました．／市場に依存しすぎたことで格差や貧困が拡大したこと，自然に負荷をかけ過ぎたことで気候変動問題が深刻化したことはその一例です」．

　その上で，「市場の失敗がもたらす外部不経済を是正する仕組みを，成長戦略と分配政策の両面から，資本主義の中に埋め込み，資本主義がもたらす便益を最大化すべく，新しい資本主義を提唱していきます」と宣言し，そのための経済（成長促進）政策について論じています．

　最後に「若者世代・子育て世帯の所得の引き上げ」（「令和版所得倍増」）に触れていますが，再分配政策の要である「社会保障の機能強化」やそのための財源確保については触れていません．総裁選挙立候補時に掲げた「金融所得課税の見直しなど『1 億円の壁打破』」も封印しています．

第3章　全世代型社会保障改革の批判的検討

　第3章では，菅義偉内閣が安倍晋三前内閣から引き継いだ「全世代型社会保障改革」のうち，中所得の後期高齢者の一部負担増を検討します．

　第1節は，2021年4月20日の衆議院厚生労働委員会で行った「全世代対応型の社会保障制度を構築するための健康保険法等の一部を改正する法律案」に対する意見陳述で，以下の4つの理由から一部負担引き上げに反対しました．①「応能負担原則」は保険料や租税負担にのみ適用される．②医療には「受益者負担原則」を適用すべきでない．③後期高齢者の医療費は非高齢者の約5倍．④後期高齢者の負担増のうち現役世代の負担減に回るのは2割弱．

　第2節は，後期高齢者の負担増を公式に提案した全世代型社会保障検討会議「最終報告」(2020年12月) の批判的検討で，第1節の意見陳述のエビデンスとなっています（そのためにかなり重複しています）．それ以外に，「最終報告」は分量・内容とも史上「最薄」であり，最大の問題点は必要な財源確保に触れなかったことだと指摘します．第2節では，併せて，財政制度等審議会が「最終報告」に先だって2020年11月に取りまとめた「建議」の「医療」部分は，提案への賛否は別にして，きわめて整合的かつ緻密に書かれていることに注意を喚起します．私は特に「建議」が「新型コロナへの対応」の冒頭で，コロナとの闘いの最前線に立ち続けている医療従事者の方々に「深い敬意とともに心からの感謝の意を表した」ことに注目しました．

　第3節では，医療保険の一部負担は究極的には全年齢で廃止すべきと私が考える，理念的理由と実際的理由を述べます．ただし，この問題には2つの「ジレンマ」があることも指摘します．1つは一部負担のジレンマ（不適切・過剰受診の抑制 vs 低所得者の受診抑制），もう1つはマイナンバーカードを「社会保障ナンバー」として活用することのジレンマ（国民の所得を総合的に把握し再分配政策を効果的に実行 vs 国民のプライバシーの侵害の危険）です．私は第2のジレンマについては，まだ判断を決めかねています．

第 1 節　「全世代対応型の社会保障制度を構築するための健康保険法等の一部を改正する法律案」に対する意見
——中所得の後期高齢患者の一部負担の 2 割引き上げに反対します

（2021 年 4 月 20 日衆議院厚生労働委員会）

は じ め に

　私は，医師出身の医療経済学・医療政策研究者です．本日は，昨年および本年に発表した 2 つの論文などに基づいて，「全世代対応型の社会保障制度を構築するための健康保険法等の一部を改正する法律案」のうち，中所得の後期高齢患者の一部負担（窓口負担・自己負担）の 2 割引き上げに反対する，以下の 4 つの理由を述べます[1,2]．

①　「応能負担原則」は保険料や租税負担にのみ適用される
②　医療には「受益者負担原則」を適用すべきでない
③　後期高齢者の医療費は非高齢者の約 5 倍
④　後期高齢者の負担増のうち現役世代の負担減に回るのは 2 割弱にすぎない

　①と②は理念的反対理由，③と④はデータに基づく反対理由です．以下順番に説明します．

1　「応能負担原則」は保険料や租税負担にのみ適用される

　まず，私は医療・社会保障における「応能負担原則」（支払い能力に応じて負担する原則）に大賛成です．しかし，それは保険料や租税負担に適用され

るのであり，サービスを受ける際は所得の多寡によらず平等に給付を受ける
のが「社会保険の原則」と考えています．これは，社会保障研究者の常識的
な見解，通説です．

　例えば，社会保障法研究の重鎮である堀勝洋上智大学名誉教授は，「社会
保険においては，『能力に応じて負担し，ニーズ（必要）に応じて給付する』
という原則に従うのが望ましい」と明快に述べられています[3]．堀氏によ
ると，「保険料は能力に，給付は必要に応ずる方向に進むべきである」と最
初に提案した公式文書は，社会保障制度審議会の 1962 年の「社会保障制度
の総合調整に関する基本方策についての答申および社会保障制度の推進に関
する勧告」だそうです．

　私が委員を務めた日本医師会の医療政策会議も 2020 年 4 月に公表した
『平成 30・令和元年度医療政策会議報告書』の序章の「財源」で，以下のよ
うに述べました．「社会保障における能力に応じた負担という考えは，財源
調達面に限るのであり，生活リスクに直面してニーズが顕在化し給付を受け
る段階で，自己負担率に差を設けることは，社会保障の理念にそぐわない」
（5 頁）．日本医師会も，2020 年 10 月 28 日に発表した「後期高齢者の患者負
担割合のあり方について」で，2 割負担導入に反対する理由の 2 番目に「応
能負担（収入や所得に応じた負担）は，本来は保険料（共助）および税（公助）
で求めるべきである．財務省が言うように『可能な限り広範囲』ではなく，
『限定的』にしか認められない」と，社会保険の原則に基づく主張をしてい
ます．

2　厚生労働省もかつては同じ原則を遵守

　実は厚生労働省もこの原則を 1990 年代までは遵守していました．例えば，
介護保険制度創設の際の老人保健福祉審議会の最終報告「高齢者介護保険制
度の創設について」（1996 年 4 月）には，以下のように書かれました．「高齢
者介護に関する現行の利用者負担は，福祉（措置）制度と医療保険制度との

間でも，また，在宅と施設の間でも不合理な格差が生じているので，この格差を是正するため，介護保険制度においては，**受益に応じた負担として統一的なルールを設定することが適当である．利用者負担の設定に当たっては，受益に応じた公平な負担という観点から，定率1割負担とすることが考えられる**」．

　なお，私は今後は，保険料や租税の賦課対象に金融資産も含める必要があると考えています．個人金融資産の約3分の2は高齢者に集中しており，これにより保険料・租税収入が相当増えることが期待できます．

3　医療には「受益者負担原則」を適用すべきでない

　もう一つの理念的反対理由を述べます．それは，医療には「受益者負担原則」を適用すべきでないと考えているからです．一般的には，医療の一部負担は「医療サービスを利用した人（患者さん）と利用していない人（健康な人）との公平を確保する」「受益者負担原則」（応益負担原則）から説明されます．しかし，患者が医療を受けることで得る「受益」とは，病気から回復・改善すること，つまりマイナス状態から正常状態に近づくことであり，消費者が一般のモノやサービスを利用して得るプラスの利益――満足感，経済学的には「効用」――とは全く異なります．

　この点について，世界的な経済学者である故宇沢弘文先生も以下のように指摘されています．「**医療はもともと，病気，怪我によって健康を喪失した人びとを健康な状態に戻すという，防御的な面をもつ．つまり，自分から進んで積極的に求め，享受しようとするという一般的な財・サービスとは異なって，喪失したものを取り戻して，健康な状態への回復を求めるものであって，豊かな医療サービスを多くの人びとが利用できるような医療制度を維持することは，社会的な観点からきわめて望ましいものとなる**」[4]．

4　後期高齢者の医療費は非高齢者の5倍

　次に第3の，データに基づく反対理由を述べます．それは，後期高齢者の1人当たり年間医療費は91.9万円で，65歳未満の18.8万円の4.9倍であり，仮に2割負担を導入すると年間自己負担額は18.4万円となり，3割負担の65歳未満の自己負担額5.6万円の実に3.3倍となるからです（「平成30年度国民医療費」）．これは高額療養費制度は考慮しない粗い計算ですが，それを考慮しても，後期高齢者の患者負担の方がはるかに多くなることに変わりありません．これはとても「公平な負担」とは言えません．

　法案では，2割負担化に関して，「長期にわたり頻繁に受診が必要な［外来］患者」についてある程度配慮がなされていますが，法施行後3年間の時限的なものです．しかも，田村厚生労働大臣が4月14日に答弁されたように，2割負担の対象拡大は法改正ではなく，国会の議決を必要としない政令で行えます．

　重要なことは，当面は配慮がなされているにもかかわらず，厚生労働省の長瀬指数を用いた推計によると，受診日数が2.6%程度減少するとの結果が得られていることです．しかし，国民，特に高齢者がコロナ危機で心理的・経済的に疲弊している時に，高齢者を狙い撃ちにした負担増方針を打ち出せば，コロナ危機ですでに生じている高齢者の医療機関の受診控えを加速し，医療機関の経営困難をさらに悪化させる危険があります．

5　一部負担増による受診抑制が健康に与える影響についての実証研究

　なお，一部負担増による受診抑制が健康に悪影響を与えるとの厳密な実証研究は，日本ではまだありません．この点は，田村大臣が4月14日に繰り返し答弁された通りです．ただし，その理由は単純で，日本の従来の研究では「平均値」の検討しかなされていないからです．それに対して，アメリカ

のランド研究所が 1970 年代に連邦政府の委託を受けて行った大規模な「医療保険実験」では，無料医療によりもっとも貧困な人びとや疾病のハイリスクの人びとの健康状態が向上する，逆に患者負担はこれらの人びとの健康状態を悪化させるとの結果が得られています[5]．しかし，これらの人びとは調査対象の中では「少数派」であるため，アメリカの研究でも「平均値」のみでみると，患者負担増による健康状態の悪化はみられませんでした．

　ついでに言うと，同じ研究では，一部負担が多い患者は無料医療の患者に比べ，入院率は低いが，入院患者のカルテを個別に調べて，個々の入院の適否を評価したところ，不適切と判定された入院の割合は，無料医療の患者と同じだったことも明らかにされています．つまり，患者負担の引上げによって，不適切な入院のみを減らすことはできないのです．

6　後期高齢者の負担増のうち現役世代の負担減に回るのは 2 割弱

　最後，4 番目の，やはりデータに基づく反対理由を述べます．これは私が一番強調したいことです．それは，後期高齢者の負担増のうち現役世代の負担減に回るのは 2 割弱に過ぎないことです．なお，私は本資料を作った 4 月 17 日時点では最新資料を持っていなかったので，以下に述べる数値は，2020 年 12 月 23 日の社会保障審議会医療保険部会に提出された参考資料 1「議論の整理（案）に関する参考資料（「医療保険制度改革に向けて」）」に基づいています．ご了承願います．

　「参考資料」5 頁の数値を見ると，給付費減少（＝後期高齢者の負担増）1930 億円の中心は「公費」1010 億円で，「後期高齢者支援金（現役世代の負担軽減）」740 億円より多くなっています．その上，「参考資料」19 頁によると，「現役世代の負担軽減」には「本人負担」だけでなく「事業主［企業──二木］負担」減も含まれ，「本人［現役労働者］負担」減は 350 億円に止まっています．これは給付費減少全体の 18.1% に過ぎません．私の知る限り，「現役世代の負担」に「事業主負担」を含んだ政府の公式文書はこれが初め

てです．

　菅首相は，常々，「若い世代の負担上昇を抑えることは，待ったなし」と強調されていますし，私もそのお気持ちは良く理解できます．しかし，言うまでもなく，「本人」のうち「若い世代」はごく一部です．2019 年の 20 ～ 64 歳の「生産年齢人口」のうち，20 ～ 29 歳は 18.2% に過ぎず，「若い世代」を 20 ～ 39 歳に広げても 38.9% にとどまります（『国民衛生の動向 2020/2021』387 頁から計算）．

　しかも，「参考資料」7 頁によると，今回の改革案による「1 人当たり支援金に対する抑制効果」は 1 年 700 円（2022 年度）です．この約半分は事業主負担なので，「本人」負担減は約 350 円＝ 1 月当たり 30 円弱に過ぎません．「若い世代」は給与水準が低いので，保険料も少なく，「支援金に対する抑制効果」はさらに小さくなります．これではとても，「若い世代の保険料」を減らすとは言えません．それに対して自己負担が 2 割となる後期高齢者の外来患者の 1 月当たり負担額は，経過措置の間でも，30 円の最大 100 倍，3 千円も増えるのです．このような後期高齢者の中でも，不幸にして病気になってしまった方に対してのみ負担を押しつけるのは，とても「公正な負担」とは言えません．

　私も「全世代型社会保障検討会議最終報告」が書いている，「若い世代は貯蓄も少なく住居費・教育費等の支出の負担も大きいという事情」（5 頁）は深刻だと思います．しかし，これを若い世代の「保険料負担の上昇を少しでも減らしていく」ことにより是正することは不可能で，若い世代の給与引き上げと正規雇用化の促進，及び住居費・教育費への公的補助・支出が不可欠と思います．

　今回の後期高齢者の負担増提案は，この課題から目を逸らす「レッドヘリング」（本題から目をそらさせるための偽情報，本題からかけ離れた紛らわしい情報）であり，経済学的には公費・企業負担から高齢者負担への「コスト・シフティング」（コストの置き換え・転嫁）と言えます．厳しい言い方をすれば，「若い世代」はもちろん「現役世代」の負担増抑制は，そのためのダシに使

われたと言えます.

文　献

（1）　二木立『コロナ危機後の医療・社会保障改革』勁草書房，2020年，142-151頁（「全世代型社会保障検討会議中間報告」を複眼的に読む）.

（2）　二木立「全世代型社会保障検討会議『最終報告』と財政審『建議』を複眼的に読む」『文化連情報』2021年1月号：8-15頁.［本章第2節］

（3）　堀勝洋『社会保障・社会福祉の原理・法・政策』ミネルヴァ書房，2009，34-54頁（「社会保障と社会保険の基本的考え方」）.

（4）　宇沢弘文編著『医療の経済学的分析』日本評論社，1987，第1章「経済学的側面からみた望ましい医療制度」6頁.

（5）　Newhouse JP, et al: Free for All? Lessons from the RAND Health Insurance Experiment. Harvard University Press, 1993.（本研究のポイントは，津川友介『世界一わかりやすい「医療政策」の教科書』医学書院，2020，42-48頁）

第2節　全世代型社会保障検討会議「最終報告」と 財政審「建議」を複眼的に読む

（2021年2月）

は じ め に

　全世代型社会保障検討会議（議長：菅義偉首相．以下，検討会議）は2020年12月14日「全世代型社会保障改革の方針」（以下，「最終報告」）を取りまとめ，翌日閣議決定されました．本節では「最終報告」の特徴を，「中間報告」（2019年12月）と「第2次中間報告」（2020年6月），及び「社会保障制度改革国民会議報告書」（2013年8月）との記述の異同に注目しながら，検討します.

　併せて，財務省の財政制度等審議会が2020年11月25日に取りまとめた「令和3年度予算の編成等に関する建議」（以下，「建議」）の「社会保障」の「医療」部分の検討も行います．その内容は「最終報告」よりはるかに広く

しかも深まっており，今後の医療改革を考える上での重要な問題提起も含んでいるからです．

1　「最終報告」の検討——分量・内容とも史上「最薄」

「最終報告」の形式面の最大の特徴は，本文がわずか 5 頁に過ぎないことです．これは「中間報告」（13 頁）のわずか 4 割です．私は 1980 年代から 40 年近く，政府・厚生（労働）省の社会保障や医療制度改革の公式文書を検討してきましたが，これほど薄い報告は初めてです．後述するように，内容面でも「薄い」と言わざるを得ません．検討会議が 2019 年 9 月の設置以来 1 年 3 か月間も議論してきたにもかかわらず，この程度の報告しかまとめられなかったことは，政治と政府検討組織の劣化の現れと言えます．

閣議決定時に重要な訂正

さらに驚いたことに，閣議決定された「最終報告」には，前日の検討会議で取りまとめられ，検討会議のホームページにもアップされている「最終報告（案）」に随所で訂正が加えられました．例えば，児童手当の特例給付の対象外とする「生計維持者（年収 1200 万円以上の者）」の注での例が「子供 2 人の専業主婦世帯の場合」から，「子供 2 人と年収 103 万円以下の配偶者の場合」に訂正されました（4 頁）．これは明らかな凡ミスです．

私が問題だと思うのは，後期高齢者のうち 2 割負担となる対象が「課税所得が 28 万円以上**及び**年収 200 万円以上の方」から「課税所得が 28 万円以上**かつ**年収 200 万円以上の方」に訂正されたことです（単身者の場合．5 頁）．これは，14 日の検討会議後，「最終報告（案）」の説明を聞いた公明党側から「『及び』よりも『かつ』とした方が分かりやすい」との意見が出され，閣議決定直前に訂正されたようです（MEDIFAXweb 12 月 14 日 21: 56）．「及び」と「かつ」では対象の範囲は変わるはずですが，訂正前後で後期高齢者の給付費削減額は変更されておらず，元文書の記載ミスと思います．なお，

このような訂正は公式には示されておらず，新聞でも報道されていません．

　上記の凡ミスや「最終報告」の肝ともいえる部分での記載ミスは，政治と政府検討組織だけでなく，政府を支える官僚の文書作成能力の劣化も進んでいることを示しています．私はその背景には，長年，霞が関官僚の定員削減が続けられてきた一方，厚生労働省等一部の官庁で業務量が激増し続け，コロナ危機への対応でそれが加速し，彼らの疲弊が頂点に達していることがあると思います．その凄惨な実態は千正康裕氏（元厚生労働省キャリア官僚）が赤裸々に描いており，氏が主張する「霞が関全体の人員配置の適正化と柔軟化」，および国際的に見ても非常に少ない公務員の定員増が急務と思います[1]．

各論は少子化対策と医療のみ

　「最終報告」の柱立てをみても，各論は少子化対策（新規）と医療の2つだけで，「中間報告」にあった年金と労働と予防・介護が消えており，とても「全世代型社会保障」改革とは言えません．労働や年金分野については，所要の改革が第201回国会で実現したためとされていますが（2頁），「予防・介護」が消えたことの説明はありません．

　私は，菅内閣になって官邸での経済産業省の影響力が失墜し，予防・健康づくりにより医療・介護費用の抑制とヘルスケア産業の育成の両方が実現できるとの同省の「根拠に基づく」ことのない主張が，政権内で否定されたことの現れと推察します．

共助・公助の説明が変化

　順序が逆になりましたが，「最終報告」の総論である「全世代型社会保障改革の基本的考え方」の冒頭には，菅首相の十八番である「『自助・共助・公助』そして『絆』」，及び「まずは自分でやってみる」自助が掲げられています．

　「中間報告」でも，「自助・共助・公助の適切な役割分担」の見直しが書か

94

れていましたが，自助のみが強調されてはおらず（3頁），これは菅首相の愛用表現への「忖度」と言えます．国民がコロナ禍で経済的・心理的に大きな困難に直面している時に，自助を前面に出す菅首相の「持論」を検討会議が追認したことには疑問を感じます．

　私自身は，「目指す社会像」として「絆」（のプラス面のみ）を強調し，それを国民に押しつけるスタンスには強い疑問があります．最近，社会科学領域では，「絆」とほぼ同じ意味の「ソーシャル・キャピタル」（人間関係の豊かさ，社会の結束力・ネットワーク等）が注目されていますが，それにはプラス面だけではなく，「負の側面」（外部者の排除や個人の自由の制限・拘束等）もあることが強調されています(2)．

　もう一つ気づいたのは，共助と公助の説明が，従来の政府の公式見解から変わったことです．「最終報告」は，「自助・共助・公助」について，「まずは自分でやってみる．そうした国民の創意工夫を大事にしながら，家族や地域で互いに支え合う．そして，最後は国が守ってくれる」と，菅首相の主張を踏襲して説明しています．この説明からは，自助＝自分，共助＝家族や地域，公助＝社会保障制度（社会保険制度と公的扶助や社会福祉）と理解できます．

　しかし，これは，共助＝社会保険制度，公助＝公的扶助や社会福祉という近年（正確に言えば2006年以降）の政府の公式説明や，安倍晋三前内閣時に取りまとめられた「社会保障制度改革国民会議報告書」（2013年）の説明（2頁）と異なります【注】．検討会議構成員には，国民会議委員だった研究者が3人いるのに，この不整合・解釈変更は理解に苦しみます．

必要な財源確保に触れず

　私は「最終報告」の総論の最大の問題点は，今後の人口高齢化に伴って増加する社会保障費を賄うための財源確保にまったく触れていないことだと思います．この点は，「社会保障制度改革国民会議最終報告書」が「全世代型の社会保障への転換は，**世代間の財源の取り合いをするのではなく，それぞ**

れに必要な財源を確保することによって達成を図っていく必要がある」(9頁) と注意を喚起していたのと真逆です．言うまでもありませんが，これは，菅首相が，安倍前首相の「今後 10 年程度は消費税率を引き上げる必要はない」との方針（国会答弁）を踏襲しており，検討会議で「必要な財源を確保する」議論が封殺されたためです[3]．

　実は，「中間報告」では曲がりなりにも，改革の5つの視点の4番目である「全ての世代が公平に支える社会保障」の項で，「必要な財源確保を図ることを通じて，中長期的に受益と負担のバランスを確保する努力を継続していく必要がある」と書かれていました（4頁）．

　しかし，「最終報告」では「中長期的視点」という表現自体が消えました．逆に，「現役世代の負担上昇を抑えることは待ったなしの課題」(2頁)，「後期高齢者支援金の負担を軽減し，若い世代の保険料負担の上昇を少しでも減らしていくことが，今，最も重要な課題」(5頁) と，現役世代・「若い世代」と高齢世代との世代間対立をあおる主張を繰り返しているのは見識に欠けます．これは**世代間のコスト・シフティング**に過ぎず，しかも後述するように，後期高齢者の負担増による給付費減のうち，現役世代の負担減に回るのはわずか2割です．

　なお，小規模な財源確保について，私は各論の「少子化対策」で，「待機児童の解消」のために年末までに「新子育て安心プラン」を取りまとめ，その財源として「公費に加えて，経済界に協力を求めることにより安定的な財源を確保する」と書かれていることに，注目しました（4頁）．これは，「最終報告」の隠れた目玉とも言えますが，経済界が本当に協力するのか，今後，監視が必要と思います．[訂正：2017 年 12 月の閣議決定で「子育て安心プラン」実現のため，2018 ～ 2020 年度に 0.3 兆円の事業主拠出金を充てることとされていました．]

新味のない「医療提供体制の改革」

　もう一つの各論である「医療」は3本柱で，最初の「医療提供体制の改

革」は，「菅案件」である「オンライン診療の推進」が加えられた以外，新
味はありません．「第2次中間報告」では，医療については「昨年［2019年］
12月の中間報告で示された方向性や進め方に沿って，更に検討を進め，本
年末の最終報告において取りまとめる」（6頁）と予告されていましたが，さ
らなる検討はされておらず，看板に偽りありです．

　ただし，オンライン診療の推進について，菅首相が当初指示していた全面
的な「恒久化」ではなく，「安全性・信頼性の担保を前提とした」という留
保条件が付けられたことは評価できます．

後期高齢者への2割負担導入

　医療の2番目の柱「後期高齢者の自己負担割合の在り方」は，「課税所得
が28万円以上かつ年収200万円以上の高齢者」（現役並み所得者を除くと
23%）の医療費の窓口負担を2割とすることです．しかし，これは検討会議
に先立ってなされた12月9日の菅首相と山口公明党代表との合意・妥協を
追認したに過ぎず，検討会議，特に研究者構成員の存在意義が問われます．
ちなみに，英語ではこのような組織を rubber-stamp committee（ゴム印組織）
と言います．

　この2割負担導入については，医師会・医療団体や自民党の強い反対を受
けて，①実施時期は，「中間報告」で示された「2022年度初」から2022年
度「後半」へと最大限半年延期され，②「影響が大きい外来患者について，
施行後3年間，1月分の負担増を，最大限でも3,000円に収まるような措置
を導入する」とされました．

　しかし，国民，特に高齢者がコロナ危機で心理的・経済的に疲弊している
時に，高齢者を狙い撃ちにした負担増方針を打ち出せば，コロナ危機ですで
に生じている高齢者の医療機関の受診控えを加速し，医療機関の経営困難を
さらに悪化させる危険があります．

　この点に関し私は，日本医師会が2020年10月28日に発表した「後期高
齢者の患者負担割合のあり方について」（ウェブ上に公開）で，2割負担導入

に反対する理由の 2 番目に「応能負担（収入や所得に応じた負担）は，本来は
保険料（共助）および税（公助）で求めるべきである．財務省が言うように
『可能な限り広範囲』ではなく，『限定的』にしか認められない」と，社会保
険の原則に基づく主張をしたことに注目しています．

　なお，日本医師会の医療政策会議は 2020 年 4 月に公表された『平成 30・
令和元年度医療政策会議報告書』の序章の「財源」で，以下のように述べて
いました．「社会保障における能力に応じた負担という考えは，財源調達面
に限るのであり，生活リスクに直面してニーズが顕在化し給付を受ける段階
で，自己負担率に差を設けることは，社会保障の理念にそぐわない」（5 頁．
全文ウェブ上に公開）．日本医師会の上記見解は，これを踏まえたものかもし
れません．

後期高齢者の負担増のうち現役世代の負担減に回るのは 2 割弱

　「最終報告」は本文だけで資料が付けられていなかったため，後期高齢者
の負担増による医療給付費減のうち，どれくらいが現役世代・「若い世代」
の負担減になるか不明でした．しかし，12 月 23 日に開かれた社会保障審議
会医療保険部会に提出された参考資料 1「議論の整理（案）に関する参考資
料（「医療保険制度改革に向けて」）」の 1「全ての世代の安心の構築のための
給付と負担の見直し」（以下，「参考資料」）から計算したところ，それが 2 割
にも満たないことが分かりました．

　この点を含め，「最終報告」と「参考資料」には，以下のように何重もの
トリック・すり替えがあります．

　まず，「最終報告」は「後期高齢者支援金の負担を軽減し，若い世代の保
険料負担の上昇を少しでも減らしていく」（5 頁）と強調しています．菅首相
も，12 月 14 日の全世代型社会保障検討会議の冒頭発言で，「若い世代の負
担上昇を抑えることは，待ったなし」と発言しました．しかし，「参考資料」
の 1- ①のタイトルは「現役世代の負担上昇を抑えるための……」で，「若い
世代」から「現役世代」にすり替えられています．厚生労働省用語では「若

人」は非高齢者という意味ですが，私の知る限り，「若い世代」を同じ意味で用いたことはありません．そのため，「最終報告」を読んだ多くの人は「若い世代」で20代または20〜30代をイメージすると思います．

　次に，「参考資料」5頁の数値を見ると，給付費減少（＝後期高齢者の負担増）1930億円の中心は「公費」1010億円で，「後期高齢者支援金（現役世代の負担軽減）」740億円より多くなっています．その上，「参考資料」19頁によると，「現役世代の負担軽減」には「本人負担」だけでなく「事業主［企業──二木］負担」減も含まれ，「本人［現役労働者］負担」減は350億円に止まっています．これは給付費減少全体の18.1%に過ぎません．私の知る限り，「現役世代の負担」に「事業主負担」を含んだ政府の公式文書はこれが初めてです．

　言うまでもなく，「本人」のうち「若い世代」はごく一部です．2019年の20〜64歳の「生産年齢人口」のうち，20〜29歳は18.2%に過ぎず，「若い世代」を20〜39歳に広げても38.9%にとどまります（『国民衛生の動向2020/2021』387頁から計算）．

　しかも，「参考資料」7頁によると，今回の改革案による「1人当たり支援金に対する抑制効果」は1年700円（2022年度）です．この約半分は事業主負担なので，「本人」負担減は約350円＝1月当たり30円弱に過ぎません．「若い世代」は給与水準が低いので，保険料も少なく，「支援金に対する抑制効果」はさらに小さくなります．これではとても，「若い世代の保険料」を減らすとは言えません．

　私も「最終報告」が書いている，「若い世代は貯蓄も少なく住居費・教育費等の支出の負担も大きいという事情」は深刻だと思います．しかし，これを若い世代の「保険料負担の上昇を少しでも減らしていく」ことにより是正することは不可能で，若い世代の給与引き上げと正規雇用化の促進，及び住居費・教育費への公的補助・支出が不可欠と思います．

　今回の後期高齢者の負担増提案は，この課題から目を逸らす「レッドヘリング」（本題から目をそらさせるための偽情報，本題からかけ離れた紛らわしい情

報）であり，経済学的には公費・企業負担から高齢者負担への「コスト・シフティング」と言えます．厳しい言い方をすれば，「若い世代」はもちろん「現役世代」の負担増抑制は，そのためのダシに使われたと言えます．

　なお，後期高齢者医療制度の患者負担分を除いた給付費の費用負担構造（公費約5割，高齢者約1割，後期高齢者支援金約4割）を前提にする限り，仮に2割負担の範囲を今回の提案より増やしても，上記結果の大枠は変わりません．

大病院の定額負担拡大は少し狭められた

　医療の3番目の柱である「大病院への患者集中を防ぎかかりつけ医機能の強化を図るための定額負担の拡大」では，「中間報告」で示されていた定額負担拡大の「対象病院を200床以上の一般病院に拡大する」方針［一般病床が200床未満のケースミックス病院も含む——二木］が，日本医師会や病院団体の強い反対を受けて修正され，「『紹介患者への外来を基本とする医療機関』のうち一般病床200床以上の病院」に狭められました．今後，「紹介患者への外来を基本とする医療機関」がどのように規定されるかで，その影響は変わってくると思います．

2　財政制度等審議会「建議」の「医療」部分の評価

　次に，財政制度等審議会「建議」の「社会保障」の(1) 医療（17-36頁＋対応する図）の検討を行います．私は新著『コロナ危機後の医療・社会保障改革』で財務省について，「財政制度等審議会『建議』をはじめ，同省関連の文書は極めて緻密であり，『突っ込みどころ満載』の経産省文書とは大違いです」と書きました[4]．2020年度の「建議」を読んで，「最終報告」と比べても，同じことが言えると感じました．

　「建議」は「医療」について，次の5つの柱立てで，改革の検討を提案しています．①患者に係る保険給付範囲（患者負担）の在り方，②薬剤費の適

正化，③医療費を巡るガバナンスの強化，④医療扶助，⑤新型コロナへの対応．私は「社会保障の機能強化」を支持しているので，①に書かれている，「最終報告」と同じ論調の保険給付範囲の縮小・患者負担増には賛成できません．しかし，菅内閣により国民負担増が封印され，「給付面からの取組みが中心となる」前提・制約の下では，提案への賛否は別にして，極めて整合的かつ緻密に書かれていると感じました．

　また，⑤「新型コロナへの対応」の冒頭で，「新型コロナの脅威が続いている中，闘いの最前線に立ち続け，献身的な努力を重ねていただいている医療従事者の方々には深い敬意とともに心からの感謝の意を表したい」と，今までの「建議」にはなかった，医療従事者に対する心のこもった記述があることに注目しました（34頁）．

私が注目・共感する6つの提案

　以下，私が注目するか共感した6つの提案・指摘について，提案順に述べます．これらは「最終報告」にはまったく書かれていませんが，今後の医療改革を考える上できわめて重要であり，厚生労働省や日本医師会等の医療団体は正面から議論すべきと思います．

　第1に私が注目したのは，①の中で，**「医療保険・介護保険における負担の在り方全般について，所得のみならず，金融資産の保有状況も勘案して負担能力を判定する体系を構築すべく**，具体的な制度設計について検討を進めていく」と提起していることです（20頁）．私は上述した日本医師会の見解と同じく，「応能負担（収入や所得に応じた負担）は，本来は保険料（共助）および税（公助）で求めるべき」と考えているので，患者の窓口負担割合に，金融資産の保有状況により差を付けることには反対です．しかし，金融資産の保有状況を勘案して租税負担を課すことには大賛成です．社会保険料についてもそれは十分検討に値すると思います．

　第2に，②**「薬剤費の適正化」**として，「新規医薬品の薬価算定方式の妥当性・透明性の徹底」，及び高額医薬品について「形式的な乖離率や品目数

101

のみではなく，乖離額に注目すべき」との提案には大賛成です（22-23頁）.

第3に，③「医療費を巡るガバナンスの強化」の「**予防・健康づくりと医療費適正化の関係**」の項で，現行の施策の問題点を指摘した上で，予防・健康づくりは「医療費適正化を可能とするための施策として考えるにはエビデンスが乏しく，まして，予防・健康づくりの推進を理由に他の医療費適正化策の手を緩めることがあってはならない」と断じていることに，多いに共感しました（27-28頁＋図Ⅱ-1-25, 26）. ただし，最後の「他の医療費適正化策の手を緩めることがあってはならない」について，それが医療費抑制策という意味であるなら賛成できません. 実は，「平成31年度予算の編成等に関する建議」も予防・健康づくりと医療費適正化の関係にやんわりと疑問を呈していたのですが，今年度はそれがストレートな指摘・批判にパワーアップしました.

第4に，④「医療扶助」改革の一環として提起されている「**生活保護受給者の国保等加入**」（33頁）も正論と思います. 「建議」が指摘しているように，これは「国民皆保険の考え方とも整合的」であり，すでに介護保険で制度化されています. 具体的には，65歳以上の生活保護受給者は，介護保険に加入したまま，保険料は「生活扶助」の上乗せ分で，利用者負担分は「介護扶助」で支払います.

第5の，**私がもっとも注目・共感した提案**は，⑤「新型コロナへの対応」で，「仮に措置が必要とすれば」という条件付きですが，「緊急包括交付金のような交付金措置よりも診療報酬による対応の方が優れており，**新型コロナの流行の収束までの臨時の時限措置としての診療報酬による対応に軸足を移すべき**」との提案です（35頁）. 2020年12月18日の中医協総会では，2021年度前半の「特例的措置」として，外来1回5点，入院1日10点等の加算が認められましたが，これは「建議」の提案に沿った対応と言えます.

これと関連して，第6に「医療機関への支援を検討するうえでは，医療機関の経営状況等を把握することが欠かせないが，その『見える化』は不十分」との指摘も重要と思います（35頁）. 私は2007年の医療法改正で医療法

人の「事業報告書等を誰でも閲覧できることが可能となった」ことを高く評価していましたが，恥ずかしながら社会福祉法人に比べて公開が不徹底であることは知りませんでした．

お わ り に

　以上，全世代型社会保障検討会議「最終報告」を批判的に検討すると共に，財政制度等審議会「建議」の「医療」部分の注目すべき提案を指摘してきました．

　2021 年の通常国会には，「最終報告」に基づく法改正が，おそらく「一括法」として，上程されると思います．しかし，長引くコロナ危機で国民が経済的・心理的な困難を抱えており，しかも菅内閣の支持率が 2020 年末から急激に低下したことを考えると，今後の医療団体・関係者の運動や国民・ジャーナリズムの反応によっては，「最終報告」に盛り込まれた後期高齢者負担増の一部の見直し（激変緩和措置の拡大や実施時期の延期等）がなされる可能性もないとは言えない，と私は判断しています．この意味で，「未来はまだ決まっていない」と言えます．

　　【注】政府文書は 2006 年から共助＝社会保険と説明
　　　実は，菅首相の自助・共助・公助の使い方は，政府の伝統的な用法です．例えば，『厚生白書』でこの表現を最初に用いた『平成 12 年版厚生白書』は，「これからの社会保障のあり方」として，「個人の自立を基礎とする社会にあって，**自助，共助，公助という言葉に表される個人，家庭，地域社会，公的部門など社会を構成するものの機能と適切な役割分担**，その中での社会保障の位置づけと範囲をどのように考えていくか」と述べました．この場合の「公助」＝「公的部門」であり，それには当然社会保険も含むと読めます．
　　　それに対して，小泉政権末期の 2006 年 5 月にまとめられた官邸の社会保障の在り方に関する懇談会報告書「今後の社会保障の在り方について」は，「我が国の福祉社会は，**自助，共助，公助の適切な組み合わせによって**形づくられるべき」と，「21 世紀福祉ビジョン」の表現を踏襲しつつ，従来の解釈を大きく変えて，「共助」を社会保険とし，「公助」は「公的扶助や社会福祉」に限定しました．この解釈変

更は同年の『平成18年版厚生労働白書』でさっそく採用されました：「**社会保険制度など生活のリスクを相互に分散する共助**」．その後，「共助」を「社会保険」とする解釈は，政府・厚生労働省の統一見解となり，福田・麻生内閣の「社会保障国民会議報告」（2008年）でも，民主党政権の「社会保障・税一体改革成案」（2012年）でも踏襲されました[5]．「社会保障制度改革国民会議報告書」（2013年）でも同じです．

このような政府による自助・共助・公助の用法の変化を踏まえると，菅首相の社会保障の理解は2005年以前の古い政府見解のまま止まっていると言えます．このことは，第2章第2節で指摘した，菅首相の「社会保障・医療改革への関心は極めて低い」ことの証左にもなっています[6]．なお，私自身は，公的扶助（生活保護）や社会福祉が「国民の権利」として認められていること——安倍首相も国会答弁で公式に認めたこと[3]——を考えると，それらを社会保険と切り離す最近の「共助・公助」論には強い異論があり，全体を「社会保障」と一括して扱うべきと考えています．[この点は第5章第1節で詳しく検討します．]

文　献

（1）　千正康裕『ブラック霞が関』新潮新書，2020.

（2）　近藤克則編『ソーシャル・キャピタルと健康・福祉』ミネルヴァ書房，2020, 7頁.

（3）　二木立「第二次安倍内閣の医療・社会保障改革の総括」『文化連情報』2021年1月号（514号）：12-22頁．[本書第2章第1節]

（4）　二木立『コロナ危機後の医療・社会保障改革』勁草書房，2020, 28頁.

（5）　二木立『安倍政権の医療・社会保障改革』勁草書房，2014, 158-163頁（「『自助・共助・公助』という表現の出自と意味の変遷」）.

（6）　二木立「菅義偉新首相の社会保障・医療改革方針を複眼的に予測・評価する」『文化連情報』2020年11月1日号（512）号：20-27頁）．[本書第2章第2節]

第3節　医療保険の一部負担は究極的には全年齢で廃止すべきと私が考える理由——二つのジレンマにも触れながら

（2021年6月）

は　じ　め　に——一部負担は全年齢で3割にすべき？

本節執筆時点（2021年4月30日）で，通常国会では「全世代対応型の社会

保障制度を構築するための健康保険法等の一部を改正する法律案」が審議されており，その焦点は「一定所得以上」の中所得層の後期高齢患者の一部負担の2割化になっています．

　私は4月20日の衆議院厚生労働委員会に（生まれて初めて）参考人として呼ばれ，中所得層の一部負担（自己負担・窓口負担．法律用語は「一部負担金」）の2割化に反対する4つの理由を述べました[1]．第1の理由は以下の通りです．「私は医療・社会保障における『応能負担原則』に大賛成です．しかし，それは保険料や租税負担に適用されるのであり，サービスを受ける際は所得の多寡によらず平等に給付を受けるのが『社会保険の原則』と考えています」．これは私の持論で，本法案の基礎になった全世代型社会保障検討会議の中間報告・最終報告を本誌上で検討した際にも主張しました[2,3]．これは社会保障研究者の常識的な見解，通説でもあり，多くの方から賛同いただいています．

　他面，複数の方から，「それなら，現在年齢によって異なる一部負担割合を統一すべきではないか？」との質問を受けてもいます．実際に，土居丈朗氏（慶應義塾大学教授）等，社会保障費抑制を目指す研究者は以前から，「現役世代の負担を軽くする」ために，「高齢者の医療費は原則『3割』に引き上げよ」と主張していました[4]．自民党の財政再建推進本部も2020年11月に取りまとめた報告書で，「きめ細かい高額療養費制度が完備されていることを踏まえ，年齢に関わらず能力に応じた公平な給付率（7割給付）を目指すべき」と提言しました．さらに，「社会保障の機能強化」の旗手である権丈善一氏（慶應義塾大学教授）も，低所得者への配慮を大前提にして，全年齢層で「将来的には3割に揃えるということになる」と予測・展望しています[5]．

　私は非正規労働者等の低所得の現役世代の一部負担が3割であることは過酷だと思います．しかし，今回の法案で後期高齢患者の一部負担を増やしても，現役世代の1日当たり保険料がわずか月30円安くなるにすぎず，現役世代の患者の一部負担は変わりません[3]．そのため私は究極的には，現役

世代を含め，全世代の一部負担を全廃すべきと考えています．ただし，これ
をすぐ実現する政治的条件はないので，**当面は全世代の一部負担を，後期高
齢者医療制度及び介護保険制度の標準的一部負担である 1 割に統一すること
を目指すのが少しは現実的**と思っています．本節では，私がこう考える理念
的理由と実際的理由を述べます．その際，この問題には 2 つの「ジレンマ」
が存在することを指摘します．

1　医療に「受益者負担原則」はなじまない

　まず，理念的理由，医療には「受益者負担原則」はなじまず，適用すべき
でないと考える理由を説明します．医療の一部負担の根拠は，一般には，
「医療サービスを利用した患者と利用していない健康人との公平性を確保す
る」「受益者負担原則」から説明されます．

　しかし，患者が医療を受けることで得る「受益」とは，病気から回復・改
善すること，つまりマイナス状態から正常状態に近づくことであり，消費者
が一般のモノやサービスを利用して得るプラスの利益——満足感，経済学的
には「効用」——とは全く異なります．

　この点について，医療・福祉・教育等は「社会的共通資本」であり，市民
の基本的権利として，すべての人々に平等に提供されなければならないと主
張されていた故宇沢弘文先生も以下のように指摘されています．「**医療はも
ともと，病気，怪我によって健康を喪失した人びとを健康な状態に戻すとい
う，防御的な面をもつ．つまり，自分から進んで積極的に求め，享受しよう
とするという一般的な財・サービスとは異なって，喪失したものを取り戻し
て，健康な状態への回復を求めるもの**」[6]．

　長沼建一郎氏（法政大学教授）も，「窓口（患者）負担」について原理的に
検討し，患者は「あらかじめ保険料を支払っているのである」から，「わざ
わざ窓口負担を支払うようにしなくてもいいはずである」として，「今でも
モデル的には医療保険全体を……窓口負担なしに設計することは可能であ

る」ことを示し，「見方によっては，窓口負担は実際に病気やケガに見舞われた人たちに『しわよせ』を及ぼしているともいえる」と指摘しています[7].

2　低所得者の受診抑制──一部負担のジレンマ

　もう1つは実際的な理由で，一部負担はどんなに少額でも低所得者の受診を確実に抑制し，さらには彼らの健康水準の悪化を招く危険があることです.

　一般には，一部負担の目的は患者の不適切・過剰受診や医療機関の乱診乱療を抑制することと説明されています. 私が社会保障の教科書としても高く評価している『平成24年版厚生労働白書』も「保険なのに一部負担……が課されている理由」を，「このような『モラルハザード』ともいえる事態を回避するための工夫の一つ」と説明しています（42頁）. と同時に，『白書』は，「その一方で，患者が経済的事情により受診を控えて……病状を悪化させることは，国民皆保険制度の本来の趣旨・目的に反する」とも指摘しています. 歴代［正しくは近年. 詳しくは本節末の【訂正】参照］の『厚生（労働）白書』で一部負担のマイナス面を指摘しているのはこの白書だけだと思います.

　これは一部負担のジレンマ・二律背反とも言え，どちらを優先するかは，個人・国民の価値判断によります. 私自身は後者（弊害）を重視します. 全年齢で一部負担をなくす，または1割負担に統一することにより，患者から公費・医療保険への「コスト・シフティング」が生じますが，それは社会保険料と公費負担の引き上げで賄うべきと考えます. この改革により，低所得者等の受診控えが解消され，医療受診が増えると思いますが，それは歓迎すべきことです. 他面，私は現在の医療保険制度・診療報酬支払い方式の下では，過剰受診や乱診乱療が誘発され医療費が急騰する可能性はごく低いと判断しています【注1】.

3　低所得者の医療受診抑制の「社会実験」

　日本の医療保険では，高額療養費制度により過大な自己負担が予防されています．しかしその自己負担軽減効果は入院医療に限定され，ほとんどの外来医療では患者は法定一部負担を全額支払っています【注2】．私は外来の自己負担は高・中所得層の患者には無理なく支払えると思いますが，低所得者には重い負担となり，受診抑制が生じます．

　実は日本では，この点について，かつて全国レベルでの「社会実験」が行われました．それは1984年の「健康保険制度抜本改革」で，それまで10割給付だった健康保険本人に1割の一部負担が導入されました．その直後，健康保険本人（被保険者）の受診は大幅に低下しました．その影響は一部負担導入1年後も続き，受診件数は7.3%低下したままでした．受診件数減を健康保険の種別に見ると，組合健保の6.3%減，政管健保の7.7%減に対して，旧日雇い労働者健康保険ではなんと20.5%も減少しました（「日刊社会保険新報」1985年3月1日号）．

　旧日雇い労働者健康保険本人は所得水準が低い反面，高齢者が多いために有病率が高く，潜在的医療ニーズは大きいにもかかわらず，1割負担により医療受診が大幅に抑制されたのです．私は，当時この事実を知り，一見軽微で公平に見える一律1割負担が低所得者に特に重大な影響を与えることを体感しました．

　同様のことは日本医師会総合政策研究機構（日医総研）の「第6回日本の医療に関する意識調査」（2017年），同第7回調査（2020年）でも確認されています．両調査では，「過去1年間に具合が悪いが費用が掛かるという理由で医療機関の受診を見合わせたことがある」の有無を調査しています．例えば，第7回調査では，「受診控えがある」は回答全体で4.5%，等価所得が200万円以上の所得区分3階層では2.6〜3.4%に止まっていたのに対して，200万円未満の低所得層では7.8%と飛び抜けて高かったのです（37頁）．

4　アメリカでは一部負担による健康悪化も実証

　しかし残念ながら日本では，一部負担増による受診抑制が健康に悪影響を与えるとの厳密な実証研究はほとんどありません．その理由は単純で，日本の従来の研究では総数の「平均値」の検討しかなされていないからです．

　唯一の例外は，少し古いですが，やはり日医総研の 2012 年のアンケート調査です[8]．一部負担割合別の「過去 1 年間に経済的な理由により受診を控えたことのある患者の割合とその結果」によると，1 割負担では受診をしなかった割合は 6.6%，「その結果病状が悪化したことがある」割合は 3.4% に止まっていましたが，この割合は 2 割負担ではそれぞれ 10.2%，7.1%，3 割負担ではそれぞれ 11.5%，6.5% となり，1 割負担に比べほぼ倍増していました．ただし，これは回答者の主観的判断であり，しかも病状悪化の中身については調べられていません．

　それに対して，アメリカのランド研究所が 1970 〜 80 年代に連邦政府の委託を受けて行った大規模な「医療保険実験」（ランダム化比較対照試験）では，無料医療によりもっとも貧困な人びとや疾病のハイリスクの人びとの健康状態が向上する，逆に患者負担はこれらの人びとの健康状態を悪化させるとの結果が得られています[9]．しかし，これらの人びとは調査対象の中では「少数派」であるため，この研究でも調査対象全体の「平均値」のみでみると，患者負担増による健康状態の悪化はみられませんでした．

　なお，この研究では，一部負担が多い患者は無料医療の患者に比べ，入院率は低いが，入院患者のカルテを個別に調べて，個々の入院の適否を評価したところ，不適切と判定された入院の割合は，無料医療の患者と同じだったことも明らかにされています．つまり，患者負担の引き上げによって，不適切な入院のみを選択的に減らすことはできず，適切・必要な入院も減るのです[9, 10]．

5　マイナンバーカードの活用──もう一つのジレンマ

　権丈善一氏は以上の事実を熟知し，しかも「医療費を制御するのに自己負担率操作は有効な手段ではない．上げてもワンショットでしか医療費は減らず，すぐに戻る」，「医療の自己負担率で低所得者対策をやろうとしていること，それを年齢区分で行っていることは歴史的な遺制にすぎない」と断じ，「自己負担率は年齢区分なく一定に揃える，所得区分も労多く益少なく弊害の方が大きいために撤廃する」ことを提案しています(11)．その際，全年齢層の「低所得者には負担が軽くなるように，低所得者を見極める方法」として，マイナンバーカードを「社会保障ナンバー」としても整備し，それにより国民の所得を総合的に把握すれば，医療における一部負担軽減を含めた「社会保障という再分配政策をスムーズ，かつ効果的に実行」できるとしています(5)．

　権丈氏は，「以前，私は日本医療の制度的要因を変え，かつ医療を消費税の課税対象にするタイミングで，自己負担は 2 割に揃えることも考えていた．だが，なかなかその道は難しい．しかし完全に諦める方向でもない」とした上で，「将来的には 3 割に揃えるということになる」と展望しています(5, 11)．

　私は，権丈氏の「世代間対立は不毛」，「現役並み所得者」を 2 割にするのは「社会保険政策としては愚策」との批判には諸手を挙げて賛成しますし，マイナンバーカードを社会保障カードとして整備するのは一つの有力なアイデアだと思います．

　私は，財政制度等審議会「令和 3 年度予算の編成等に関する建議」を検討した際，「金融資産の保有状況を勘案して租税負担を課すことには大賛成です．社会保険料についてもそれは十分検討に値すると思います」と述べ，このことを衆議院厚生労働委員会での参考人陳述でも繰り返しました(3, 1)．マイナンバーカードで所得と金融資産を紐付ければ，高所得層の所得・金融資産の把握が確実かつ効率的に行え，それにより租税と保険料についての「応

能負担」が強化されると期待できます.

　他面，人びとの所得分布は幅広いため，「低所得者」の線引きは困難であり，どうしても「制度の狭間」に陥る人びとが生まれ，彼らの受診抑制が生じると思います．それを防ぐためには，事実上入院医療に限定されている現在の高額療養費制度を大幅に拡充する必要がありますが，それでなくても複雑な同制度はさらに細分化され，分かりにくくなります．それに比べれば，一部負担を全年齢でなくすか，1割に統一する方が合理的かつシンプルと思います．また，高額療養費制度が外来医療にはほとんど適用されないことを考えると，外来医療の一部負担を3割に統一することは国際的にみて，あまりにも高すぎると思います【注3】.

　もう一つ，これは私のような「団塊の世代」（学生運動世代）に特有のメンタリティーかもしれませんが，国家が国民の個人情報を一元的に把握することは，日本の「監視国家」化につながるのではないかとの危惧を拭い去ることができません．特に，安倍晋三前内閣とその路線を踏襲した菅義偉現内閣が，行政の民主的で透明な運営を破壊し続けていることを踏まえると，現在のマイナンバーカードの単純な機能拡張には，にわかには賛成できません.

　以上はマイナンバーカードをめぐる「ジレンマ」と言えます．権丈氏も，プライバシーの自由と（マイナンバーカードを用いた）生存権保障インフラは「トレードオフの関係にある」と指摘しています[12].　先述した第1のジレンマについては，私の価値判断は明確でしたが，この第2のジレンマについては私は自己の判断をまだ決めかねています【注4】.　実は私は，国会での参考人質疑で，高井崇志議員（国民民主党）から，マイナンバーカードに金融資産の情報の紐付けを義務化することについて意見を聞かれたのですが，その際，権丈氏の提案を紹介した上で，理論的にはその利点は理解できるが，今のままでは「監視国家」化につながる危険もあるので「態度を保留する」と述べました．この点は今後の課題・宿題としたいと思います.

　なお，私の友人の見識あるジャーナリストからは，「マイナンバーの機能は，①国民の政治と行政庁への揺るがぬ信頼，②誰もが納得できる行政の透明性,

③自分の情報がどのように扱われているかをしっかり正確に把握できる情報の自己コントロール権の保障があれば，選択肢と個人的には考えます．ただそれが実効性があるのかどうか，まだまだ模索中です」との見解を教えていただきました．これはきわめて重要な指摘と思います．私自身は，③についてヨーロッパ並みに個人情報を保護する仕組みの導入が不可欠と思います．

【注1】一部負担を廃止・軽減しても過剰受診，乱診乱療は生じないと考える根拠

　一部負担を廃止すると過剰受診が生じる例として必ず上げられるのが，1973年に実施された70歳以上の「老人医療無料化」です．無料化された直後に老人の受診率・医療費が急増したことは事実です．しかし，「1人当たり老人医療費」の増加率が「1人当たり国民医療費」の増加率を大幅に上回ったのは1973〜75年度の3年間に限られ，1976年度以降は両者の差は2%ポイント前後に縮小しました．1983年には老人保健法により一部有料化が導入されましたが，現役世代に比べ老人の一部負担ははるかに低かったにもかかわらず，その年から両者の差は完全に消失しました[13]．このことは老人医療無料化直後の受診率・医療費の一時的急増は，それまで3割負担（しかも高額療養費制度なし）で抑制されていた老人の「潜在需要の顕在化」であることを示唆しています．

　2000年代には，全国のほとんどの自治体で「子どもの医療費助成制度」（医療費無料化）が実施されたことに対して，それが安易な受診・「コンビニ受診」を助長したとの批判もありますが，本田孝也氏の全国ベースの医療費分析によれば，医療費膨張は否定されています[14]．

　一部負担がないと医療機関の乱診乱療が生じるとの批判もあるし，実際，1970年代の老人医療無料化時代には，老人病院等における「薬漬け」「検査漬け」が社会問題化しました．しかし，それは医療費無料化のためというよりは，（質の担保のない）出来高払いの弊害であったと私は考えています．事実，「薬漬け」「検査漬け」は1990年に老人病院（現・医療療養型病床）に包括払いが，当初は選択制で，その後は義務的に導入されて以降，完全に消失しました．急性期医療についても2003年以降のDPC制度に基づく包括払いの導入・拡大により，乱診乱療の誘因は制度的になくなっています．

　外来医療については現在も出来高払いが主流ですが，1990年代以降，診療報酬が厳しく抑制され続けていることに加え，個々の診療行為を請求する要件の厳密な規定，診療報酬支払基金の審査の厳格化，さらには厚生労働省の地方厚生局による各医療機関の「指導」「監査」の強化により，過剰診療（いわゆる医療機関の「モラルハザード」）は極めて困難になっています[15]．

　私は，将来的に，「総合診療医」が普及すると共に，「社会保障制度改革国民会議最終報告書」（2013年．35頁）が提起したように，「フリーアクセスの基本は守りつつ」「緩やかなゲートキーパー」機能が導入され，「一般的な外来受診は『か

かりつけ医』に相談することを基本とするシステムの普及，定着」が実現すれば，外来医療の適正化はさらに進み，一部負担が廃止・軽減されても，過剰受診や乱診乱療が生じる危険はほとんどないと判断しています．

【注2】（高齢）入院患者は法定負担以外にさまざまな法定外負担を支払っている

　高額療養費制度により入院患者の法定負担には月単位の上限（「自己負担限度額」）がきめ細かく設定されており，後期高齢者で年収が 370 万円までの中所得層は 57,600 円，住民税非課税世帯は 24,600 円，同（所得が一定以下）では 15,000 円になっています．このため，今後，中所得層の後期高齢患者の一部負担が 2 割に引き上げられても，外来と異なり，入院では負担増はほとんど生じないと思います．

　ただし，入院患者のうち特に高齢入院患者（65 歳以上）には，これ以外にさまざまな自己負担があります．具体的には，「入院時食事療養費に掛かる標準負担額」，療養病床に入院する場合の「入院時生活療養に掛かる居住費」，介護保険の保険料，差額病床（選定療養）などです．さらに，医療療養病床に入院した場合，多くの病院がさまざまな名目の保険外負担を徴収していると言われていますが，それの公式データはありません．

　古い話で恐縮ですが，私は 1992 年に独自に「老人病院等の保険外負担の全国調査」を行い，「現実の保険外負担は厚生省調査の 3 倍」であることを明らかにしました．この調査結果は「朝日新聞」（1992 年 6 月 30 日）が社説で引用し，複数の野党議員がこれを用いて政府を追及しました[16]．残念ながら，同種調査はその後全く行われていません．

　なお，**生命保険文化センター**『**令和元年度生活保障に関する調査**』（調査回答：18 〜 69 歳の男女個人 4014 人）によると，「直近の入院時の自己負担費用」総額の平均は 20.8 万円に達していました[17]．この総額には，「治療費・食事代・差額ベッド代に加え，交通費（見舞いに来る家族の交通費も含む）や衣類，日用品なども含む．高額療養費制度を利用した場合は利用後の金額」も含まれており，平均入院期間は 15.7 日でした．残念ながら，費目別の金額は調査されていません．

【注3】欧米諸国の外来医療の一部負担は日本より低い

　本文で書いたように，高額療養費制度の対象はほぼ入院医療に限られ，大部分の外来患者は年齢によらず，法定自己負担（1 〜 3 割）全額を支払っています．公費負担方式の医療保障を持つ国（イギリスや北欧諸国等）は入院・外来医療とも原則無料か定額・低額の自己負担であるのに対して，社会保険方式の国では相当額の一部負担があると言われています．

　日本と欧米諸国では，外来医療の区分や一部負担の基準が異なるため単純な比較はできませんが，私が今回調べた範囲では，欧米諸国の社会保険方式の国で，外来医療に 3 割もの一部負担を課している国はほとんどありませんでした．

　具体的には，ドイツは外来医療に自己負担はありません．フランスは名目上は

3割の一部負担がありますが，ほぼすべての国民が補足的疾病保険（共済組合等）に加入しており，一部負担の大半を償還しています（ただし，1回1ユーロの負担金は償還が禁止されています）．アメリカのメディケアですら，外来医療の自己負担は年間183ドルを超えた場合，2割です（以上文献18）．少し古いですが，ロビンソンの「ヨーロッパ15か国の医療保障における患者負担」調査によると，ルクセンブルクが35%の定率自己負担を課しているだけでした(19)．

　それに対して，アジア諸国のうち高水準の国民皆保険制度を有する韓国と台湾では，外来医療の一部負担は日本と同様に3割（以上）です(20)．両国は，先行して国民皆保険制度を導入した日本の一部負担制度を参考にした可能性があります．

【注4】民主党野田内閣時代の2012年に「マイナンバーカード」をめぐりガチンコ対談

　民主党の野田佳彦内閣（当時）が2012年に「社会保障・税一体改革」の一環として提起した「マイナンバー（共通番号）」の是非について，『週刊金曜日』で，作家で難病当事者の大野更紗氏と神奈川県保険医協会政策部長の桑島政臣氏との対談が行われました(21)．2人は，社会保障の役割や社会的に弱い人びととの権利擁護という点では共通していましたが，マイナンバーによる社会保障の効率化・利便性向上の「メリット」を優先する大野氏と，政府不信から出発してマイナンバーカードによる監視社会化の危険・「リスク」を強調する桑島氏とのスタンスの違いが際立ち，対談は最後まで平行線をたどりました．この対談は10年前に行われたとは思えないほど迫力があり，ご一読をお薦めします．「団塊の世代」の私から見ると，「政府を信用するかしないか，という問いはあまり効力をもたない」という大野氏の国家観はナイーブすぎると思いますが，氏が繰り返し述べた「左派のスローガンへの違和感」（「『○○に反対』だけでは論理性がみえない．（反対が）スローガンで済んだ時代は終焉しつつある」等）は重いとも感じました．私の知る限り，同種の「ガチンコ対談」はその後，まったく行われていません．

【訂正】『厚生白書』も1960年代前半は「一部負担金が重荷」であることを認めていた

　1961年度の国民皆保険制度成立直前の『昭和35年度版白書』（1961年1月）は「国民健康保険の被保険者には所得の低い階層が比較的多く含まれているため，一部負担金が重荷となって，必ずしもじゅうぶんに保険を利用できない」，「低所得階層にとっては，保険料は納付してもいざ医療を受けたいと思うときには，5割の医療費の自己負担が重圧となり，そのため，医療機関の門をたたかないで，買薬などの安直な手段ですましてしまう場合も多い」と率直に認めました（218，222頁）．同様の記述は，昭和36，37年版の白書にもありました．

　しかし，昭和38年度（1963年度）に国民健康保険世帯主の7割給付が実現し，39年度から国民健康保険の世帯員についても7割給付が実施されてからは，同様

の記述はなくなりました.

　ただし, 昭和49年版白書 (1974年) は, 被用者が高齢で退職した場合は, 「従前から国民健康保険の加入者又は被用者保険の家族であった老齢者と同じく, 3割から5割の自己負担があり, 高い医療ニーズがあるにもかかわらず, これら高齢者の負担能力が十分でないため, 必ずしも適切な医療が確保されないうらみがあった」と認め, 「昭和48年1月から老人医療費支給制度の実施を始め」たと書いていました (88-89頁). これ以降の白書は, 本文で述べた平成24年版白書まで38年間, 一部負担のマイナス面について記述しませんでした. なお, 白書中の医療保険「一部負担」記述の変遷は, 芝田英昭氏が詳細に検討しています[22].

文　献

（1）　二木立「『全世代対応型の社会保障制度を構築するための健康保険法等の一部を改正する法律案』に対する意見——中所得の後期高齢患者の一部負担の2割引き上げに反対します」（2021年4月20日衆議院厚生労働委員会・参考人陳述. 衆議院インターネット審議中継」https://www.shugiintv.go.jp/jp/). [本章第1節]

（2）二木立「『全世代型社会保障検討会議中間報告』を複眼的に読む——『社会保障制度改革国民会議報告書』との異同を中心に」『文化連情報』2020年2月号（503号）：20-25頁（二木立『コロナ危機後の医療・社会保障改革』勁草書房, 2020, 142-151頁).

（3）　二木立「全世代型社会保障検討会議『最終報告』と財政審『建議』を複眼的に読む」『文化連情報』2021年2月号（515号）：8-15頁. [本章第2節]

（4）　土居丈朗「高齢者の医療費は原則『3割』に引き上げよ——現役世代の負担を軽くすることこそが重要」『東洋経済オンライン』2018年4月16日（ウェブ上に公開).

（5）　権丈善一「高齢者患者負担　進むべき方向はシンプル」（シリーズ「全世代型社会保障検討会報告書を読み解く」vol. 4) m3.com 2021年1月23日（ウェブ上に公開).

（6）　宇沢弘文編著『医療の経済学的分析』日本評論社, 1987, 6頁.

（7）　長沼建一郎『図解テキスト　社会保険の基礎』弘文堂, 2015, 38-40頁.

（8）　前田由美子「日本医師会『患者窓口負担についてのアンケート調査』結果報告」『日医総研ワーキングペーパー』265号：17頁, 2012年9月（ウェブ上に公開).

（9）　Newhouse JP, et al: Free for All? Lessons from the RAND Health Insurance Experiment. Harvard University Press, 1993, 208-211, 251-252, 339-345 pages.（本研究のポイントは, 津川友介『世界一わかりやすい「医療政策」の教科書』医学書院, 2020, 42-48頁)

（10）　Siu AL, et al: Inappropriate use of hospitals in a randomized trial of health insurance plans. NEJM 315: 1259-1266, 1986.（二木抄訳は『病院』46（7）: 611, 1987）

（11）　権丈善一「高齢期の医療費自己負担は1割，2割，それとも？——『高齢者』ではなく『高齢期』　世代間対立は不毛だ」『東洋経済オンライン』2020年11月25日（ウェブ上に公開）.

（12）　権丈善一「総花的な『公的支援給付』が生まれる歴史的背景——コロナ禍に思う『バタフライエフェクト』」『東洋経済オンライン』2020年6月23日（ウェブ上に公開）.

（13）　二木立『現代日本医療の実証分析』医学書院，1990, 22-41頁（第2章I「1980年代の国民医療費増加要因の再検討」．『医療経済・政策学の探究』勁草書房，2018, 103-122頁）.

（14）　本田孝也「子どもの医療費助成制度を考える——安易な受診，コンビニ受診は助長されたか」『国民医療』339号: 24-29頁，2018.

（15）　池上直己『医療と介護——3つのベクトル』日経文庫，2021, 41, 79頁.

（16）　二木立『90年代の医療と診療報酬』勁草書房，1992, 198-230頁（III-7「老人病院等の保険外負担の全国調査」．『医療経済・政策学の探究』勁草書房，2018, 511-534頁）.

（17）　生命保険文化センター『令和元年度生活保障に関する調査』2019, 41-45頁（第II章2.　過去5年間の入院経験）（ウェブ上に公開）.

（18）　『保険と年金の動向 2020/2021』厚生労働協会，2020, 269-293頁（第6編第2章「［諸外国の］医療保険制度」）.

（19）　レイ・ロビンソン「医療における自己負担」．エリアス・モシアロス，他編著，一圓光彌監訳『医療財源論——ヨーロッパの選択』光生館，2004（原著2002), 189-214頁.

（20）　井伊雅子編『アジアの医療保障制度』東京大学出版会，2009, 184, 206頁.

（21）　大野更紗・桑島政臣「（対談）『一体改革』を現場から問う——親の世代をいかに看取るかが課題」『週刊金曜日』2012年8月31日号: 26-29頁.

（22）　芝田英昭『医療保険「一部負担」の根拠を追う　厚生労働白書では何が語られてきたのか』自治体研究社，2019.

第4章　財務省の20年間の医療・社会保障改革スタンスの変化の検討
――混合診療全面解禁からの転換時期を中心に

　第4章では，第2次安倍内閣の末期から政権内で影響力を回復した，財務省の20年間の医療・社会保障改革のスタンスの変化を検討します．医療関係者等には，財務省が医療分野への市場原理導入を目指していると思い込んでいる方が少なくありませんし，財務省も1990年代～2000年代初頭には混合診療全面解禁論を主張していました．しかし，2005年後半～2006年に，全面解禁論から特定療養費制度（現・保険外併用療養費制度）の活用へと方針転換しました．ただし，公的医療費抑制のスタンスは一貫しています．本章では，一般にはほとんど知られていない，社会保障・税一体改革における財務省と厚生労働省の「戦略的互恵関係」，および財務省の「ワル」の変わり身の早さも指摘します．

　本章は他章と異なり1論文のみの構成ですが，財務省の医療・社会保障改革における影響力の大きさを考慮し，独立した章にしました．

（2021年10月）

は じ め に

　社会政策学会関東部会は2021年7月24日に拙著『コロナ危機後の医療・社会保障改革』の合評会を開催してくれました[(1)]．同書第1章第1節では「経産省と厚労省の医療・社会保障改革スタンスの3つの違い」を述べていました．

　このことに関連して，尾玉剛士氏（獨協大学外国語学部准教授）から以下の質問を受けました．「[最近]財務省の医療改革への関与はすっかり定着したように思われる．この20年間に，著者［二木］は医療改革に関する財務省の姿勢や主張について顕著な変化を観察されておられるのだろうか，もしそうであれば，その潮目はいつ頃になるのであろうか」．

　私はこの点について，今まで著書で断片的に述べてきましたが，まとめて論文化したことはありません．そこで本章では，私の今までの著書の記載を整理して，私の認識（の変化）を述べます．併せて，財務省の見解をほぼストレートに反映している財政制度等審議会の 2001 〜 2021 年の「建議」の社会保障・医療部分の記述の変化を指摘します【注 1】．最後に，財務省の「ワル」の変わり身の早さ・非情さに注意を喚起します．

　結論的に言えば，財務省のスタンス・「潮目」の変化（新自由主義からの転換）は 2005 年後半〜 2006 年に生じたと，私は判断します．

1　2000 年前後は混合診療解禁を主張

　私は 2001 年に「21 世紀初頭の医療・社会保障改革の 3 つのシナリオ」を提起した時，第 1 のシナリオとして「新自由主義的改革」をあげ，「これは財界，**経済官庁**，及び『**外圧**』＝アメリカが押し進めようとしている改革」と説明しました[2]．2004 年出版の『医療改革と病院』でも同じ説明をしました[3]．

　この時点で私は「経済官庁」としては，経済産業省と財務省を念頭に置いていました．私がこう判断した根拠は 2 つあります．1 つは大蔵省（当時）の中川真主計局厚生第三係主査が 1996 年に，医療分野での新自由主義的改革の「本丸」と言える混合診療の全面解禁を精力的に主張したからです．中川氏は『ばんぶう』2 月号のインタビューで，「特定療養費制度［現・保険外併用療養費制度］を活用し，初診料，看護料，薬剤費等，「**あらゆる診療を混合診療的なものに組み替えていくこと**」を主張しました[4]．同氏は 6 月の「財政問題と社会保障制度の変革」と題する講演でも，「官民の役割分担」に関して，次のように訴えました．「今後は公的保障は基礎的なサービスに限定し，それ以外の上乗せ部分は，自己選択，自己責任，自己負担により民間サービスを受けるという形に進めていくべきではないか」[5]．

　もう一つは，2003 年（平成 15 年）春の「建議」が，「公的保険がカバーす

る範囲の抜本的見直し」の一つに，「いわゆる**混合診療，特定療養費の抜本的拡充**」をあげていたことです．同じ主張は 2004 年春，2005 年春の「建議」にも盛り込まれました．

2 2005 年後半〜 2006 年に方向転換

しかし，2005 年後半に財務省が軌道修正したことに気づきました．そのきっかけは同年 8 月に日本病院会が主催したシンポジウム「国家財政と今後の医療政策」（私が司会）で，財務省の向井治紀主計局法規課長が「オリックス［宮内規制改革・民間開放推進会議議長——二木］の混合診療解禁，株式会社参入の主張に与するつもりはない．公的保険の枠組みを崩すようなやり方をやめるべき」と明言したことでした[6]．その後，2006 年春の「建議」では混合診療への言及がなくなっただけでなく，［資料Ⅱ-2］の「過去 3 年の『建議』における指摘事項について」（一覧表）の［医療］部分に，なぜか，過去 3 年主張していた混合診療の「抜本的拡充」が含まれませんでした．

そのため，2006 年出版の『医療経済・政策学の視点と研究方法』第 3 章では，「第 1 のシナリオ」は「内閣府の経済財政諮問会議（民間議員）や規制改革・民間開放推進会議，財界や**経済官庁の一部**，および『外圧』＝アメリカが押し進めようとしている改革」と分析的に書き，同章の注では，「最強官庁である財務省は，内閣府や経済財政諮問会議等と共に公的医療費の抑制を強力に推進しているが，株式会社の病院経営解禁，混合診療の全面解禁には慎重である．それらが結果的に公的医療費の増加をもたらすことを懸念しているためである」と指摘しました[7]．翌 2007 年に出版した『医療改革』でも，同じ指摘を繰り返し，その根拠として上記向井氏の発言を引用しました[8]（文献 8: 100 頁）．

その後 2010 年に，香取照幸厚生労働省政策統括官も「混合診療」について，以下のように述べました．「保険給付の範囲の問題では（混合診療を認めると）保険診療分の価格が維持できなくなる．診療側の価格形成の影響力が

強い以上，医療コストは恐らく上がる．財務省も混合診療に反対なのはブーメランのようにコスト増に跳ね返り医療費が増えるからだ」⁽⁹⁾．

　以上から，財務省の医療改革のスタンスの変化が生じたのは 2005 年後半〜 2006 年頃と推定できます．この背景としては，次の 2 つが考えられます．① 2004 〜 2005 年に政府内外で繰り広げられた混合診療解禁論争で，混合診療の全面解禁が否定され，特定療養費制度を衣替えした保険外併用療養費制度による部分解禁の拡大で決着した⁽⁸⁾（文献 8: 45-57 頁）．②財務省がこの論争を通じて，混合診療全面解禁が医療費（総医療費と公的医療費の両方）増加を招くことに気付いた．

3　スタンスの変化を明確にした 2013 年の新川主計官発言

　ただし，これは水面下の動きに近く，財務省のスタンスの変化が明確になったのは，政府の方針が，小泉内閣時代の厳しい社会保障費抑制から「社会保障の機能強化」へと転換した麻生・福田内閣〜民主党政権時代だと思います．

　財務省のスタンスの変化が誰の目にも明らかになったのは，新川浩嗣主計局主計官が，2013 年 10 月，つまり第二次安倍内閣成立後に開かれた「医療経済フォーラム・ジャパン」シンポジウムで，**「私個人は，混合診療の全面解禁には反対である」**と明言して，大きな話題を呼んでからです⁽¹⁰⁾．新川氏は，反対する理由として以下の 2 つをあげました．「理由の 1 つは，保険診療の単価引き上げのプレッシャーが働いて，結果として税や保険料で賄う保険診療部分の負担増につながる．もう 1 つは，治療効果が定かでない医療に対して，公費が使われるのではないか」．この 2 つの理由は真っ当と思います．新川氏は「個人」の考えと控えめに（？）述べましたが，政府高官が公の場で個人的見解を述べることはありえず，これは財務省の公式見解と理解すべきです．

　ただし，ここで見落としてならないのは，新川氏が「混合診療の全面解禁

には反対」する一方，混合診療の部分解禁である「保険外併用療養費制度の評価療養・選定療養」を「うまく活用することが必要」，それによって「成長戦略の中で医療や介護に関連する産業を成長セクターととらえて，そのマーケットを伸ばしていけばよい」とも指摘したことです．なお，上述した向井氏も「特定療養費の拡大」は主張していました．

村上正泰氏（山形大学大学院教授）は，新川氏の発言のこの部分に注目して，「財務省は，医療への市場原理の導入には否定的であっても，公的医療費を充実させようとしているわけではない」と指摘しています[11]．

国民皆保険制度の枠内で保険外併用療養費制度を活用・拡大する財務省のスタンスは，私が 2001 年に提起した「21 世紀初頭の医療・社会保障改革の3 つのシナリオ」で，次のように示した「第 2 のシナリオ」そのものです．「国民皆保険・皆年金制度の大枠は維持しつつ，公的費用抑制を継続し，公的な一階部分を超える二階部分は全額私費負担（自費または民間保険給付）にし，しかもこの二階部分を公認・育成する」[2]．保険外併用療養費制度の「活用」・拡大またはそれにつながる主張は，2015 年以降の「建議」でも繰り返し主張され，しかもその範囲が拡大し続けています【注 2】．

4　厚生労働省との「戦略的互恵関係」

権丈善一氏（慶應義塾大学商学部教授）は，「［民主党菅・野田内閣時代の──二木］2011 年からスタートする社会保障・税一体改革というのは，財政再建と社会保障の機能強化を両睨みしながら財務省と厚労省との戦略的互恵関係の下に進められ」たと説明しています[12]．「戦略的互恵関係」は，当時外務省が日中関係を表す言葉（根本的な価値観，利害が異なっていても，当面の課題についての協力が互恵を生むの意味）で，それが「社会保障・税一体改革」の議論時にも使われたようです．ただし，日中関係とは違って，財務省と厚生労働省の担当者間には基本的な信頼関係があったとも聞いています．

この「戦略的互恵関係」は第二次安倍内閣が成立した直後も続き，2014

年と 2015 年（春・冬）の「建議」には「社会保障の機能強化」と同義の「社会保障の充実」が繰り返し登場しました．「社会保障・税一体改革」についての言及も 2016 年（春・冬）の「建議」まで頻回にありました．

　権丈善一氏は続けて，「しかしながら，2012 年 8 月に消費税の増税が決まると，財務・厚労は力尽きたのか油断したのか知りませんけど，主導権を経済産業省に握られてしまいました」とも指摘しています[12]．その結果，安倍内閣は中期・後期には経産省主導内閣と言われるようになり，財務省は厳しい「冬の時代」を迎え，「『ポスト安倍』時代に備えて捲土重来を期」すことになります[1]（文献 1: 28 頁）．財務省が，2020 年の安倍内閣末期〜菅内閣でほぼ復権を果たしたことについては，「骨太方針 2021」を分析した第 2 章第 3 節で述べました[13]．

5　財務省の「ワル」の変わり身の早さ

　ここで視点を変えて，財務省の「変わり身の早さ」・「非情さ」に触れます．この視点は，「建議」を中心とした財務省の文書を読解する場合，不可欠と思うからです．

　私がこのことに最初に気付いたのは，第二次安倍政権発足後の最初の「建議」である，2013 年（平成 25 年）冬の「建議」が，それまでは財務省も容認していた，診療報酬改定時の薬価引き下げの診療報酬への振り替えを突然「フィクション」と断じ，激しい調子で撤廃を求めたことでした．私は，この主張について検証し，振り替えが「フィクション」ではなく，1972 年の中医協「建議」や歴代の大臣・首相答弁といういくつもの「根拠に基づく」慣行であることを示しました．まだ若手だった安倍晋三議員も 1997 年にこれを容認していました[13]．

　もう 1 つは，2020 年冬の「建議」では，「新型コロナへの対応」に関して，「医療従事者の方々に深い敬意とともに心からの感謝の意を表」していたのに対して（34 頁），2021 年春の「建議」が手のひらを返したように，「新型

コロナへの対応の過程で顕在化した，医療提供体制の脆弱さ」や「低密度医療」の批判を執拗に繰り返したことです（1, 27, 31頁等）．

　公平のためにいえば，2021年春の「建議」にも医療従事者への「深い敬意」と「感謝の意」は書かれています（27頁）．しかし，2020年冬の「建議」には2021年春の「建議」のような「医療提供体制の脆弱さ」や「低密度医療」の指摘はありませんでした．私は，2021年春の「建議」の医療提供体制批判には，日本医師会等の医療団体への批判だけでなく，財務省の望むように医療提供体制を改革できない厚生労働省に対する強い不満も現れていると推察しました．

　ともあれ，このような目的（財政再建のための公的医療費抑制）のためには手段を選ばない財務省の変わり身の早さには驚かされます．

　岸宣仁氏の新著『財務省の「ワル」』によると，「ワル」は大蔵省・財務省に古くから伝わる隠語で，「悪人」ではなく，「できる人」「やり手」といったニュアンスの，一種の「尊称」だそうです．岸氏は「ワル」を以下のように定義しています[15]．「湧き出るアイデアを手品のようにちらつかせながら，人垂らしの本性そのままに清濁併せ呑む泥臭さをもって相手を説き伏せ，知らず知らずのうちに政策を実現させてしまうずる賢さ」．私は「清濁併せ呑む」と「ずる賢さ」がポイントと思いました．さらに，岸氏は財務官僚の「出世の条件」は「センス，バランス感覚，胆力」に収斂し，センスは「アイデア豊か」と言い換えられ，財務省の場合「アイデアとは"悪知恵"を指す場合が多い」と説明しています．上記の変わり身の早さも「ワル知恵」・「ワル」の現れと言えます．

お わ り に

　以上から，財務省は2000年前後に混合診療の全面解禁を志向したが，2005年後半〜2006年にそのスタンスをコッソリ修正し，第二次安倍政権成立以降は混合診療の全面解禁を否定する一方，保険外併用療養費制度の拡大

を目指していること，及び後者の時期は，財務省と厚生労働省が「社会保障・税一体改革」実現に向けて「戦略的互恵関係」を結んだ時期でもあることを示せたと思います．

　私は，**今後は，財務省主導，より正確には財務省主導による厚生労働省との緩やかな「戦略的互恵関係」により，医療・社会保障改革が進められる可能性が大きいと判断しています**．ただし，菅義偉首相が，安倍晋三前首相と同様に「消費税は今後 10 年間引き上げない」と言明しているため，現内閣が続く限り，「社会保障・税一体改革」時のような新たな社会保障財源の確保は難しいため，「社会保障の機能強化」や，コロナ禍で必要が明らかになった医療提供体制の大幅強化は困難と思います．他面，コロナ危機を通じて，国民が，非常時にも貧富や年齢の区別なく，必要な医療を平等に受けられることの大切さを肌感覚で理解したことを考えると，国民皆保険制度の根幹を揺るがすような極端な医療費抑制政策や混合診療の全面解禁等が復活する可能性はごく小さいとも考えています．

　もう一つ見落とせないことは，第二次安倍政権の下で，特に 2014 年の内閣人事局設置を契機として，官邸による各省幹部人事への介入が常態化し，それにより官僚の士気が低下すると共に，官邸・政治家と官僚との断絶・亀裂が深刻化していることです．これは，今後の良質で合理的な医療政策の立案にも暗い影を落としています．

【注 1】財政制度等審議会「建議」と医療改革への言及

　財政制度等審議会は，2001 年 1 月の中央省庁再編に伴う財務省の発足時に設置された財務大臣の諮問機関で，前身は大蔵省の財政制度審議会です．例年，春（5 月または 6 月）と冬（11 月または 12 月）に「建議」を取りまとめています．春の「建議」は，例年 6 月に閣議決定される「骨太の方針」への反映を目指しており，冬の「建議」は次年度の予算編成に関する考え方をまとめています．ただし，民主党政権時代の 3 年間は「建議」は取りまとめられませんでした．

　財務省は，1990 年代までは他省の個別の政策に対する表立った批判はしていませんでしたが，小泉内閣発足直後の 2001 年 11 月に，厚生労働省の医療保険制度改革案とは異なる「財務省案」を公表しました．それに対して，坂口力厚生労働

大臣は,「財政上の問題を指摘するのは当然だが,各省が出す政策案まで作って公表するのはいささか越権行為ではないか」と抗議しました(16).しかし,財務省は意に介さず,それ以降の「建議」では独自の医療制度改革を提案するようになりました.

小泉政権〜第一次安倍・福田・麻生内閣時代の「建議」の医療制度改革提案は,ほぼ医療保険制度改革(保険給付範囲の縮小や混合診療の「抜本的拡充」等)が中心でしたが,第二次安倍政権成立後の2013年冬の「建議」以降は,「医療提供体制の改革」についても積極的に提案するようになり,しかもその範囲がほぼ毎年のように拡大しています.直近の2021年春の「建議」では,「医療」が20頁を占め,そのうち11頁が医療提供体制に関わるもの(「新型コロナへの対応」を含む)です.

「建議」の医療制度改革提案には,医療提供側には厳しすぎたり,的外れなものも含まれますが,全体としてはきわめて緻密であり,「突っ込みどころ満載」の経済産業省文書とは大違いです(文献1: 28, 17頁).

今回,20年分の「建議」をまとめて読んで,「建議」・財務省が,財政再建・公的医療費抑制のために,倦まず弛まず,いわばレンガを積み重ねるように,財務省なりの改革提案を積み重ねてきたことがよく理解できました.ただし,それらのすべてが後に実現したわけではなく,実現していない改革も少なくありません.例えば,「公的医療保険と民間保険の守備範囲の見直し」は平成13年(2001年)冬の第1回の「建議」から,「一定金額までの保険免責制度の導入」は平成15年冬の「建議」から,繰り返し提案されていますが,実現していません.この点を踏まえると,財務省の力を過大評価すべきではないと思います.

【注2】「建議」の保険外併用療養費制度の拡大提案

第二次安倍政権成立後の「建議」には,「混合診療」という言葉は全く登場しません.保険外併用療養(費)制度の拡大が初めて提起されたのは,意外に新しく平成30年(2018年)春の「建議」ですが,それ以降着実に(?)トーンが強まり,その範囲も医薬品だけでなく技術料にまで拡大されています.各「建議」の主な記載は以下の通りです.

○平成30年春:(費用対効果評価の活用)の最後にチラリと,「保険収載が見送られた医薬品等について,安全性・有効性があれば,保険外併用療養により柔軟に対応するか否かの検討も行う必要がある」と控えめに(?)書かれました(22頁).

○令和元年春:「保険給付範囲の在り方の見直し」の「主な改革の方向性」の最後に,「保険収載とならなかった医薬品等については,安全性・有効性があれば保険外併用療養費制度に新たな分類を設けてより柔軟に対応しつつ,併せて,民間保険の積極的な活用を促進していくことも検討すべきである」と断定的に書かれました(15頁).これは,「保険外併用療養費制度の新たな分類」と「民間保険の活用」の初出です.

○令和元年冬：やはり「保険給付範囲の在り方の見直し」の「主な改革の方向」の最後に「…保険給付範囲の見直しに当たっては，新たな類型の創設も含めて保険外併用療養費制度の更なる活用を行うべきである」と書き，「新たな類型」以外の保険外併用療養費制度の活用を提起しました（18頁）．

○令和2年冬：22頁の「既存医薬品の保険給付範囲の見直し」の項で，「保険が適用されなくなる医薬品に係る薬剤料のみならず，初診料などの技術料も含めて全額が患者負担となりかねないことから，保険外併用療養費制度に新たな類型を設けるなどの対応が必要となる」と提起しました．46頁の「不妊治療の保険適用」の項で，「一部の高度な不妊治療へのニーズに対応して，保険外併用療養費制度の柔軟な活用も検討すべきである」としました．このように，保険外併用療養費制度やその「新たな類型」の対象を医薬品だけでなく，技術料まで拡大することを提案しました．

○令和3年春：平成2年冬と同じく，「医薬品の保険給付範囲の見直し」の項で，「初診料などの技術料も含めて」「保険外併用療養費制度に新たな類型を設けるなどの対応が必要である」と提案しました（44頁）．

　なお，平成25年〜平成29年の「建議」は，保険外併用療養費制度には直接触れていませんでしたが，「保険給付範囲の見直し」として，「市販品類似薬の保険適用除外」を最初から提起提起していました．平成27年（2015年）春（24頁）の「建議」では，「国民皆保険を維持するための公的保険給付範囲の見直し」の項で，「後発医薬品がある先発医薬品や，個人が日常生活で通常負担するようなサービス・金額について，公的保険給付の範囲を見直し，全体として公的保険を真に必要な場合に重点化していく必要がある」と提起し，それに加えて，「公的保険給付の範囲の重点化は，保険給付額を抑制して制度の持続性に貢献すると同時に，**公的保険から外れた市場を産業として伸ばしていくことにより**，経済成長とも整合的であり，社会保障の雇用・成長市場としての側面を損なわずに社会保障改革を進めることができる」と経済産業省張りの主張をしました．「**公的サービスの産業化**」という表現は平成27年冬と28年春の「建議」でも使われましたが，その後は使われていません．2015〜2016年は安倍政権の絶頂期とも言われており，当時権勢を振るった経済産業省や同省出身の官邸官僚に財務省が相当押し込まれ，その結果，「建議」が経産省寄りの書きぶりになったのかもしれません．

　保険外併用療養費制度の拡大とは離れますが，私がこの間の「建議」の提案でもっとも「正論」と注目しているのは，平成28（2016）年冬の「建議」が，（高額薬剤の薬価等の在り方）を初めて提起したことです（26頁）．そこでは，「オプジーボ」を明示して，「次回薬価改定を待つことなく，速やかに適正水準まで薬価改定を行うとともに，その適正な使用に係るガイドラインを早急に策定して，その遵守を保険償還の条件とすべきである」と主張しました．

文　献

（1）　二木立『コロナ危機後の医療・社会保障改革』勁草書房，2020.

（2）　二木立『21 世紀初頭の医療と介護』勁草書房，2001，8，10 頁.

（3）　二木立『医療改革と病院』勁草書房，2004，54 頁.

（4）　中川真「（インタビュー）特定療養費制度を活用し混合診療へ方向転換」
　　『ばんぶう』1996 年 2 月号（176 号）：30-31 頁.

（5）　「（ニュース）大蔵省主査が社会保障制度改革の視点を提示」『日本醫事新報』
　　1996 年 6 月 29 日号（3766 号）：65 頁.

（6）　田中滋・向井治紀・武田俊彦・三上祐司・石井暎喜・二木立「（病院長・幹
　　部職員セミナー・シンポジウム）国家財政と今後の医療政策」『日本病院会雑誌』
　　2006 年 7 月号（53(7)）: 920-988 頁（向井氏の発言は 979 頁. ただし，シンポジ
　　ウム当日の発言をややぼかしている）.

（7）　二木立『医療経済・政策学の視点と研究方法』勁草書房，2006，48, 66 頁.

（8）　二木立『医療改革』勁草書房，2007.

（9）　香取照幸「政策統括官（社会保障担当）就任インタビュー」『社会保険旬報』
　　2010 年 9 月 1 日号（2434 号）：7-8 頁.

（10）　新川浩嗣「（レコーダ）医療経済フォーラム・ジャパン主催第 12 回公開シ
　　ンポジウム」『社会保険旬報』2013 年 12 月 11 日号（2552 号）：29-30 頁.

（11）　村上正泰『医政羅針盤』医薬経済社，2016，132-134 頁（「全面解禁に否定
　　的な財務省」）.

（12）　権丈善一『ちょっと気になる医療と介護 増補版』勁草書房，2018，366 頁.

（13）　二木立「菅内閣の『骨太方針 2021』の社会保障・医療改革方針を複眼的に
　　読む」『文化連情報』2021 年 8 月号（521 号）：18-24 頁.［本書第 2 章第 3 節］

（14）　二木立『安倍政権の医療・社会保障改革』勁草書房，2014，58-66 頁（「財
　　政審『建議』の診療報酬引き下げ論の検証」）.

（15）　岸宣仁『財務省の「ワル」』新潮新書，2021，18, 58-61 頁.

（16）　清水真人『財務省と政治』中公新書，2015，134-137 頁（「『財務省案』を
　　出す変身」）.

第5章　社会保障・社会福祉の理念と社会的処方

　本章は4節構成ですが，内容的には3つに分かれます．

　第1・2節では，医療・福祉関係者の間でも広く（かつ無批判に）用いられている「自助・共助・公助」と「自助・互助・共助・公助」の問題点を包括的に指摘し，伝統的な「社会保障」という用語を用いるべきと提案します．第1節では，「自助・共助・公助」が用いられるようになった経緯を紹介します．初めて用いられたのは「21世紀福祉ビジョン」（1994）ですが，「社会保障の在り方に関する懇談会報告書」（2006年）が，それまで地域社会等での助け合いという意味で使われていた「共助」を社会保険とし，「公助」を「公的扶助や社会福祉など」とする「特異な解釈」をし，それが現在に至る混乱の出発点となりました．第2節は「自助・共助・公助」と「自助・互助・共助・公助」の法令・行政での使われ方」の探索的研究で，両方の用語とも法令・行政上の定義はない，「自助・互助・共助・公助」は政府内でも，『厚生労働白書』でも，ほとんど使われていない等の意外な事実を示します．

　第3節では，厚生労働省の2015〜2019年の福祉関係文書におけるソーシャルワーカーの位置づけの軽さ・欠如を跡付け，改正社会福祉法（2020）の参議院付帯決議に，重層的支援体制「事業を実施するに当たっては，社会福祉士や精神保健福祉士が活用されるよう努めること」と記載されたことの意義を指摘します．併せて，厚生労働省，社会・援護局がなぜ社会福祉士資格について「冷たい」のかについて私見を述べます．

　第4節では，「骨太方針2020」（と「骨太方針2021」）で取り上げられた「社会的処方」について検討します．私は日本ではイギリス生まれの社会的処方」の制度化は困難で，各地域の「地域包括ケア」・「地域共生社会」づくりで生まれている「多職種連携」を推進する方が現実的だと考えます．本節では，SDH（social determinants of health）の訳としては，「健康の社会的決定要因」より「健康の社会的要因」のほうが適切だと私が判断する理由も述べます．

第 1 節　「自助・共助・公助」という分け方は適切なのか？
——三助の変遷をたどって考える（インタビュー）

（2021 年 4 月）

　「『自助・共助・公助』は，じつは使われる分野や人によって意味づけが違う」と話すのが，日本福祉大学前学長の二木 立さんだ．

　とくに社会保障の分野では意味づけの定まらない「自助・共助・公助」を使うことによってさまざまな混乱を生じさせ，社会的分断・対立を深めかねないと警鐘を鳴らす．

　これまでの政府の資料を紐解き，日本でこれらの言葉がどのように使われてきたのかを調査してきた二木さんに，「自助・共助・公助」のあいまいな使われ方の歴史と，それを使い続けることの弊害について話してもらった（構成・室田元美）．

1　「自助・共助・公助」の出自

菅義偉首相の所信表明演説で「自助・共助・公助」が注目されるようになりました．そもそもこの言葉はいつから，だれがどのような分野で使うようになったのでしょうか．

　「自助・共助・公助」（三助）の言葉自体は，おもに社会保障分野と防災・災害支援分野で使われますが，だれが言い始めたのかは「詠み人知らず」です．防災・災害支援分野では 2000 年頃から使われ始めました．社会保障分野で本格的に三助が使われたのは，1994 年に発表された「21 世紀福祉ビジョン〜少子・高齢社会に向け」です．

　しかしながら結論として三助，これに互助を加えた四助は，使わないほう

がいいというのが，私の持論です．

　三助，四助という表現は簡潔でキャッチーですが，意味が曖昧で人によって全く違います．たとえば防災・災害支援分野では，「自助」は自分，「共助」は地域・近隣のお互いの助け合い，「公助」は国と自治体の支援という形で一貫して使われ，ブレがありません．したがって私は災害支援分野で「自助・共助・公助」を使うぶんにはとやかく言いません．

　問題は社会保障分野での用いられ方です．厚生労働省も，2000年の『平成12年版厚生白書』では，「共助」を「家庭，地域社会」で支えるという意味での，「自助，共助，公助」を用いていました．ところが2006年に官邸の「社会保障の在り方に関する懇談会報告書」が「共助」を「社会保険」という特異な意味で用い，それを厚生労働省も踏襲したのです．ただし，厚生労働省内でも，社会・援護局等は，現在でも「共助」を「共に助け合う」と旧来どおりの意味でも用いています．

　厚生労働省が「共助」を「社会保険」としてしまったので，伝統的な地域（近隣）の助け合いである「共助」の居場所がなくなりました．そこで「地域包括ケア研究会」は2008年度の報告書［2009年3月］で，従来の「共助」を互助と言い換え，「自助」「互助」「共助（社会保険）」「公助」という4区分（四助）を提案しました．現在では，この四助が地域包括ケアや地域共生社会づくりに携わる専門職・自治体関係者の間で使われることが多くなったため，用語の使われ方がさらに混乱してしまったのです．

　社会運動や協同組合運動ではどうかと調べてみると，「共助」を「協働」と使っているケースも結構ありました．協同組合や共済制度が共助だという記述も見受けられました．ここでも使う人によって意味はまちまちです．

　「自助」についても，本人のみなのか，家族を含むのか，用いる人の家族観によって異なるのが現状です．厚生労働省のサイトでも本人のみの場合と，家族を含む場合の両方の説明があり，統一されていません．また同じ自民党の政治家でも，新自由主義派で個人主義の小泉純一郎氏・菅義偉氏は自助を「本人のみ」としていましたが，伝統的共同体を美化する保守派の安倍晋三

131

氏は「本人と家族」と見なしていました.

　このように使う人や組織によって意味が異なる三助, 四助は, 用語や概念が厳密ではないため学問的には正しくないことはもちろん, 一般社会, 社会運動などでも混乱をもたらすため, 適切ではないと私は考えます.

社会保障の分野では, 1994年の「21世紀福祉ビジョン」で初めて「自助・共助・公助」が登場したとのことですが, なぜこの時に出てきたのでしょうか.

　1970年代前半までは日本は高度成長期で, 政府も欧米並みの福祉国家を目指していました. ところが1970年代後半〜80年代に成長が鈍化し, 社会保障や福祉の抑制, 見直しが叫ばれ始めました. 1978年の「昭和53年版厚生白書」には, 「(三世代) 同居という, わが国のいわば『福祉における含み資産』とも言うべき制度を生かす」との悪名高い言葉が登場しました. 老親の面倒を子や孫が見るなど家族間での支え合いが提唱されたのです. 今後目指すべきは, 欧米並みの「福祉国家」ではなく日本に合った「福祉社会」である. つまり国家の役割は限定的であるとの文脈で「日本型福祉社会論」が唱えられました.

　高齢化社会が進むと, それでも追いつかなくなるので1994年, 厚生省の高齢社会福祉ビジョン懇談会は報告「21世紀福祉ビジョン」で「自助・共助・公助の適切な組み合わせ」を打ち出し, それまでの政策を180度まではいかないが90度ほど軌道修正します. 北欧や欧州並みの高福祉・高負担でも低福祉・低負担でもない, 中福祉・中負担の「適正給付・適正負担」という独自の福祉社会の実現を提唱しました.「21世紀福祉ビジョン」では, とくに「21世紀に向けた介護システムの構築」が提唱されているのが従来にはない新しさです. このときはその財源としては「間接税」(消費税) が示唆されていました. 同年末, 初めて公的介護保険が提起されましたが, これは家族で高齢者の面倒を見る, 民間活力や私的介護保険の導入など, 80年

代の日本型福祉社会論が破綻した表れだと私は見ています．

2 自助が強調されてきた，日本の社会保障

「自助・共助・公助の適切な組み合わせ」は，変わってきたのでしょうか．自助が強調されだしたのは，いつごろからですか．

　「自助」という言葉自体は，明治初期から使われていました．イギリスのサミュエル・スマイルズ著『Self-help』，今流に言うと自助論ですが，1871年に翻訳された『西国立志論』が当時ベストセラーになったのです．

　社会保障分野で「自助」が強調され始めたのは，先に述べた 1970 年代後半〜 80 年代の福祉見直しの時代です．1979 年に閣議決定された「新社会経済 7 カ年計画」には個人の「自助」が何度も出てきます．一番分かりやすいのが「個人の自助努力と家庭や近隣，地域社会などの連帯を基盤としつつ，効率のよい政府が適正な公的福祉を重点的に保障する」で，「自助」が前面に出てきました．なお，この「公的福祉」は「社会保障」の意味です．「新しい日本型福祉社会」という言葉もここでストレートに使われています．

　1983 年の『昭和 58 年版厚生白書』でも「我が国独自の福祉社会の実現に努めなければならない．」「すなわち，自立自助・社会連帯の精神，家族基盤に根ざす福祉，民間活力，効率的で公平な制度を基本とする将来にわたるゆるぎない活力ある福祉社会の建設をめざす必要がある」と書かれています．

　非自民の細川内閣で生まれた 1994 年の「21 世紀福祉ビジョン」では，少し方向転換し「自助，共助，公助のシステムが適切に組み合わされた重層的な福祉構造」と述べられました．その後も，本音は別としても表現だけは三助の序列のない「適切な（最適な）組み合わせ」が定番になっていました．

　それに対して菅首相はコロナ下にもかかわらず「まず自分でやってみる」と自助を強調したため話題になりましたが，これは 2010 年に発表された自民党の新綱領「『自助』，自立，自助する個人を尊重し，その条件を整えると

共に『共助・公助』する仕組みを充実する」を踏まえたものであり，自民党
としての基本的な考え方だと言えるでしょう．

3　小泉政権，民主党政権，安倍政権，そして菅政権

**小泉政権や第一次安倍政権，民主党政権も含めて，現政権までここ20年ほ
どの政権は社会保障にどう向き合ってきたのでしょうか．**

　2001年に発足した小泉政権は，80年代の「福祉見直し」の流れを強化・
加速しました．私が批判しているのは2006年の首相官邸が設置した，社会
保障の在り方に関する懇談会報告書「今後の社会保障の在り方について」で
す．「我が国の福祉社会は，自助，共助，公助の適切な組み合わせによって
形づくられるべき」と「21世紀福祉ビジョン」の表現を踏襲しつつも，従
来の解釈を大きく変えて「共助」を社会保険，「公助」を「公的扶助や社会
福祉など」に限定したことです．［しかも社会福祉を公的扶助と同列に置き，
「所得や生活水準・家庭状況などの受給要件を定めた上で必要な保護を行う」と，
差別的・選別的に説明しました．］これこそ小泉政権の象徴であり，置き土産
なんですね．

　ただ注意したいのは，この報告書には医療・社会保障分野への市場原理導
入をストレートに求める新自由主義的主張はなく，国民皆保険も公的年金も
維持すると書いています．小泉政権は新自由主義的な傾向が強いとよく言わ
れ，確かにその傾向はあるのですが，中心は伝統的な医療・社会保障費抑制
政策です．これは安倍内閣も同じです．

　2009年に発足した民主党政権は，当初国民負担増なしでの「社会保障の
機能強化」を目指しましたが尻すぼみに終わりました．そこで2012年，社
会保障の機能強化をはかるために，消費税引上げで安定的な財源を確保する
「社会保障制度改革推進法」で自民党，公明党と「三党合意」に至りました．
三党合意当時に自民党総裁だった谷垣禎一氏は「財政再建派」で，借金を増

やさないために増税に賛成しました．

　それに対して安倍晋三氏は筋金入りの「上げ潮派」（高い経済成長を実現すれば税収が増えるので，財政再建も自ずと実現でき，消費税引き上げなどの国民負担増は必要ないとの考え）で，三党合意にも極めて批判的でした．首相に返り咲いてしばらくは三党合意を尊重していましたが，政権基盤が安定した後は，三党合意を反故にします．消費税の2段階引き上げを前提にした「社会保障の機能強化」を事実上否定し，消費税の10％への引上げを2回も延期しました．

　安倍政権は受けの良い経済政策を前面に出し，消費税増税のような目に見える負担増は先送りしました．一方で国民には見えにくい診療報酬を引き下げ，私は「ステルス（秘密）作戦」と呼んでいますが，小泉政権時代並みの厳しい医療費抑制政策を復活します．第二次安倍政権で国内総生産（GDP）の成長率は上昇しました．一般的には経済が伸びると医療費はそれを少し上回って伸びるのですが，安倍政権時代には国民医療費（当該年度内の医療機関等における傷病の治療に要する費用を推計したもの）の伸び率はその前の民主党政権，さらにその前の小泉政権に続く三代の自民党政権より低かったのです．そのため，安倍長期政権の間に医療機関は疲弊し，内部留保も蓄えられなくなりました．そこを新型コロナウイルスが襲い，多くの病院が経営危機に直面しているのです．

　あとを引き継いだ菅首相は，所信表明演説で自助優先の三助論「私が目指す社会像は，『自助・共助・公助』そして『絆』です．自分でできることは，まず自分でやってみる．そして家族，地域で互いに助け合う．その上で，政府がセーフティネットでお守りする」を述べました．共助を社会保険ではなく，伝統的な地域の助け合いという意味で用いていますが，菅さんは意図的にではなく，社会保障関連の知識や関心がないまま一般的な解釈で使っているのでしょう．

4　社会保険を共助にしてしまった理由

なるほど，三助，四助があいまいで，どれだけ混乱を生むのかがよくわかりました．そもそもなぜ 2006 年の官邸の「社会保障の在り方に関する懇談会報告書」で，社会保険を「共助」にしてしまったのでしょう．

　理由をはっきり言うと，そこに差別意識があるからです．この報告書には「『共助』のシステムとしては，国民の参加意識や権利意識を確保する観点からは，負担の見返りとしての受給権を保障する仕組みとして，国民に分かりやすく負担についての合意が得やすい社会保険方式を基本とすべきである」と書かれています．つまり，ちゃんと経済的に自立して保険料を払える人が中核市民で，そうでない人が福祉を受けるという上下関係がある．社会保険だと選択の自由があり，生活保護はお上からあてがわれるものだという意識がベースにある．これは恐ろしいです．
　従来の「自助・共助・公助の適切な組み合わせ」という表現を踏襲しているからそれぞれが同列のように見えるのですが，懇談会の議事要旨を読むと，座長で高名な財政学者の宮島洋氏がこう言っています．「『公助・共助・自助』，これは社会保障の中でのランク付けの話と社会保障に限らない全ての中でのランク付けの話」．はっきり上下があると．「基本的にはきちんと働いて所得を得て倹約をすることがまずベースにあって，その上に社会保障というのが乗ると考えるべきであるが，違いが出てくるのは社会保障のラストリゾートとして公助を考えるかベースとして考えるかという点にあると考える．私はラストリゾートとして公助を位置付けるという考え方である．つまりベースは共助の社会保険でやり，なおかつ，そこから外れたり，上手くいかない人を最終的に公助で救うという考えである」．懇談会の最終報告書の原案はもっと露骨です．「受給要件を限定した上で最低限の救済をする公助を最後の拠り所として位置付けることが適切である」．

　まるで百年前の文章を読むような表現がちゃんと懇談会の議事要旨に載っています．さすがにこれは露骨すぎると思ったのか，報告書は上下関係のない「適切な組み合わせ」という穏当な表現になっているのですが，その背景には公助つまり生活保護や社会福祉を受けるのは社会の落ちこぼれという意識があるのです．

二木さんは，混乱を招く三助・四助の代わりに，具体的にどんな言葉をどう用いるのがよいと思われますか．また，最後にこれからの社会保障の正しいあり方についても，考えをお聞かせください．

　まとめると，私が三助・四助を使うべきでないと思うのは，次の4つの理由からです．第一に分野や人によって使われる意味が異なり，あいまいである．第二に「公助」の社会福祉や生活保護は法的にも行政的にも国民の権利として確立しており，「共助」とされる社会保険との間に優劣はない．第三に地域包括ケア・地域共生社会づくりの現場では「自助」「互助」と，介護保険・医療保険の給付，および生活保護・社会福祉・自治体による公費サービスが全住民を対象として一体的に必要に応じて使われている．第四に日本では共助の社会保険のほうに権利性があると言われるが，各国の医療保障制度の国際比較では，ドイツなどヨーロッパ大陸諸国の医療保険制度と，イギリスや北欧諸国などの公費負担制度にはそれぞれ一長一短があり，どちらが優れているとは言えないことが常識になっている．

　私は三助，四助ではなく，元々使われていた「社会保障」を用いるべきだと主張しています．「公助」とされる生活保護・社会福祉は，法的にも行政的にも「国民の権利」として確立しています．新型コロナ感染症に関しては，2020年2月13日の政府の「緊急対応策」で「感染した入院患者の医療費は，公費により負担する」とされています．つまり，コロナに感染したら誰でも平等に「公助」で医療を受けられる．コロナの問題は，「公助」＝生活保護や社会福祉，という議論がいかにいい加減かを示したのです．

　このことを踏まえて,「公費による生活保護・福祉と社会保険を切り離す」三助・四助という表現はやめ,「『共助』も『公助』も社会保障とし,その費用負担には『社会保険方式』と『公費負担方式』の 2 つがある」と説明すべきです. 社会保険と公費負担の両者に優劣はありません. にもかかわらず生活保護・社会福祉と社会保険を峻別・対立させる四助・三助説は,低所得層と中間層間の社会的分断・対立を深め,国民(広くは日本に居住する人々)全体の「社会的連帯」を弱める危険があります.

　模範的なのは 2012 年「平成 24 年版 厚生労働白書」ですね.「社会変化に対応した生活保障のあり方」の項で,あえて「自助・共助・公助」という言葉を使わず,「家族」「地域社会」「企業・市場」「政府」の役割を具体的・分析的に書いています. とくに私が注目したのが「家族,地域,企業・市場」のつながりを公的な仕組みで代替・補完するのが社会保障だと明言している点です. これが一番正確だと思います. 三助,四助を使わなくても誰もが分かるような言葉で説明できるわけです. 民主党政権の末期,まだ自民党支配が復活していない時期で自由に書けたからでしょう. 社会保障論の優れた教科書とも言える白書です.

　最後に,財源に触れないわけにはいきません. 私の財源提案は,国民皆保険制度の維持・堅持を前提にすると主財源は保険料で,補助的財源は消費税を含む租税ということになります. コロナ禍後には,実現可能かどうかは別としてコロナ復興特別税を提唱しています. そこで読者の皆さんにもお願いしたいのは,一般論として社会運動や協同組合運動に携わる方は社会保障の機能強化は強調するけれど,財源についてはほとんど言わないですね. 増税に関しても多くの人は反対しますが,現実的に考えれば社会保障の機能強化には財源を確保することが必要だとわかるはずです. 社会保障と財源の関係について,現実的に考えて欲しいと私は思います.

第 2 節 「自助・共助・公助」と「自助・互助・共助・公助」の法令・行政での使われ方——探索的研究

（2021 年 3 月号）

は じ め に

　第 3 章第 2 節で，全世代型社会保障検討会議「最終報告」の自助・共助・公助（以下，三助）の説明は，2006 年以来の政府の公式説明と異なることを指摘しました[1]．具体的には，政府は従来「共助」を社会保険としていましたが，「最終報告」はそれを菅義偉首相が用いている「家族や地域」の意味で使っていました．この原稿を友人に送ったところ，地域包括ケアや地域共生社会づくりに積極的に関与している複数の友人から，「三助よりも，地域包括ケア研究会が提唱した『自助・互助・共助・公助』（以下，四助）の方がしっくりする」，「今まで四助を使っていたが，『最終報告』で互助がなくなったのはなぜか？」等の，ご意見・ご質問をいただきました．

　実は，私は 2012 年に発表した論文「『**自助・共助・公助**』**という表現の出自と意味の変遷**」で，以下のように書きました．〈ただし，「共助」を社会保険とすると，従来の「共助」＝「地域社会が持つ福祉機能」（「21 世紀福祉ビジョン」）の居場所がなくなってしまいます．この矛盾を解決しようとしたのが，「地域包括ケア研究会報告書」（2009 年［平成 20 年度］）で，「自助，共助，公助」という 3 分類に代えて，「自助，互助，共助，公助」という 4 分類を提唱しました．この場合，「互助」は「住民主体のサービスやボランティア活動」とされ，「共助」は介護保険サービスと医療保険サービスとされています．私は，この 4 分類はそれなりに合理的と思いますが，政府・厚生労働省の公式文書ではまったく用いられていません[2]．〉（文献 2: 160-161 頁）

　その後 9 年経ち，四助は地域包括ケア等では，広く使われているようにな

っています【注1】．そこで，四助と三助が法令・行政でどのように使われているかを探索しました．その結果，以下の3点が分かりました．①四助・三助とも法令や厚生労働省通知等では定義されていない．②各年版の『厚生労働白書』の「共助」についての説明は，「社会保険」の意味と，「互助」と同じ意味の両方が混在・共存している．③「地域包括ケア研究会報告書」の「共助」の説明も変化している．以下，順に説明し，最後に，四助・三助ではなく「社会保障」という用語を用いるべきと私が考える4つの理由を述べます．

1　四助・三助とも法令・行政上の定義はない

　まず，社会保障・社会福祉関係の主な法律を調べたところ，四助を一括して用いた条文は皆無でした（以下，「一括して」は略す）．具体的には，社会保障制度改革推進法，持続可能な社会保障制度の確立を図るための改革の推進に関する法律，医療介護総合確保推進法，介護保険法，改正社会福祉法・現行社会福祉法，生活困窮者自立支援法の条文を個別に調べましたが，四助はまったく使われていませんでした．その後，法律に詳しい友人に依頼して，「e-Gov法令検索」（https://elaws.e-gov.go.jp）で全法令（法律・政省令・規則）の検索をしていただきましたが，やはり四助を使った法令はありませんでした．

　それに対して，三助を用いた法律は2つありました．それらは，「社会保障制度改革推進法」（2012年）と「強くしなやかな国民生活の実現を図るための防災・減災等に資する国土強靱化基本法」（2013年）です【注2】．

　前者の第2条第1項には，以下のように書かれていました．「自助，共助及び公助が最も適切に組み合わされるよう留意しつつ，国民が自立した生活を営むことができるよう，家族相互及び国民相互の助け合いの仕組みを通じてその実現を支援していく」．ただし，両法とも「三助」の定義はしていません．なお，両法はいずれも議員立法で，内閣法制局の厳しい事前審査は受

けておらず，用語の使用法はルーズだそうです．なお，「共助」を条文に含む法律は 31 本ありましたが，社会保障関連の法律は上述した社会保障制度改革推進法だけでした．

「厚生労働省法令等データベースサービス」（https://www.mhlw.go.jp/hourei/）により，四助または三助を使った厚生労働省の告示・通知・公示等を調べたところ，それぞれ 1 つ，2 つありました．前者は「『福祉用具専門相談員について』の一部改正について」（平成 26 年 12 月 12 日），後者は「災害時要援護者の避難支援対策の推進について」（平成 19 年 12 月 18 日）と「『避難支援プランの全体計画』のモデル計画について」（平成 20 年 2 月 19 日）です．

ただし，前者は通知「別紙」の指定講習の「内容の指針」の中で「自助・互助・共助・公助」と書いているだけでした．後者は，共に災害時の避難支援の通知であり，「自助・共助・公助」の「共助」は「地域（近隣）の共助」として使っていました．以上から，厚生労働省の告示・通知・公示等でも，社会保障で用いられている四助と三助の定義を示したものはないことが確認できました．

このように四助・三助の定義が法令や厚生労働省通知等でまったく示されていないことは，**地域包括ケアの法的定義**が「持続可能な社会保障制度の確立を図るための改革の推進に関する法律」（2013 年．第 4 条第 1 項）でなされていることと全く異なります．なお，地域共生社会も法的定義はありませんが，閣議決定**「ニッポン一億総活躍プラン」**（2016 年）の「地域共生社会の実現」の項（16 頁）で，定義が示されています．このことは，四助・三助が厚生労働省担当者や政治家によって恣意的に使われうることを示しています．菅首相の三助の独自の使い方はその好例（？）と言えます[1]．

なお，「ニッポン一億総活躍プラン」でも，四助・三助とも使われていませんでした．「共助」は 2 か所で使われていましたが，以下のように，共に伝統的な「互助」の意味でした．「一億総活躍社会を実現するためには，政府による環境整備の取組だけでは限界があり，多様な生活課題について住民

参画の下に広く地域の中で受け止める共助の取組を進めることが期待される」(7頁).「共助の活動への多様な担い手の参画と活動の活性化のために,寄附文化の醸成に向けた取組を推進する」(60頁の図「地域共生社会の実現」).

2　四助は『厚生労働白書』でも使われていない

　次に『厚生労働白書』(以下,白書)での四助・三助の使われ方を調べました.具体的には,官邸の社会保障の在り方に関する懇談会報告書「今後の社会保障の在り方について」(2006年.以下,「懇談会報告書」)が,共助を社会保険とする三助説を初めて提起して以降,平成18年版〜令和2年版の14冊の白書の記述を調べました【注3】.

　白書は平成19年版以降,毎年地域包括ケアシステムについて記述していましたが,四助のまとまった説明は一度もしていませんでした.平成25年版白書(2013年)は,以下のように「共助」と「互助」を対比しましたが,公助には触れませんでした.「介護保険をはじめとする制度化された社会保障としての『共助』に加えて,近隣の助け合いやボランティアなど制度化されていないインフォーマルな相互扶助である『互助』や,自ら生活を支え健康を維持する『自助』の取組みは大変重要」(322頁).平成26年版白書はこの表現をコピペしていました(403頁).

　直近の令和2年版白書(2020年)は,「住み慣れた地域で暮らしていくために必要なことへの対応」の図表で,対応の類型を「自助・互助的対応」,「共助・公助的対応」に2区分していますが,これは共助と公助を峻別した四助説の否定とも言えます(158頁).

　「はじめに」で述べたように,四助は地域包括ケア研究会が2009年[平成20年度]に初めて提起しました.しかし,白書の本文で同研究会に言及したものはありませんでした.厳密に言えば,平成28年版白書(2016年)は,平成27年度地域包括ケア研究会報告書(2016年)が示した有名な地域包括ケアシステムの鉢植図の改訂版を示し,その出所(資料)として同報告書を

明示すると共に，第 1 部の「参考文献」欄で 2008 ～ 2014 年度の 4 冊の報告
書をあげていました（各 150, 226 頁）．

3 三助は白書でも使われているが「共助」の用法は動揺

　それに対して，三助は「懇談会報告書」発表と同じ年の平成 18 年版白書
（2006 年）が「懇談会報告書」を引用する形で使っていました（172 頁）．た
だし，その後の白書で，三助をストレートに使ったのは，平成 20 年版
（2008 年：6-7 頁），平成 22 年版（2010 年：163 頁）と平成 23 年版（2011 年：
125, 128 頁）だけです．平成 22・23 年版白書は，当時の民主党政権の「社会
保障・税一体改革成案」（2011 年 7 月閣議報告）の記述に基づいていました．

　意外なことに，第二次安倍政権成立以降の白書で三助に言及したものはあ
りませんでした．「互助」はほぼ毎年使われていましたが，「共助」の使用頻
度は少なく，しかも同じ年度の白書で，社会保険という意味と，互助とほぼ
同じ意味の両方が「共存」していました．例えば，平成 27 年版～令和 2 年
版（令和元年版は欠号）の 5 冊の白書について「共助」の使用回数をみると，
順に，5 回，6 回，2 回，3 回，4 回で，そのうち，社会保険の意味で使って
いたのは平成 28 年版の 1 回（81 頁），平成 30 年版の 2 回（211, 212 頁），令和
2 年版の 1 回（158 頁）だけで，残りは「互助」と同じ意味で使っていました．

　直近の令和 2 年版白書では，上述した「共助・公助的対応」の「共助」は
社会保険（介護保険）を意味しますが，「地域力を高め，地域全体で解決し
ていくための『共助の基盤』」（162 頁），「共助の基盤づくりの実践」（163 頁），
「住民による自助及び共助への支援の推進」（395 頁）の 3 つの「共助」は明
らかに「互助」（インフォーマルな相互扶助）を意味しており，これは，2006
年の「懇談会報告書」前の白書の用法です．例えば，平成 12 年版白書（2004
年）は「自助，共助，公助という言葉に代表される個人，家庭，地域社会，
公的部門など社会を構成するもの」と書き，「共助」を「家庭，地域社会」
の意味で用いていました（153 頁）．実はこれは，**「共助」の日常的用法**でも

あります【注4】.

　このような「共助」についての記述の不整合・動揺は，**厚生労働省内で「共助」の使い方についての合意が得られていないことの現れ**と言えます. 私は，介護保険を所管している老健局は「共助＝社会保険」という説明を積極的に使うが，社会・援護局（や健康局）は伝統的に「共助」を「互助」とほぼ同じ意味で用いており，しかも主として租税による施策を所管しているので，「共助＝社会保険」という用法に抵抗があるのだと推察します【注5】.

　なお，平成24年版白書（2012年）は社会保障論の優れた教科書にもなっている近年出色の白書ですが，「社会変化に対応した生活保障のあり方」の項で，自助・共助・公助という区分を用いず，「家族」「地域社会」「企業・市場」「政府」の役割を具体的・分析的に書いています. 私は特に，「社会保障制度は，これら［家族，地域，企業・市場——二木］のつながりを公的な仕組みで代替・補完するものである」（203頁）と明言していることに注目しました[2]（文献2: 167頁）.

4　地域包括ケア研究会の「共助」の説明も変化

　冒頭で述べたように，地域包括ケア研究会は四助の区分を提起し，「共助」と「互助」を峻別しました【注6】. 平成20年度〜30年度の7回の報告書を読み直したところ，「共助」と「公助」の説明は微妙に変化していました. それに対して，「互助」の説明（「インフォーマルな相互扶助」等）は一貫しています.

　まず平成20年度報告書（2009年）は，「共助：社会保険のような制度化された相互扶助」，「公助：自助・互助・共助では対応できない困窮等の状況に対し，所得や生活水準・家庭状況等の受給要件を定めた上で必要な生活保障を行う社会福祉等」と定義しました（3頁）.「公助」の定義で，生活保護と一般の社会福祉を「社会福祉等」と一括し，救貧的・選別的福祉を連想させる旧態依然たる説明をしていることには驚かされます. ただし，これは地域

包括ケア研究会の独自の定義ではなく，「懇談会報告書」の表現を「参考にして……定義」しています（ほとんどコピーだが，「懇談会報告書」は「公的扶助や社会福祉など」と表記）.

それに対して平成 24 年度報告書（2013 年）では，このような「公助」の古色蒼然たる定義はなくなりました. 注目すべきは四助について「費用負担者による区分」を行い，介護保険を以下のように説明したことです.**「介護保険は，費用の負担で見ると，『自助』である自己負担が費用の 1 割，残りの保険給付分の負担を『共助』である保険料と『公助』である税が折半しているが，全体としては，社会保険の仕組みをベースとする『共助』の仕組みと考えることができる」**（4 頁）. 四助は「互いに排除しあう関係にあるわけではなく，互いに重複しあう」とも書いています（6 頁）.

原勝則氏（元老健局長，現・国保中央会理事長）は 2018 年 8 月の講演で，おそらくこの報告書の記述に基づいて，「共助：・介護保険・医療保険制度による給付」，「公助：・介護保険・医療保険の公費（税金）部分／・自治体等が提供するサービス／・生活保護」と厳密に説明しています[3].

これらの説明は四助（理念）に個々の制度・政策・活動を 1 対 1 で対応させることはできないし，すべきでないことを示しています.

平成 27 年度報告書（2016 年）は，有名な 4 つの丸の四助の模式図を初めて示し，共助は「介護保険に代表される社会保険制度及びサービス」，公助は「一般財源による高齢者福祉事業等，生活保護」と説明しました. この模式図はその後広く使われ，四助のそれぞれに個々の制度・政策・活動を紐付けて理解されるようになり，平成 24 年度報告書が示した「共助」の多面的意味は忘れられました.

平成 28 年度報告書（2017 年）は，最後の〈参考 2〉の「『自助・互助・共助・公助』とは」（50-52 頁）で，平成 24 年度報告書の説明を再掲しています. 直近の平成 30 年度報告書（2019 年）には，四助も，それの構成要素である自助，互助，共助，公助も全く使われていません.

お わ り に——四助・三助ではなく「社会保障」を使うべき

「はじめに」の繰り返しになりますが，以上の探索結果は，以下の3点にまとめられます．①四助・三助とも，法令や通知等では定義されていない．②各年版の『厚生労働白書』の「共助」についての説明は，「社会保険」の意味と，「互助」と同じ意味の両方が混在・共存している．③「地域包括ケア研究会報告書」の「共助」の説明も変化している．

　ここまでは「探索的研究」に徹し，私の価値判断は極力控えてきました．最後に，四助・三助についての私自身の価値判断を簡単に述べます．私は，「互助」を無視した三助に比べると，それを明示した四助の方がずっと分かりやすいし，そのことが地域包括ケアや地域共生社会づくりで四助が広く用いられている理由だと思います．しかし四助・三助とも，「共助」（＝社会保険）と「公助」（＝生活保護や社会福祉）を切り離し，後者の対象を低所得者のみに限定していることには強い違和感を持っています【注7】．

　私は，以下の4つの理由から，四助・三助という表現は止め，「共助」と「公助」を「社会保障」として一括し，それの費用負担方式には社会保険方式と公費（租税）負担方式の2つがあるが，両者に優劣はないと説明すべきと考えます．

　　①　四助・三助という表現は簡潔でキャッチーですが，その意味が曖昧・多義的です．憲法学の泰斗・長谷部恭男氏（早稲田大学法務研究科教授）が警告するように，「簡単でないことを簡単であるかのように語るのは，詐欺の一種」であり，「簡単な問題ではあり得ないのに簡単な問題であるかのように取り扱ったりするのはやめるべきです」[4]．

　　②　法的にも行政的にも，社会福祉はもちろん，生活保護も「国民の権利」として確立しています——安倍前首相も2020年6月，国民には「文化的な生活を送るという権利」があり，生活保護を「是非ためらわずに申

146

請していただきたい」と国会答弁しています[5].

③ 地域包括ケアや地域共生社会づくりの現場では，自助と互助と介護保険・医療保険等の給付，及び生活保護・社会福祉・自治体による公費サービスが全住民を対象にして一体的に提供されています.

④ 各国の医療保障制度の国際比較では，「医療保険制度」（ドイツなどのヨーロッパ大陸諸国）と「公費（租税）負担制度」（イギリス，北欧諸国など）にはそれぞれ一長一短があり，どちらが優れているとは言えないことが常識になっています.

日本で格差社会の進行に加えて，新型コロナウイルス感染症の蔓延による経済の低迷により，生活困難を抱えている人々が激増している現実を直視すると，生活保護・社会福祉と社会保険を峻別・対立させる四助・三助説は，低所得層と中間層間の社会的分断・対立を促進し，国民（広くは日本に居住する人々）全体の「社会連帯」を弱める危険があります.

私は，日本の社会保障政策の原点とも言える**1950 年の社会保障制度審議会「社会保障制度に関する勧告」**（ウェブ上に公開）が高らかに宣言したように，「社会保障制度は社会保険，国家扶助，公衆衛生及び社会福祉の各行政が，相互の関連を保ちつつ総合一元的に運営されてこそはじめてその究極の目的を達することができる」と考えます.

【注 1】厚生労働省のホームページ内の四助に言及したサイトの検索

　厚生労働省のホームページの「サイト内検索」で，「自助・互助・共助・公助」を用いているサイトを検索したところ 584 件ヒットしました.「自助・共助・公助」では 1240 件ヒットしました（2021 年 1 月 8 日検索）.

　前者のうち最初に表示された 50 件をチェックしたところ，四助に触れていないものが 2 件あり，それらを除いた 48 件のうち 41 件が広義の地域包括ケアシステムに関わるものでした（うち介護予防 4 件．在宅医療拠点，ケアマネジメント，特定健診・特定保健指導，地域ケア会議，介護人材，各 1 件）．これらの大半は，地域包括ケア研究会報告書に言及していました．地域包括ケアシステムに言及していない 7 つのサイトのテーマは，地域共生社会 3 件の他，生活困窮者自立支援制度，スイッチ OTC，国際的 active aging，介護保険制度改正（給付範囲削減等），

各1件でした．これらも大半が地域包括ケア研究会報告書に言及していましたが，社会・援護局の3つのサイト（地域共生社会2件，生活困窮者自立支援制度1件）はそれに言及しておらず，四助を使う場合にも，老健局と社会・援護局では「温度差」があることがうかがえました．

【注2】三助は防災・災害支援でも使用

三助は，社会保障分野と並んで防災・災害支援分野でも広く使われています．しかも，社会保障分野と異なり，「共助」は「地域（近隣）の助け合い」の意味でのみ用いられています．

本文では，三助は防災・災害支援分野では1つの法律と2つの（厚生労働省）通知で使われていると紹介しました．「国会会議録検索システム」で調べたところ，三助は，防災・災害支援分野では2000年から使われ始め，社会保障分野では「21世紀福祉ビジョン」が発表された1994年から本格的に使われました（初めて使われたのは1989年）．

【注3】社会保障の在り方に関する懇談会では「共助＝社会保険」の本格的議論はなかった

私は「懇談会報告書」が「共助＝社会保険」という，従来の厚生労働省の説明とは全く異なる「特異な新解釈」（里見賢治氏．【注7】参照）を示したプロセス・理由を知りたいと思い，懇談会の「議事要旨」（全18回）を検索しました．その結果，「共助＝社会保険」説についての本格的議論はありませんでした．

具体的には，第2回会合（2004年9月10日）で，笹森清構成員（日本労働組合総連合会顧問・当時）が提出資料「社会保障制度の抜本改革に向けて」で，「公助，共助，自助のベストミックス」の三角形の図（公助が一番下，共助が分厚い中間で，自助が一番上）を示し，「公助が一番下支えの役割をしている．そして，共助の助け合いの部分が，これからもっと広げていかなければならない部分である」と主張したのに対して，座長の**宮島洋氏**（社会保障審議会年金部会長・当時）が以下のようにコメントしました．「**公助，共助，自助，これは社会保障の中でのランクづけの話と社会保障に限らないすべての中でのランクづけという話がある**．基本的にはきちんと働いて，所得を得て倹約をすることがまずベースにあって，その上に，社会保障というのが乗ると考えるべきだが，違いが出てくるのは社会保障のラストリゾートとして公助を考えるか，ベースとして考えるかという点にある．**私はラストリゾートとして公助を位置づけるという考えである**．つまり，**ベースは共助の社会保険でやり，なおかつそこから外れたり，うまく行かない人を最終的に公助で救うという考えである**」．それに対して，他の構成員から異論は出されませんでした．笹森構成員の三角図，および第3回以降の会合での各構成員の三助についての短い発言から，「共助＝社会保険」については暗黙の了解があると解釈できました．

　第 4 回会合以降は社会保障改革の各論の議論に入ったため，「共助」，三助についての発言はほとんどなされませんでした．第 17 回会合（2006 年 5 月 9 日）では，事務局から「最終報告書」と同趣旨の「たたき台（未定稿）」が示されましたが，構成員から三助，共助の定義についての発言はありませんでした．

　この「たたき台」には，「受給**要件を限定した上で最低限度の救済をする『公助』を最後のよりどころとして位置付ける**」とのストレートな表現がありましたが，最終的な「報告書」ではこの表現は「所得や生活水準・家庭状況などの受給要件を定めた上で必要な生活保障を行う公的扶助や社会福祉などを『公助』として位置づける」に代えられました．

【注 4】『広辞苑』と『有斐閣法律用語辞典』での「共助」の説明

　私は，「はじめに」で紹介した 2012 年の論文で，『広辞苑』各年版での「自助」・「共助」・「互助」・「公助」の記載を調べました（2: 163 頁）．その結果，「共助」は広辞苑の前身の『辞苑』（博文館，1935 年）を含めて，すべての版に記載がありましたが，その意味は「（互いに）助けあうこと」とされていました．これは「互助」と同じ意味と言えます．

　法律用語辞典として最も定評のある，『有斐閣法律用語辞典』（有斐閣）の初版（1993 年）と最新の第 5 版（2020 年 12 月）についても調べてみました（初版は内閣府法制局法令用語研究会編，第 5 版は法令用語研究会編）．その結果，初版，第 5 版とも「共助」は「相互に独立した同種又は類似の機関（外国の機関を含む）がその職務の遂行に関して相互に必要な協力，援助を行うこと．（以下略）」と説明され，「社会保険」という意味では使われていませんでした．両版とも，「互助」，「公助」はなく，「自助」は「国際法上，国家が自力で自己の権利を確保すること」とのみ説明されていました．

　以上から，日常用語としてみても，法律用語としてみても，「共助」を社会保険とするのは，【注 7】で紹介する里見賢治氏の論文が指摘したように「特異な新解釈」と言えます．

【注 5】社会・援護局は 2019 年に「地域共生社会」文書で初めて四助を用いたが……

　社会・援護局は（福祉領域の）「地域共生社会」を所管していますが，少なくとも 2017 年までは，四助・三助や「共助＝社会保険」という表現を（おそらく意識的に）使っていませんでした．

　「地域共生社会」に通じる「全世代・全対象型地域包括支援」を提起した「新たな時代に対応した福祉の提供ビジョン」（2015 年 9 月．通称「新福祉ビジョン」）は，四助・三助とも使っていませんでした．「いわゆる互助・共助の取組」（1 頁）という表現は 1 回使っていましたが，この「共助」は「社会保険」ではなく，互助と同義です．自助，公助は使っていませんでした．なお，この文書の作成主体

は厚生労働省のプロジェクトチームですが，内容的には社会・援護局が中心になってとりまとめたと思います．

　社会・援護局所管の「地域力強化検討会最終とりまとめ」（2017年9月）も，やはり四助・三助とも使っていませんでした．「共助の活動への多様な担い手の参画……」（46頁）という表現を1回使っていましたが，この「共助」も社会保険ではなく互助と同義です．やはり，自助，公助は使っていませんでした．

　それに対して，社会・援護局所管の「地域共生社会推進検討会最終とりまとめ」（2019年12月）は，「共助＝社会保険」という意味での四助を2回使いました（2,7頁）．ただし，「公・共・私の役割分担についても，『自助・互助・共助・公助』の組み合わせという従来の考え方も継承しつつ」（7頁）という限定条件を付けて，地域共生社会の「基盤の再構築を目指」すという，回りくどい「霞が関文学」的表現をしていました．しかも，「生活困窮者のための共助の基盤づくり事業」（20頁）と，「共助」を互助の意味でも使っていました．

　【注1】で書いたように，現在では，四助を使っている社会・援護局のサイトもありますが，「地域共生社会の実現」の「前提として，社会保障は『自助』『互助』『共助』『公助』の4つで構成されています」と書いているのはいただけません（厚生労働省・採用特設サイト「地域共生社会の実現」2020年）．四助は広くは社会一般のあり方，狭くは地域包括ケアシステムや地域共生社会のあり方を示す言葉で，社会保障の範囲は「共助」と「公助」に限定すべきです．

【注6】四助を最初に提唱したのは故池田省三氏

　故池田省三氏（龍谷大学教授・当時．2013年死去）は，平成20年度地域包括ケア研究会報告書（2009年）より9年も早く，介護保険制度が開始された2000年に四助を提起しました[6]．

　氏は，ヨーロッパで普遍的に承認されているとする「サブシディアリティ原則（補完性原則）」に依拠して，「社会保障制度においては，……自助－互助－共助－公助という支援の順序」があると主張しました．その際，氏は「共助」は「システム化された自治組織が支援する」・「行政とは区別された自治組織」であるとし，かつてヨーロッパでは「村落共同体」が大きな役割を果たしたが，近代化，都市化が進むなかでその機能が衰退し，「多くの国では社会保険という形態に収斂していった」と説明しました．

　さらに，池田氏は「こうした補完性原則は，ヨーロッパ固有の考え方ではなく，わが国においても普通に見られる」と主張しました．ただし，氏も「わが国においては，国民健康保険，基礎年金等には，かなりの租税が投入され，所得再分配機能が付加されている財務構造になって」おり，「折衷型システムであって，共助と公助の区別が曖昧になっている」と認めました．

　その上で，氏は「介護保険は，従来の措置制度の延長上にある制度ではない」「新たな共助システム」であると言い切りましたが，一方で介護保険は「現役の拠

出と租税が投入され，世代間の所得再分配が行われているから，［共助と――二木］公助との折衷型ではある」とも認めました．

池田氏の主張は「『社会福祉』なる制度に……深い疑念をもって」いることに特徴があり，遺著となった『介護保険論』に「福祉の解体と再生」という挑発的副題を付けました[7]．

2008年度に地域包括ケア研究会の座長となる**田中滋氏**（慶應義塾大学教授・当時．現・埼玉県立大学理事長）も2002年の講演で，医療についての四助論を述べましたが，池田氏のような「支援の順序」は主張せず，「すべてが必要である．こうしたものの組み合わせが重要である」と指摘しました[8]．地域包括ケア研究会が採用した四助論は，池田氏の四助論を踏まえたものと言われていますが，やはり「支援の順序」には触れず，本文で述べたように，「平成24年度報告書」は各要素が「重複しあう」ことを強調しています．

【注7】自助・共助・公助説に対する主な批判

自助・共助・公助説，特に「社会保険＝共助」説に対する批判を最も早くから，しかも系統的に行ったのは**里見賢治氏**（仏教大学教授・当時）です．氏は「資料的決定版」と自負する2014年の長大論文で，この主張を「厚生労働省の特異な新解釈」）と呼び，その問題点として，次の2つをあげました[9]．「第1は，社会保険を共助とし，社会保障を共助と公助の2つに分割して相対化し，社会保障への公的責任を大きく縮小しようとしていることである」，「第2の問題点は，公助を救貧的・選別的制度と位置づけたことである．生活保護がその制度的性格上，救貧的・選別的性格を持たざるを得ないことはやむを得ないが，ここでは社会福祉をも救貧的・選別的としている点が特に問題となる」．

社会保障法研究の重鎮である**堀勝洋氏**（上智大学名誉教授）は，「社会保障制度改革国民会議報告書」が「社会保険＝共助の仕組み＋自助を共同化した仕組み」と位置づけたことを検討した2013年の論文で，「社会保険に自助と互助の要素があるとする考えは古くからある」と認めた上で，「社会保険は，自助と互助の要素を含む公助であると位置づけるべき」と主張しました[10]．

増田雅暢氏（岡山県立大学教授・当時．現・東京通信大学教授）は，2013年に「自助・共助・公助」論の問題点として，以下の3つをあげました[11]．「ひとつは，『公助』すなわち生活保護制度や社会福祉制度が遠方に追いやられていることである」．「第二の問題は，（中略）社会保険に対する過大評価と現実とのギャップである．（中略）わが国の社会保険は，『共助』というよりは『公助』に近い」．「第3の問題は，（中略）わが国の社会保険の現実は，いつの間にか社会扶助的な運営になっているという点である」．その上で，増田氏は，「社会保険方式と社会扶助方式は，社会保障制度の目的・機能を達成するための手段であって，優劣をつけることができない相対的なものである」と主張しました．

最後に，増田氏は以下のように結論づけました．「仮に『自助・共助・公助』論

を援用するとしても，これらの3者構成は『三段論法』ではなく，相互に補完し合うものである．公助があるからこそ，自助が成立するという視点が重要である」．これは，【注5】で紹介した，池田省三氏の補完性原則に依拠した「三段論法」的な「社会保障制度における支援の順序」論の批判とも読めます．

　武川正吾氏（東京大学教授・当時．現・明治学院大学教授）も，2012年に増田氏と同様なロジックで，自助と共助と公助との間の「補完性原理」が「適用可能となる前提を無視するのはよくない．自助第一ということではなく，自助＝共助が可能となるような公助を設計すべき」と主張しています(12)．ただし，増田氏，武川氏とも，故池田氏の論文は引用していません．

　増田雅暢氏は2014年に，「『共助＝社会保険』論が登場した背景」・理由として，次の2つをあげました(13)．「1つは，『基礎年金の税方式論』への対抗である．（中略）厚生労働省…では，社会保険方式を擁護するために，理論武装を余儀なくされ」「税方式に対する社会保険方式の優位性を主張することになった」．「もうひとつは，そもそも論として，社会保険方式と税方式とを比較すると，社会保険方式は給付と負担の関係や被保険者の権利性が明確であり，優れているとの考え方が根底にあることである．（中略）［しかし──二木］税方式の弱点といわれる利用者の権利性については，制度の仕組み方に問題があるにすぎない．税方式でも利用者の権利を確保するための手続き等を整備することができる．（中略）社会保険方式の方が税方式よりも優位であるとする考え方自体が『世界的には通用しない』論理である」．

　堤修三氏（長崎県立大学特任教授・当時）は，2018年出版の大著で，「自助や互助，共助，公助の定義を明確にしないままに議論しても不毛である」と言い切った上で，これらの語を「財源の観点から取り扱うことを提案」しました(14)．その上で氏は，「社会保険を『自助の共同化』と表現することはなんらおかしいことではない」と指摘する一方，「社会保障の構成要素の1つとして"自助"を置くことは問題である」，「住民同士の助け合い」を「社会保障の構成要素に加えるのは，社会保障の公的性格に対する無理解というべき」と批判しました．

　上記5氏のうち，堀・増田・堤の3氏は厚生（労働）省OBであり，現役時代は社会保障関係法案の作成にも関与していました．3人の主張には違いもありますが，自己の経験を踏まえた「内在的批判」は重いと思います．

文　献

（1）　二木立「全世代型社会保障検討会議『最終報告』と財政審『建議』を複眼的に読む」『文化連情報』2021年2月号（515号）：8-15頁．［本書第3章第2節］
（2）　二木立『安倍政権の医療・社会保障改革』勁草書房，2014.
（3）　原勝則「自助と互助の取組で，地域づくり（講演資料）」九州・沖縄地区生活支援コーディネーター活動研究大会，2018年8月28日（ウェブ上に公開）.
（4）　長谷部恭男『戦争と法』文藝春秋，2020, 17, 218頁.

（5）　二木立「第二次安倍内閣の医療・社会保障改革の総括」『文化連情報』2021年1月号（514号）：12-22頁．［本書第2章第1節］

（6）　池田省三「サブシディアリティ原則と介護保険」『季刊社会保障研究』36（2）：200-209, 2000（ウェブ上に公開）．

（7）　池田省三『介護保険論──福祉の解体と再生』中央法規，2011, 368頁．

（8）　田中滋「マクロ経済と医療費用の保障（講演要旨）」『週刊社会保障』2002年10月21日号：50-51頁．

（9）　里見賢治「厚生労働省『自助・共助・公助』の特異な新解釈と社会保障の再定義──社会保障理念の再構築に向けて」『賃金と社会保障』1610号：4-27頁，2014．

（10）　堀勝洋「社会保障制度改革国民会議報告書とその『社会保険』観」『週刊社会保障』2013年11月11日号（2751号）：50-55頁．

（11）　増田雅暢「『自助・共助・公助』論への懸念」『週刊社会保障』2013年12月23・30日号（2757号）：30-31頁．

（12）　武川正吾「自助・共助・公助」『月刊福祉』2012年2月号：38-41頁．

（13）　増田雅暢「『共助＝社会保険』論が登場した背景」『週刊社会保障』2014年8月4日号（2787号）：34-35頁．

（14）　堤修三『社会保険の政策原理』国際商業出版，2018, 64-67頁．

第3節　改正社会福祉法への参議院附帯決議の意義とソーシャルワーカー（専門職・団体）に求められる役割

（2020年10月）

は じ め に

　2020年6月5日に「地域共生社会の実現のための社会福祉法等の一部を改正する法律」が成立し，2021年4月から施行されることになりました．本法の参議院附帯決議では，改正社会福祉法で制度される**重層的支援体制**「**事業を実施するに当たっては，社会福祉士や精神保健福祉士が活用されるよう努めること**」と記載されました．実は，地域共生社会の公式文書に，社会福祉士や精神保健福祉士の両国家資格が明記されたことは初めてです．

　逆に言えば，2015年以降発表された厚生労働省または政府の地域共生社

153

会関連の以下の 4 つの文書では，いずれも社会福祉資格や精神保健福祉士に関する記載はまったくないか，きわめて断片的でした．①厚生労働省プロジェクトチーム報告「誰もが支え合う地域の構築に向けた福祉サービスの実現——新たな時代に対応した福祉の提供ビジョン——」（2015 年 9 月．以下，「新福祉ビジョン」），②閣議決定「ニッポン一億総活躍プラン」（2016 年 6 月），③地域力強化検討会「最終とりまとめ」（2017 年 9 月），④地域共生社会推進検討会「最終とりまとめ」（2019 年 12 月）．

　そこで本節では，私が 2015 ～ 2020 年に発表したこれら 4 文書を分析した論文に基づいて，今まで社会福祉士・精神保健福祉士がいかに位置づけられてこなかったのか跡付けます（1-4）．それによって，改正社会福祉法の参議院附帯決議の意義が浮き彫りになるからです．最後に，厚生労働省，社会・援護局はなぜ社会福祉士資格について〈冷たい〉のか？について，私見を述べます．なお，地域力強化検討会と地域共生社会推進検討会はそれぞれ「中間とりまとめ」も発表し，私はそれらの分析も行っていますが，本節では省略します（それぞれ，文献(1)：84-88 頁，(4)：118-127 頁）．

1 「新福祉ビジョン」の「新しい地域包括支援体制を担う人材の育成・確保」の複眼的評価⁽¹⁾

　第 1 の文書は厚生労働省プロジェクトチームの「新福祉ビジョン」（2015 年 9 月）です．この文書は大変よくできており，今でも十分に読むに値します．この文書は 3 つの柱立てで，第 1 の柱「様々なニーズに対応する新しい地域包括支援体制」は，今回の改正社会福祉法で制度化された「重層的支援体制」に結実しました．私は「新しい地域包括支援体制」を，地域包括ケアシステムの対象の全年齢への拡大，または高齢者を対象にした地域包括ケアシステムと生活困窮者に対する自立支援制度の統合と理解しました．第 2 の柱「サービスを効果的・効率的に提供するための生産性向上」は，厚生労働省文書で初めて「生産性向上」・効率化を包括的，しかも学問的に正確に記述しました．

　そして，改革の第3の柱「新しい地域包括支援体制を担う人材の育成・確保」は，事実上，今後のソーシャルワーク，ソーシャルワーカーとその教育のあり方について率直に提起しているので，ソーシャルワーカーと社会福祉系大学教員「必読」と言えます．「事実上」と限定的表現を使った理由は後述します．以下，引用文中のゴチック，①，②等は私が付けました．

(1)　「基本的な考え方」

　まず，(1)「基本的な考え方」の「新しい地域包括支援体制において求められる人材像」では次のように述べています．「新しい地域包括支援体制においては，限られた人的資源によって，複合化・困難化したニーズに対して**効果的・効率的に支援**を提供するため，①要援護者やその世帯が抱える複合的な課題に対して，切れ目ない包括的な支援が一貫して行われるよう，**支援内容のマネジメントを行うこと**，②複合化・困難化した課題に対し，個別分野ごとに異なる者がサービスを提供することが困難な場合もあるため，地域の実情に応じて，**分野横断的に福祉サービスを提供**できること，が求められる」．

　さらに，「このような新しい地域包括支援体制を担う者としては，①複合的な課題に対する適切な**アセスメント**と，様々な支援のコーディネートや助言を行い，様々な社会資源を活用して**総合的な支援プラン**を策定することができる人材，②福祉サービスの提供の担い手として，特定の分野に関する専門性のみならず**福祉サービス全般についての一定の基本的な知見・技能を有する人材が求められる**」とされています．

　次の「求められる人材の育成・確保の方向性」は略して，その次の「中長期的な検討課題」では以下のように述べています．「新たな地域包括支援体制の基盤となる人材には，**分野横断的な知識，専門性を有する**ことが求められるのであり，こうした人材を育成・確保するためには，**分野横断的な資格のあり方も含めた検討が必要となる**」．この点については，2で述べる「ニッポン一億総活躍プラン」でより具体的に提起さ

155

れます.

(2)　「新しい地域包括支援体制を担う人材の育成・確保のための具体的 方策」

　「新しい地域包括支援体制を担う人材の育成・確保のための具体的方策」の冒頭の「人材の育成・確保に向けた具体的方策」では6つの方策を示しています. ソーシャルワーカー（団体）が一番注目すべきは, 次の記述です.

　「包括的な相談支援システム構築のモデル的な実施等」では,「専門的な知識及び技術をもって, 福祉に関する相談に応じ, 助言, 指導, 関係者との連絡・調整その他の援助を行う者として**位置づけられている**社会福祉士については, 複合的な課題を抱える者の支援においてその知識・技能を発揮することが期待されることから, 新しい地域包括支援体制におけるコーディネート人材としての活用を含め, そのあり方や機能を明確化する」（21頁）.

(3)　私の危機意識と福祉系大学の対応

　私は「新福祉ビジョン」が発表された2015年には, 日本福祉大学学長・日本社会福祉教育学校連盟会長だったのですが, この社会福祉士の記述に強い危機感を持ちました. というのは, 社会福祉士についての記述は上記1か所しかなく, しかも,「福祉に関する相談に応じ, 助言, 指導, 関係者との連絡・調整その他の援助を行」っている者ではなく, これらの業務を（法的に）「**行う者として位置づけられている**社会福祉士」＝実際にこれらの業務を行っているとは明示しない, 突き放した表現がされていたからです. 日本社会福祉士会等が長年求めている「社会福祉士の任用拡大」についてはまったく触れていません. 第3の柱では「精神疾患」を持つ人々への支援について書かれているにもかかわらず, 精神保健福祉士についての記述はありません⁉　そもそも「ソーシャル

ワーカー（ソーシャルワーク）」という用語もまったく使われていません.

　ただし，日本福祉大学学長・日本社会福祉教育学校連盟会長としては，この記述を批判するだけでなく，「新福祉ビジョン」に対して，少しでも前向きな対応をすることが求められます．そこで，第3の柱から，（事実上のソーシャルワーカーに）「求められる人材像」は，（ⅰ）支援のマネジメント，アセスメント能力を持ち，（ⅱ）分野横断的な福祉サービスの知識・技術を有し，しかも（ⅲ）第2の柱で強調されている ICT を駆使できる人材と読み解きました．ちなみに，第3の改革の項では，「分野横断的」という表現が5回も使われています．

　私は，福祉系大学の学生が（ⅰ）と（ⅱ）の能力を身につけるためには，社会福祉職と他職種との連携を体感できる「多職種連携教育」の導入・拡充が不可欠だと考えています．さらに，福祉系大学の教員自身が，自己の狭い専門の殻を破って，大学の内外で「多職種連携」の教育・研究・実践に積極的に参加する必要があると考えました．

　幸いなことに日本福祉大学は，日本で（おそら世界でも）最初に1970年代から多職種連携教育を必須化（科目名「アセンブリ」）している藤田保健衛生大学（現・藤田医科大学）と2015年2月に包括連携協定を締結していたので，「新福祉ビジョン」発表後，日本福祉大学の教員と社会福祉学部学生が同大学の多職種連携教育に参加させていただいています．

2　「ニッポン一億総活躍プラン」の施策で医療・福祉関係者が注目すべきこと──複数資格に共通の基礎過程の創設と「地域共生社会の実現」(2)

　次に，2016年6月に閣議決定された「ニッポン一億総活躍プラン」（以下，「プラン」）の施策で医療・福祉関係者が注目すべきことを述べます．

　「プラン」に初めて盛り込まれた施策で，当時，医療・福祉関係者にもっとも注目されたのは，「介護離職ゼロの実現」に向けた対応策⑨「地域共生社会の実現」（60頁）に，「医療，介護，福祉の専門資格について，**複数資格に共通の基礎課程を設け**，一人の人材が複数の資格を取得しやすいようにす

ることを検討する」,「医療，福祉の業務独占資格の業務範囲について，現場で効率的，効果的なサービス提供が進むよう，見直しを行う」と書き込まれたことでした．「新福祉ビジョン」では，「分野横断的な資格のあり方について，中長期的に検討を進めていくことが必要と考えられる」（20 頁）と抽象的に書かれていたことと比べると，ずいぶん踏み込んだ記述です．この決定に基づき，特に介護福祉士と准看護師との「共通の基礎課程」を設ける検討が行われましたが，4 年後の現在も具体案はまったく示されておらず，事実上立ち消えになったと言えます．

　次に，「プラン」中の福祉専門職についての記載をみると，「社会福祉士」とソーシャルワーカー一般の記載はない反面，**スクールソーシャルワーカー**の記載は 4 か所もありました．特に「プラン」の本文 12 頁の（課題を抱えた子供たちへの学びの機会の提供）の冒頭では，「特別な配慮を必要とする児童生徒のための学校指導体制の確保，スクールカウンセラー，スクールソーシャルワーカーの配置など教育相談機能の強化に取り組む」と書かれました．

　政府文書の最上位にある「閣議決定」のしかも本文にスクールソーシャルワーカーの役割が明記されたのはこれが初めてであり，画期的と言えます．さらに 43 頁の「付表」には，スクールソーシャルワーカー（SSW）を 2015年度の 2,247 人から 2019 年度の 10,000 人へと 5 年で 4 倍化する数値目標も示されました．ただし，その後，これの具体化はほとんど進んでいないようです．

　さらに**精神保健福祉士**については，57 頁の付表，「介護離職ゼロの実現」のための「対応策」の「⑧障害者，難病患者，がん患者等の活躍支援（その1）」の「具体的施策」の最後（4 番目）に「精神障害者等の職業訓練を支援するため，職業訓練校に精神保健福祉士を配置してそのサポートを受けながら職業訓練を受講できるようにするなど受入体制を強化する」と書かれました．これは精神障害者等の職業訓練校に限定した記述ですが，「新福祉ビジョン」が精神保健福祉士にまったく言及していなかったことと比べると，「閣議決定」に書き込まれたこと，しかも精神保健福祉士の職域拡大が示さ

れたことは大きな前進と言えます．ただし，その後，これの具体化もほとんど進んでいないようです．

「地域共生社会の実現」

　福祉関係者が「プラン」でもう1つ注目すべきことは，本文16頁（4.「介護離職ゼロ」に向けた取組の方向）の最後に「(4)**地域共生社会の実現**」が掲げられ，次のように書かれたことです．

　〈子供・高齢者・障害者など全ての人々が地域，暮らし，生きがいを共に創り，高め合うことができる「地域共生社会」を実現する．このため，支え手側と受け手側に分かれるのではなく，地域のあらゆる住民が役割を持ち，支え合いながら，自分らしく活躍できる地域コミュニティを育成し，福祉などの地域の公的サービスと協働して助け合いながら暮らすことのできる仕組みを構築する．また，寄附文化を醸成し，NPOとの連携や民間資金の活用を図る．〉

　「共生社会」は福祉関係者にはなじみ深い用語ですが，閣議決定が「地域共生社会」という用語を用いたのはこれが初めてで，しかも現在に至るまで，これが地域共生社会の唯一の公式の定義・説明とされています．「地域共生社会の実現のための社会福祉法等の一部を改正する法律」にも，地域共生社会の法的定義は書かれていません．この点は，地域包括ケアシステムについては，2013年の社会保障改革プログラム法と2014年の医療介護総合確保推進法で法的定義が与えられたのと大きく異なります．

　「プラン」を受けて，厚生労働省は2016年7月に「『我が事・丸ごと』地域共生社会実現本部」を立ち上げました．当時，福祉研究者・福祉業界では，この「『我が事・丸ごと』地域共生社会」が大人気でしたが，現在は（正確に言えば塩崎恭久厚生労働大臣が2017年8月に退任してからは），この用語は厚生労働省内ではまったく使われておらず，「厚生労働省内死語」になっています．実は，閣議決定「ニッポン一億総活躍プラン」で用いられたのは「地域共生社会」だけで，「我が事・丸ごと」という枕詞は塩崎大臣が独自に個

人プレー的につけたものです．厚生労働省の「『我が事・丸ごと』地域共生
社会実現本部」サイトにも，第 1 回会議（2016 年 7 月 15 日）以降の資料は掲
載されていません．

3　地域力強化検討会「最終とりまとめ」はソーシャルワーカー
　　の役割を高く評価したが……(3)

　第 3 に，地域力強化検討会（座長・原田正樹氏）が 2017 年 10 月に発表し
た「最終とりまとめ」のソーシャルワーカーについての記述を検討します．
この検討会は「プラン」で示された「地域共生社会の実現」について具体的
に検討するために設置されました．この文書は，厚生労働省関係の公式文書
で，唯一，ソーシャルワーカーの役割を包括的に示した記念碑的文書であり，
ソーシャルワーカーの「必読文献」と言えます．

　私はこの文書が発表された時，次の 3 点に注目しました．①リアルな地域
観と新しい自立観を提起した，②ソーシャルワーカーの役割を高く評価した，
③高齢者に限定しない地域包括ケアシステムを提起した．以下，②について
詳しく述べます．

　実は地域力強化検討会の「中間とりまとめ」（2016 年 12 月）は「ソーシャ
ルワークの機能」は重視していましたが，ソーシャルワーカーにはほとんど
言及していませんでした（2 回のみ）．それに対して「最終とりまとめ」では，
ソーシャルワーカーについての記述が 11 か所もあり，そのうち 9 か所が各
論の 1 で集中的に書かれています．その記述はきわめて具体的で，社会福祉
関係者以外の読者が読んでもソーシャルワーカーの役割・働きがイメージさ
れるような工夫がなされていました．

　検討会の性格上，記述のほとんどは，地域（力強化）との関わりで書かれ
ていますが，福祉領域の検討会の文書としては珍しく，医療分野でのソーシ
ャルワーカーの役割についても，以下の記述があります．「在宅医療を行っ
ている診療所や地域医療を担っている病院に配置されているソーシャルワー
カーなどが，患者の療養中の悩み事の相談支援や退院調整のみならず，**地域**

の様々な相談を受け止めていくという方法」（17頁）．私はこれからの地域包括ケアと福祉改革の主戦場は「地域」であると考え，医療ソーシャルワーカーを含めたソーシャルワーカーが「地域に積極的に出る」よう提唱していたので，この記述に大いに共感しました[5]．

　さらに「最終とりまとめ」では，「中間とりまとめ」で「包括的な相談支援を担える人材」の機能とぼかして表現されていたものが，「ソーシャルワークの5つの機能」と踏み込んで再掲されました（16頁）：「制度横断的な知識，アセスメント力，支援計画の策定・評価，関係者の連携・調整，資源開発」．厚生労働省の委員会や検討会の報告で，ソーシャルワーカーの役割がこれほど包括的に論じられたのは初めてであり，今後はこの定式化が「事実上の標準」（de facto standard）になると思います．

　私がもう一つ強調したいことは，「最終とりまとめ」がソーシャルワーカーの重視に対応して，「専門職」の役割と「多職種連携」も強調していることです．後者は「最終とりまとめ」で初めて取り上げられました．私は，次の提起が一番重要と思います：「多職種連携に当たっては，保健・医療・福祉に限らず，雇用・就労，住まい，司法，教育，産業などの分野にも広がりが見られていることに留意する必要がある」（13頁）．

　他面，「最終とりまとめ」は，社会福祉士，精神保健福祉士等の具体的職種名は書いていません．このことは「最終とりまとめ」，ひいては厚生労働省（社会・援護局）が，ソーシャルワーカーの「機能」とソーシャルワーカーの「国家資格」（社会福祉士・精神保健福祉士）を峻別していることを意味しています．後述するように，私は，この区別自体は妥当だと思っています．また，この峻別は，日本社会福祉士会が長年求めている社会福祉士資格の業務独占化が不可能であることも意味しています．

4　地域共生社会推進検討会「最終とりまとめ」にはソーシャルワーカーの記述がない⁉[4]

　4番目に，改正社会福祉法の出発点になった地域共生社会推進検討会「最

終とりまとめ」（2019 年 12 月）について検討します．私は，「最終とりまとめ」が，それまで曖昧だった地域共生社会の「理念とその射程」を明確にし，「福祉政策の新たなアプローチ」・「市町村における包括的な支援体制の整備」を提起した点は高く評価しています．しかし，包括的な支援体制を中心的に担うソーシャルワーカーにまったく言及していないことに強い疑問も持ちました．

　「最終とりまとめ」のⅣ「市町村における包括的な支援体制の整備促進のための基盤」の 1 は「人材の育成や確保」で，その(1)が「専門職に求められる資質」です．そこで書かれている資質は内容的には，ほとんどソーシャルワーカーの資質と理解できます．例えば，「断らない相談支援においては，本人や家族を包括的に受け止めるためのインテークの方法や，課題を解きほぐすアセスメントの視点，さらに市町村全体でチームによる支援を行うための総合調整等に関する手法・知識が求められる」と書かれていますが，このような手法・知識を持っているのはソーシャルワーカーです（24 頁）．

　しかし，驚いたことに，Ⅳでは，社会福祉士や精神保健福祉士という個別資格名だけでなく，「ソーシャルワーカー」という総称もまったく使っていません．「最終とりまとめ」全体も，「専門職」という用語は 19 回も使っている反面，「ソーシャルワーカー」という表現は一度も使っていません．実は，2019 年 11 月 18 日に公開された「最終とりまとめ（素案）」は「福祉専門職」という表現を 1 回使っていたのですが，それも削除されました．

　この点は，上述したように，地域力強化検討会「最終とりまとめ」が「ソーシャルワークの 5 つの機能」を明記するなど，ソーシャルワーク，ソーシャルワーカーの役割を強調していたのと対照的です．地域共生社会推進検討会の構成員 19 人のうち 6 人は地域力強化検討会の構成員でもあっただけに，この「断絶」・「後退」は私には理解できません．

　公平のために言えば，上述したように，5 頁には「保健医療福祉等の専門職による対人支援」という表現が 1 回使われているし，私も「最終とりまとめ」で書かれている様々な「支援」をソーシャルワーカーだけでなく，ケア

マネージャー，保健師・看護師等，地域医療・地域福祉の様々な専門職が担っていることはよく知っています．しかし，「福祉の政策領域における地域共生社会」づくり（3頁），「福祉政策の新たなアプローチ」（30頁）で「福祉の対人支援」（30頁）を中心的に担う人材はソーシャルワーカーであると考えます．

　なお，日本ソーシャルワーク教育学校連盟（ソ教連．会長・白澤政和国際医療福祉大学教授）は，「最終とりまとめ」公表直後の 2019 年 12 月 27 日に，「専門職による対人支援」・3 つの機能をソーシャルワーカーが担うと解釈し，それに沿った社会福祉士や精神保健福祉士のソーシャルワーカー養成を進めるとの「声明」を発表しました．私は，このような機敏で前向きな対応は大変好ましいと思いました．それに対して，日本社会福祉士会が見解を発表したのは「最終とりまとめ」公表後 1 か月以上経った 2020 年 1 月 30 日であり，しかもソーシャルワーカー専門職の記載がないことには触れませんでした．他のソーシャルワーカー団体は「最終とりまとめ」に対する見解を発表しませんでした．

5　改正社会福祉法の参議院附帯決議に「社会福祉士や精神保健福祉士の活用」が明記[4]

　5 番目に，2020 年 6 月に成立した改正社会福祉法の参議院附帯決議に，重層的支援体制整備事業に「社会福祉士や精神保健福祉士の活用」が含まれた意義について述べます．

　その前に，「地域共生社会の実現のための社会福祉法等の一部を改正する法律」（2021 年 4 月施行）の簡単なおさらいをします．本法は，社会福祉法改正を中心に 11 本の法改正を一括しており，その中心は市町村における包括的な支援体制の整備を行う「重層的支援体制整備事業の創設及びその財政支援」ですが，それ以外に，社会福祉連携推進法人制度の創設や，介護福祉士養成施設卒業者への国家試験義務づけの経過措置の 5 年間の延長等が含まれています．

　私は，本法に対する参議院の「附帯決議」（全6項）の第1項の最後に，重層的支援体制整備「事業を実施するに当たっては，社会福祉士や精神保健福祉士が活用されるよう努めること」と記載されたことに注目しました．「はじめに」で述べたように，地域共生社会関係の公式文書に両国家資格が明記されたのはこれが初めてです．本法の衆議院の附帯決議にはこの内容は含まれておらず，谷内繁社会・援護局長は衆議院厚生労働委員会で，重層的支援を行う職種について「社会福祉士，保健師等の専門職種による対応がベースになる」と答弁していました．つまり，この時点では，精神保健福祉士は想定されていませんでした．「等」には社会福祉主事が想定されていたようです．

　それだけに，参議院附帯決議に，「社会福祉士や精神保健福祉士が活用されるよう努める」と「等」抜きで記載されたことは画期的で，これはソーシャルケアサービス研究協議会（代表・白澤政和氏）が与野党の国会議員に対してねばり強い陳情を行った成果と言われています．

　今後は，ソーシャルワーカー団体が，この附帯決議を武器にして，重層的支援体制整備事業で社会福祉士や精神保健福祉士の活用が進むよう，市町村に積極的に働きかけることが期待されます．

お わ り に——厚生労働省，社会・援護局はなぜ社会福祉士資格について〈冷たい〉のか？

　以上，2015年の「新福祉ビジョン」から2020年の改正社会福祉法に至るまで，社会福祉士・精神保健福祉士がいかに位置づけられてこなかったかを跡付けるとともに，改正社会福祉法の参議院附帯決議の意義について述べてきました．

　最後に，私が，この間ずっと抱いている率直な疑問——厚生労働省，社会・援護局はなぜ社会福祉士資格について〈冷たい〉のか？——について，私見を述べます．

私の〈冷たさ〉への気づき

　まず、私の〈冷たい〉への気づきについて述べます。私がこのことを最初に感じたのは、「新福祉ビジョン」で、社会福祉士について、「専門的知識及び技術をもって、福祉に関する相談に応じ、助言、指導、関係者との連絡・調整その他の援助を行う者として**位置づけられている社会福祉士**については、複合的な課題を抱える者」＝実際にこれらの業務を行っているとは明示しない、突き放した表現が用いられていたことです。私はこれを読んだ時「カルチャーショック」を受けました。というのは、医療職では、このような記述は考えられないからです。例えば、看護師について「『療養上の世話又は診療の補助を行うことを業とする者』として位置づけられている看護師」と書くことです。社会福祉士が制度化された直後ならともかく、制度化されて30年近く経ってもこう書かれることは、厚生労働省（社会・援護局）の社会福祉士に対する認知度・位置づけの低さを象徴していると感じました。

　地域共生社会推進検討会「最終とりまとめ」を読んだ時は、それに社会福祉士や精神保健福祉士、ソーシャルワーカーの記載がないのは、ソーシャルワーカーの採用で負担増になる市町村が反対したため、またはソーシャルワーカーの役割を軽視している研究者の構成員が難色を示したためと思いました。しかし、その後、社会・援護局（の担当者）自体が、ソーシャルワーカー等の記載にきわめて消極的であることを知りました。改正社会福祉法の参議院附帯決議についても、社会・援護局（の担当者）は「社会福祉士や精神保健福祉士の活用」と職種を限定した表現にすることに消極的だったとも聞いています。

厚生労働省，社会・援護局が社会福祉士資格について〈冷たい〉理由

　そこで、厚生労働省関係者または同省社会・援護局の内情を熟知している関係者の友人に、〈冷たい〉理由について非公式に問い合わせました。以下は、その回答を踏まえた私なりのまとめです。

　そもそも1987年に成立した社会福祉士・介護福祉士法の主目的は介護福

祉士の制度化で，社会福祉士の制度化は副次的でした．2007 年の同法改正も主眼は介護福祉士でした．

　残念ながら社会・援護局としてのソーシャルワーカーの位置づけについての明確な方針はなく，時々に設置される検討会の構成員と事務担当者のスタンスによって，報告書のソーシャルワーカーの位置づけが変わるようです．その一端は，地域力強化検討会「最終とりまとめ」がソーシャルワーカーの役割を強調していたのに対して，地域共生社会推進検討会「最終とりまとめ」がソーシャルワーカーという用語自体を抹消していたことからもうかがえます．

　社会・援護局の各課の内情も複雑です．例えば，福祉専門職を担当する福祉基盤課福祉人材確保対策室は，介護人材の確保にしか関心がなく，しかも福祉基盤課は，社会福祉法人経営団体の意向に沿いやすく，同団体は有資格者採用に伴う負担増に消極的なようです．地域共生社会を担当するのは「地域福祉課」ですが，担当者は住民参加でそれを進める意向が強く（誰でもよいので，地域福祉・地域共生社会の担い手を増やしたい），ソーシャルワーカーの役割強化には消極的なようです．

　社会・援護局および各課・室の以上の認識の大前提として，社会福祉士の役割について肯定的に理解している官僚は，残念ながらごく少ないようです．

〈冷たい〉にはソーシャルワーカー団体とソーシャルワーク研究者側にも責任がある

　ただし，私は厚生労働省，社会・援護局の「冷たさ」にはソーシャルワーカー団体とソーシャルワーク研究者の側にも責任があると思っています．それは以下の 2 つです．

　①ソーシャルワーカーの専門職団体が，ソーシャルワーカーに関わる厚生労働省の時々の福祉施策や各種審議会・検討会の文書について機敏な態度表明を怠るだけでなく，専門職の役割についての「説明責任」を十分に

果たしてこなかった.

　②専門職団体または研究者による，ソーシャルワーカーの「役割」やソーシャルワークの「効果」についての実証研究（特に量的研究・「見える化」）が決定的に不足している．この点について，ある厚生労働省 OB は以下のように述べています．「役人は目に見えるものしか評価できません．専門職として効果を見える形で示さない限り，役人は理解できません」.

　これら①・②については，日本医師会等を中心とした医療専門職団体，および医療政策研究者と雲泥の差があると言わざるを得ません.

　②について，少し補足します．私の長年の医療政策についての経験に基づけば，政策に影響を与えられるのは量的研究で，この点に限れば「質的研究」は無力と言えます．もっと具体的に言えば，量的研究のうち政策に役立つのはクロス表等を用いた，誰でも容易に理解できる研究であり，多変量解析を用いた高度な量的研究は現実の政策形成にはほとんど役立ちません．理由は簡単で，高度な手法を用いた難解な研究は政策担当者が理解できないからです．量的研究以外にも，先駆的活動をしている団体・個人の実践報告＝「見える化」は有効です．なお，私は学術研究としての質的研究の意義は否定しませんが，私の指導している大学院生や若手研究者には「混合研究法」（量的研究と質的研究の併用・統合）を推奨しています.

　最後の最後に，私が注目・期待している最近の新しい動き——日本ソーシャルワーカー連盟とソ教連との２つの「共同声明」——について述べます（２つともウェブ上に公開）.

　１つは，上述した参議院附帯決議に対する両団体の共同声明「地域共生社会の実現に向けた社会福祉士及び精神保健福祉士の活用に関する附帯決議に対する声明」（６月12日）です．これは附帯決議がなされた６月４日のわずか８日後に公表され，内容も大変良くまとまっていると感じました．もう１つは，生活保護基準引き下げを巡る訴訟の名古屋地裁判決についての両団体の共同声明「生活保護基準引き下げを巡る訴訟判決についての声明」（７月

17 日）です．私はこの内容に異論はありませんが，6 月 25 日の判決後，3 週間も経ってからの発表では「スピード感」に欠けると思います．

　今後も，日本ソーシャルワーカー連盟がソ教連と共同して，政府・厚生労働省等の政策文書に対する見解を機敏に発信すると共に，ソーシャルワークの効果やソーシャルワーカーの役割についての，量的研究を中心とした調査・研究を積極的に行うことを期待しています．

文　献

（1）　二木立『地域包括ケアと福祉改革』勁草書房，2017，第 2 章第 1 節「厚労省プロジェクトチーム『新福祉ビジョン』をどう読むか」（56-67 頁）．

（2）　二木立『地域包括ケアと福祉改革』勁草書房，2017，第 2 章第 2 節「『ニッポン一億総活躍プラン』と『地域共生社会実現本部』資料を複眼的に読む」（68-79 頁）．

（3）　二木立『地域包括ケアと医療・ソーシャルワーク』勁草書房，2019，第 2 章第 1 節「『地域力強化検討『会最終とりまとめ』を複眼的に読む－ソーシャルワーカーの役割を中心に」（50-59 頁）．

（4）　二木立『コロナ危機後の医療・社会保障改革』勁草書房，2020 年 9 月，第 3 章第 4 節「地域共生社会推進検討会『最終とりまとめ』を複眼的に読む」（127-134 頁）．

（5）　二木立「近年の医療・福祉改革はソーシャルワーカーにとって好機か？危機か？」『医療と福祉』102 号，51 巻 2 号：10-13 頁（文献(3)：59-67 頁）．

第 4 節　健康の社会的要因の重視には大賛成．しかし，日本での「社会的処方」制度化は困難で「多職種連携」の推進が現実的だ

（2020 年 11 月）

　［私は，2020 年 8 月発表の論文「『骨太方針 2020』の社会保障・医療改革方針をどう読むか？」（『コロナ危機後の医療・社会保障改革』勁草書房，2020,155-159 頁）で，「骨太方針 2020（原案）」に「社会的処方の制度化」の検討が盛り込まれたが，最終決定では削除されたことに注目し，以下のように述べました：私は，

「患者の社会生活面での課題にも目を向け」ることには大賛成ですが，日本に，イギリスの NHS 発祥で，人頭払い主体の GP 主導の「社会的処方」を新たに導入するよりは，現在進められている地域包括ケア・地域共生社会づくりの取り組みで「多職種連携」を強める方が合理的・現実的と考えます．

　本節では，私がこう判断する理由・根拠を書きます．なお，第2章第3節の【元論文校正時追記】で書いたように，「骨太方針 2021」では，「社会的処方」は「予防・健康づくり」から「孤独・孤立対策」に移動しました．]

は　じ　め　に──健康の社会的要因の重視には大賛成

　私は，「社会的処方」導入・制度化論者が強調している疾病・健康の社会的要因（social determinants of health. 以下，健康の社会的要因）の重視には大賛成です【補注1】．なぜなら，私は元リハビリテーション専門医で，「障害者の全人間的復権」（上田敏氏）を目標とするリハビリテーション医学では，伝統的に，障害の医学的側面だけでなく社会的側面も重視してきたからです．

　2001 年の WHO（世界保健機関）総会で採択された「ICF（国際生活機能分類）」の大きな特徴は，生活機能の評価に「環境因子」という観点を加えたことです．環境因子は「人々が生活し，人生を送っている物理的な環境や社会的環境，人々の社会的な態度による環境を構成する因子」と定義され，それの詳細なコーディングも示されました（『ICF　国際生活機能分類』中央法規，2002, 169 頁）．

　そのため，最近，保健医療分野で世界的に健康の社会的要因が重視されていることに意を強くし，その研究や実践を主導している人々に敬意を持っています．

　ただし，健康の社会的要因に対する取り組みは国によって異なり，「世界標準」はありません．本節では，イギリスとアメリカと日本における健康の社会的要因に対する取り組みの実情を簡単に紹介します．それを踏まえて，日本でイギリス式の社会的処方を制度化することは困難であり，それよりも多職種連携を推進する方が合理的・現実的であると判断する理由を述べます．

1　イギリスの社会的処方

　イギリスでは，国営医療の下で，GP（一般医）の一部が「患者の健康やウェルビーイングの向上などを目的に，医学的処方に加えて，**治療の一環として患者の地域の活動やサービス等につなげる社会的処方**と呼ばれる取組みを行う」ようになっています（以下，高守徹「英国で取組みが進む社会的処方」「損保ジャパン日本興亜総研レポート」2019（ウェブ上に公開））．2018 年の調査によると，GP の 4 人に 1 人が社会的処方を行っており，イギリス政府は 2018 年に発表した「孤独に取り組むための政府戦略」の中で，社会的処方を普遍化することを目標とし，そのためのサポートを行うと述べています．

　社会的処方には様々なスキームが存在しますが，その肝は「リンクワーカー」と呼ばれる人材が介在することで，GP が患者をリンクワーカーに紹介し，リンクワーカーが当該患者に地域の活動やサービスを紹介しています．リンクワーカーは医療専門職とは位置づけられておらず，オレンジクロス財団「英国社会的処方現地調査報告」（2019 年．ウェブ上に公開）によると，「元々なんらかのコミュニティ活動や福祉に従事していた人」，「地域の NPO で活躍していた人たち」等多様ですが，ソーシャルワーカーは含まれないようです．

　よく知られているように，GP に対する報酬支払いは登録患者数に応じた人頭払いが原則で，GP は登録患者の治療だけでなく，予防・健康増進活動にも責任を持っています．この土壌の上に，イギリスでは GP 中心（主導）の「社会的処方」が普及しつつあるのだと思います．

2　アメリカの最新の動き

　アメリカでは伝統的に，「生物医学モデル」に依拠する臨床医学と「社会モデル」に依拠する公衆衛生学との長い対立の歴史があります．

　しかし，最近は，臨床医学の側でも「健康の社会的要因」の重要性が見直されるようになっています．2020 年，世界最高峰の臨床医学雑誌 New England Journal of Medicine に，臨床医学と公衆衛生との「分極化に架橋する」論評が掲載されました（Armstrong K, et al: NEJM 382（10）：888-889）．

　私が最近の動きで決定的だと思うのは，米国科学工学医学アカデミーが 2019 年に報告書「社会的ケアを医療提供に統合する」（Integrating Social Care into the Delivery of Health Care. National Academy Press）を発表したことです．本報告書は，「社会的ケア」を「健康関連の社会的リスク要因や社会的ニーズに取り組む活動」と定義し，それの医療提供への統合を促進するための活動を提起すると共に，5 つの包括的目標を示し，それを促進するための諸勧告を行っています．その際，医師・医療職の業務を拡大するのではなく，ソーシャルワーカー等の福祉職を活用し，それをメディケア・メディケイドの償還対象に加えることを提唱するとともに，「多専門職チーム」の重要性を繰り返し強調しています．

3　日本の地域包括ケアと地域共生社会

　日本では，健康の社会的要因にストレートに取り組む動きは，まだ，ごく一部の医師・医療機関に限られています．しかし，私は，2000 年前後から全国で草の根的に行われるようになり，厚生労働省も積極的に後押している「地域包括ケア（システム）」の先進事例で，患者・障害者が抱える社会的問題の解決に積極的に取り組んでいることに注目すべきと思います．その鍵が多職種連携であり，ソーシャルワーカーが「医療と社会（福祉）」をつなぐ上で大きな役割を果たしています．

　地域包括ケア（システム）の構成要素は法的には，医療，介護，介護予防，住まい，自立した日常生活の支援の 5 つとされていますが，最近は「地域づくり」も含まれるようになっています．地域包括ケア（システム）の理念・概念整理と政策形成で重要な役割を果たしてきた地域包括ケア研究会は

2016 年度報告書で，中重度者を地域で支える仕組みや多職種連携の仕組み
の構築を提起しました.

　健康の社会的要因に対する取り組みを含むものとして，もう一つ期待でき
るのが「地域共生社会」づくりです. 特に 2020 年 6 月に成立した改正社会
福祉法には，福祉分野の地域共生社会づくりを促進するために，市町村が任
意で行う「重層的支援体制整備事業の創設及びその財政支援」が盛り込まれ
ました. 地域共生社会と地域包括ケア（システム）の法的関係は曖昧ですが,
今後は，両者を一体的に実施する市町村が増えると予想しています.

　なお，改正社会福祉法を含む「地域共生社会の実現のための社会福祉法等
の一部を改正する法律」の参議院「附帯決議」では，重層的支援体制整備
「事業を実施するに当たっては，社会福祉士や精神保健福祉士が活用される
よう努めること」と記載されました.

お　わ　り　に——日本では社会的処方の制度化は困難

　以上，3 か国の健康の社会的要因に対する取り組みを紹介しました. それ
により，イギリスの社会的処方が「国際標準」でないことは示せたと思いま
す. 西岡大輔氏等の「社会的処方の事例と効果に関する文献レビュー」でも,
社会的処方の文献の大半はイギリスのものであり，国際的広がりはほとんど
みられません（『医療と社会』29(4)：527-544, 2020）. そのため，私は，日本
には，イギリス流の GP（一般医）中心の社会的処方を制度化する条件はな
いと思います.

　私は，個人的には，社会的「処方」という，医師主導を含意する用語にも
強い違和感があります. 現行の医事法制と診療報酬制度の下で社会的処方を
制度化するためには，診療報酬上，医師が行う社会的処方に何らかの「加
算」をつけることが一番簡単ですが，医療以外の「社会的」領域にまで医師
の処方権を拡大することは，現代日本の保健医療福祉改革（地域包括ケアや
地域共生社会づくり）で鍵概念となっている「多職種連携」（保健医療福祉専

門職, さらには行政や地域住民も参加する多職種間の水平的連携）とも相容れません.

　残念ながら, 日本の大半の医師は, イギリスの GP のように, 予防・健康増進活動や健康の社会的要因についての教育はほとんど受けていません. 私は, 今後, 日本の医学教育でもこの領域の教育を強めることが不可欠だと考えていますが, それを抜きにして, 診療報酬上の社会的処方「加算」を制度化すると, コロナ危機等により経営困難に陥っている診療所や病院の医師が「加算」により収入を増やすために社会的処方を乱発し, 医療費が不必要に増える危険もあります. 医療費抑制を至上命令としている厚生労働省が, そのような「加算」を認めることはありえません.

　そのために, 私は, 実現可能性がない社会的処方の制度化を夢見るのではなく, 法的な裏付けを持って全国で進められている地域包括ケアや地域共生社会づくりの成功の鍵となっている多職種連携チームに医師, 医療機関や医師会が積極的に参加し, チーム全体として健康の社会的要因への取り組みを強める方が合理的・現実的と思います.

【元論文校正時補足】介護保険の居宅療養管理指導改革は「社会的処方」とは言えない

　2020 年 10 月下旬, 複数のウェブ雑誌が, 今後, 厚生労働省が介護保険の居宅療養管理指導で「社会的処方を推進」するとの報道を行い, 友人から, いよいよ社会的処方が制度化されるのか？　との質問を受けました. しかし, その報道の元資料を丁寧に読むと, それは誤解であることが分かります. 以下, その理由を説明します.

　このような報道がなされたのは, 10 月 22 日の社会保障審議会・介護保険給付費分科会の資料 4「居宅療養管理指導の報酬・基準について（検討の方向性）」の 5 頁に「いわゆる『社会的処方』について」が含まれたためです. ただし, これには①「骨太方針 2020」の文章の抜粋「かかりつけ医等が患者の社会生活面の課題にも目を向け, 地域社会における様々な支援へとつなげる取組についてモデル事業を実施する　※下線部が, いわゆる『社会的処方』と呼ばれる取組」と, ②「高齢者の社会的リスクに関する基礎的調査研究事業」の抜粋（中心は「英国で用いられている社会的処方の定義」の紹介）が示されているだけです.

　逆に資料 4 の 1 頁の「これまでの分科会における主なご意見（居宅療養管理指

導)」の冒頭には，「社会的処方については，その考え方がしっかりと理解され，
浸透しなければ，展開は難しいため，社会的処方の事例を示したうえで十分な議
論を行う必要があるのではないか」との社会的処方の早期の「展開」＝制度化に
は否定的な意見が掲載され，それに続いて，「かかりつけ医の機能には，医療的機
能と社会的機能があり，社会的機能に着目し，地域の関係機関についての情報提
供をしていくことは取組として想定されるのではないか」との「多職種・多機関
連携」につながる意見が書かれています．

　資料 4 の 3 ～ 33 頁には居宅療養管理指導の改革に関する 4 つの論点が示されて
いますが，上記 5 頁を除いて，「社会的処方」の記述は全くありません．

　「骨太方針 2020」中の「社会生活面の課題」という表現は，論点①「基本方針
を踏まえた居宅管理指導の実施と多職種連携」（3 頁）と論点④「医師・歯科医師
から介護支援専門員への情報提供」（33 頁）の 2 か所で用いられていますが，そ
こで想定されているのは，居宅管理指導を行う医師（かかりつけ医）が書く「主
治医意見書」や「診療情報提供書」に「社会生活面の課題」の記載欄を設けるこ
とだけです．当然それに対する介護報酬等の加算はありえません．

　実は「骨太 2020」の上記記載「かかりつけ医等が患者の社会生活面の課題にも
目を向け」ることは医療を想定していますが，資料 4 では，それが介護保険の居
宅療養管理指導の改革（医師・歯科医師から介護支援専門員への情報提供に「社
会生活面の課題」を加える）にすり替え・限定されています．これを，「社会的処
方」の制度化と呼ぶのは無理があり，逆に「社会的処方」制度化の棚上げ・先延
ばしと言えます．

　私が知り得た情報では，「骨太方針 2020」に「社会生活面の課題」，「社会的処
方」という表現が突然盛り込まれたのは，加藤勝信厚生労働大臣（当時）が，「社
会的処方」の制度化を目指している研究者や実践家のレクチャーを受けて，それ
が医療政策の新しい目玉になると飛びついたためだが，彼はその後内閣官房長官
になったので，現在では，厚生労働省内に「社会的処方」の制度化を積極的に推
進しようとする人はほとんどいなくなったそうです．しかし，厚生労働省は，「骨
太方針 2020」の記載を無視することはできないので，「やってる感」を示すため，
医療本体への「社会的処方」の導入は避け，介護保険の居宅療養管理指導に「社
会生活面の課題」を加えることで〈お茶を濁した〉と私は推察しています（ただ
し，物証はありません）．私はこのやり方は合理的・現実的と思います．

**【補注】"social determinants of health" の訳は「健康の社会的決定要因」より「健
康の社会的要因」のほうが適切**

　"Social determinants of health"（SDH）の定訳は「健康の社会的決定要因」と
されています．医学生の卒業時の到達目標を示す「医学教育モデル・コア・カリ
キュラム」（2016 年度改訂版）にも，「社会構造と健康・疾病との関係（健康の社
会的決定要因：SDH）を概説できる」という学修目標が設定されました．

　しかし，determinant の動詞 determine には「決定する」という強い意味だけでなく，「影響を与える」という弱い（？）意味もあります（『ランダムハウス英和大辞典［第 2 版］』他）．アメリカ政府のサイト（healthypeople.gov）も，"determinants of health" を以下のように説明しています：The range of personal, social, economic, and environmental factors that influence health status are known as determinants of health.（**健康状態に影響を与える個人的，社会的，経済的，環境的要因は "Social determinants of health" と呼ばれる**）．WHO はそのものズバリ，以下のように定義しています：The social determinants of health（SDH）are the non-medical factors that influence health outcomes.（**SDH は健康アウトカムに影響する非医療的要因**）．

　私は以前から，「健康の社会的決定要因」という訳語は，健康の大半は社会的要因で決定されるとの誤解を与えるし，実際に社会構築主義者や公衆衛生学者の一部はそう主張していることに疑問を感じていました．そのような誤解を生まないために私は，SDH は「健康に影響する社会的要因」または「健康の社会的要因」と訳す方が適切と思います．

　私には，個人の生活習慣が病気の「決定的要因」だと連想させるる「生活習慣病」という用語と，社会的要因が健康の「決定的要因」だと連想させる「健康の社会的決定要因」という訳語とは，ベクトルは逆でも，極端だという点で共通していると思います．

　私が SDH の日本語訳として「健康の社会的要因」を意識的に用い始めたのは，2020 年からです．それに対して，藤田善久産業医科大学教授は，以前から，SDHの訳として「健康の社会的規定要因」を用いられていました（藤野善久・松田晋哉「Health Impact Assessment の基本的概念及び日本での今後の取り組みに関する考察」『日本公衆衛生雑誌』54（2）：73-80, 2007）．この点について藤野氏にお聞きしたところ，以下のようにご説明いただき，我が意を得たりと思いました．

　「私はこの用語は 2003 年頃から講義などで使っていました．（中略）決定という言葉の問題点については，先生の御意見の通りです．疫学的に考えても，ここでいう determinant は確率を上げる要因や背景を示したものです．従来であれば，「リスクファクター」と表現されるものですが，タバコや有害物質のように，健康状態を悪くするというニュアンスが含まれるリスクファクターではなく，よりフェアな意味で確率に影響する determinant という用語だと認識しています．決定，と訳すのは明らかに違和感があり，規定要因という用語を使ってきました」（2021年 5 月 20 日私信．藤野氏の引用許可済み）．

第6章　医療経済・政策学の論点

　本節には医療経済・政策学の論点を深掘りした4論文を収録します.

　第1節では, 高額新薬により医療費が高騰するとの通説の誤りを理論的・実証的・歴史的に示します. まず, ミクロレベルで, 4種類の高額医薬品の売上高の推移または予想を述べ, それらのいずれも医療保険財政を圧迫していない（しない）ことを指摘します. 次に, マクロレベルで, 2013～2020年度の8年間に, 調剤医療費, 医薬品費の割合, 国内医療用医薬品市場の高騰・拡大は見られず「安定」していることを示します. 以上から, 私の2016年の判断「新医薬品・医療技術の適正な値付けと適正利用を推進すれば, 技術進歩と国民皆保険制度は両立できる」の妥当性が再確認できたと結論づけます.

　第2節では, 厚生労働省が医療費の負担増による医療費抑制効果を推計する際に用いている「長瀬式」・「長瀬効果」について歴史的に検討し, オリジナル版も修正版も「算出の方法」が不透明で信頼性に欠けることを示します. 併せて, 仮に修正版長瀬式を用いると, 後期高齢者の2割負担化は3年間の「配慮措置」終了後, 外来受診を1割減らすことを示します.

　第3節は, 2019年に発表した「医療政策の3大目標（質・アクセス・費用）のトリレンマ説の妥当性を考える」の続編・追試です. 同論文ではこの説は「詠み人知らず」と書きましたが, その後, 1994年にキシックが同じ内容の「鉄の三角形」説を提唱していたことが分かったので, 改めて文献探索を行いました. その結果, 同説の根拠を実証的または理論的に説明した文献はまったくなく, 同説はアメリカのローカルな仮説にすぎないことを再確認しました. さらに, 同説とは逆に「医療の三重の目標」の同時達成が可能とする主張も有力であることも示します.

　第4節では, 医療経済学の最重要古典とされ, 現在も引用されることが多いアロー「不確実性と医療の厚生経済学」（1963）に対して私が長年抱いてきた3つの疑問を率直に書き, 同論文の問題点・限界を示します.

第1節　高額新薬で医療費は高騰するとの言説の再検討

（2021 年 11 月）

は じ め に

　2021 年 7 月下旬にヤフーニュースの古川雅子記者から，高額新薬により高騰する医療費をどうすべきか？　との趣旨のインタビューを受けました．この質問を聞いて，私は「既視感」（déjà vu）にとらわれました．というのは 5 年前の 2016 年に「オプジーボ亡国論」（後述）が大きな話題となり，それに対して私は，過去の事例の検証に基づいて「技術進歩と国民皆保険制度は両立可能」と主張したからです[1]．

　古川記者は，その後，私へのインタビューを起点にして，医師・研究者への取材を精力的に続け，9 月 6 日にレポートを発表しました[2]．これは大変バランスがとれているのですが，字数の制約のため，私の「レクチャー」は一部しか使われませんでした．そこで，本節では，それについて詳しく説明します．

　まず，ミクロレベルで，4 種類の高額医薬品の売上高の推移または予想を述べ，それらのいずれも医療保険財政を圧迫していない（しない）ことを指摘します．次に，マクロレベルで，2013 〜 2020 年度の 8 年間に，調剤医療費，医薬品費の割合，国内医療用医薬品市場の高騰・拡大は見られず「安定」していることを示します．

1　「オプジーボ亡国論」5 年後の事実──売上は國頭医師の予測の 5 ％

　免疫チェックポイント阻害剤オプジーボ（一般名ニボルマブ）は 2014 年 7

178

月に承認された時は悪性黒色腫（メラノーマ）に適応が限定され，推計患者数も年間約 470 人にすぎませんでした．しかし 2015 年末に，その適応は肺がん（非小細胞肺がん）に拡大され，推定患者数は年間数万人に激増しました．

この適応拡大を受けて，2016 年，國頭英夫医師（ペンネーム里見清一．日本赤十字社医療センター化学療法科部長）は，オプジーボの患者 1 人当たり年間医療費は 3500 万円で，それが適応のある患者 5 万人全員に投与された場合には，総額 1 兆 7500 億円に達すると推計し，オプジーボ「登場を契機として，いよいよ日本の財政破綻が確定的になり，"第二のギリシャ"になる」と主張しました．高名な脳研究者の池谷裕二氏も，オプジーボの「適応が拡大されれば，医薬品費総額は年間 10 兆円に届く可能性がある」と，根拠を示さずに主張しました．

私は当時，この言説を「オプジーボ亡国論」と名付け，過去に同様の主張がなされた 2 つの疾患・技術（結核医療と血液透析）の検証を行い，**今後，新医薬品・医療技術の適正な値付けと適正利用を推進すれば，技術進歩と国民皆保険制度は両立できる**」と結論づけました．

その後，「オプジーボ亡国論」は短期間に消え去りました．その最大の理由は，2016 年 12 月の政府決定「薬価制度の抜本改革に向けた基本方針」（正確には 4 大臣合意）に基づいて，オプジーボの薬価が連続的に引き下げられ，2018 年には 2014 年の当初価格の 4 分の 1 になったからです（2021 年 8 月の引き下げで 5 分の 1 になりました）．さらに，オプジーボの処方に対しては，「最適使用推進ガイドライン」により，厳しい「施設要件」「医師要件」が課せられました【注 1】．

2016 年以降，オプジーボの適応疾患は大幅に拡大され，それに伴い売上額も漸増していますが，急騰はしておらず，2020 年度でも 988 億円にとどまっています（小野薬品工業「オプジーボの動向」2021 年 5 月 12 日）．これは國頭医師の予測 1 兆 7500 億円のわずか 5.7% にすぎません．これにオプジーボとほぼ同じ薬効のキイトルーダの 2020 年度の売上 1183 億円を加えても 2171 億円にとどまり，國頭医師の予測の 12.4% にすぎません．これにより，

2016年の私の「結論」はオプジーボについては実証されたと言えます.

　私は國頭医師の極端な過剰推計の主因は，①オプジーボの薬価引き下げを「不可能に近い」と否定したこと，及び②オプジーボが全患者に処方されると見なしたことだと判断しています.

　①に関して，松原由美氏（早稲田大学准教授）は，高額薬剤や高額医療による財政負担の限界を理由にした「民間医療保険に任せるべき」との主張に対して，オプジーボの薬価は「公的保険の枠内だからこそ下げることができた」と指摘しています(3).

　②に関して，私は，今後，オプジーボの対象を効果が確実に期待できる患者に限定する「精密医療」（precision medicine）の研究が進めば，適用の厳格化がさら進み，この面からも費用の高騰は予防されると予測しています.

2　C型肝炎治療薬の売上は急減

　実は，2015 〜 2016年時には，医薬品業界で，オプジーボよりも市場規模がはるかに大きかった「ブロックバスター」はC型肝炎治療薬のソバルディ（一般名ソホスブビル）とハーボニー（一般名レジパスビルアセトン付加物ソホスブビル）でした．両薬剤の売上額は2014年度の135億円から2015年の3850億円に激増しました（『国際医薬品情報』調べ．メーカー出荷額）．後述するように，2015年度には「概算医療費」（医療保険と公費負担分の医療費の集計．「国民医療費」の約98%に相当）中の「調剤医療費」は対前年度比で9.4%も急増しましたが，それの主因はC型肝炎治療薬と見なされました.

　しかし，両薬剤によりC型肝炎はほぼ完治し，しかもC型肝炎の新規発生はごく限られていたため，両薬剤の売上額は2016年度には1700億円，2017年度には1100億円に激減しました．2016年度の売上額激減には，特例拡大再算定を受けて薬価が31.7%も引き下げられたことも影響しています．2018年度には両薬剤の売上は共に100億円を切ってしまったため，『国際医薬品情報』の集計対象から外れたそうです．2018年度には両薬剤に代わって，

マヴィレット（一般名グレカプレビル水和物，ピブレンタスビル）の売上額が1100億円になりましたが，翌2019年度には550億円に半減しました．

　これらのC型肝炎治療薬は，疾病のメカニズムの完全な理解の上に生まれてきた疾病の根治的技術と言えます．医療技術論的に言えば，これは「高度技術」（トマス）・「本質論的技術」（川上武氏）であり，それにより医療費が減少することは1970年代から指摘されていました【注2】．ただし，残念ながら，今後も，このような医療費の抑制をもたらす高度技術の開発は例外的にとどまると思います．

3　超高額新薬ゾルゲンスマのピーク時の年間売上は42億円

　最近，ジャーナリズムや医療界の一部では，オプジーボやC型肝炎治療薬とは桁違いの超高額新薬に注目が集まっています．それは2020年5月に保険適用された，脊髄性筋萎縮症治療薬ゾルゲンスマ（一般名オナセムノゲンアベパルボベク）で，それの患者1人当たり年間医薬品費は1億6708万円です．もちろこれは過去最高額です．そのために，超高額新薬の保険適用には限界があり，民間保険の活用を図るべきとの主張もなされています．

　他面，厚生労働省の説明によると，ゾルゲンスマのピーク時（2020年）の予測使用患者数は25人で，予測販売金額は合計42億円にとどまるとされています．医薬品に限らず，物やサービスの経済分析で問題となるのは価格（単価．P）ではなく，それに使用量（Q）を掛け合わせた総額（PQ）なのです．

　私はゾルゲンスマについての上記の言説を読んだ時，40〜50年前の1970〜1980年代に「タイムスリップ」しました．当時の通説では，医療費高騰の主因はCT，血液透析，冠動脈バイパス手術などの「ビッグ・チケット」（高額医療技術）とされていたのですが，それらは単価は高いが実施回数は少ないため，医療費増加の「寄与率」は小さく，それらよりも血液検査や心電図等の「リトル・チケット」（単価は安いが，実施回数が多い医療技術）の方が「寄与率」が大きいことが，医療費増加要因の実証研究で示されました[4]．

4　アデュヘルムによる医療費高騰も予防される

　高額新薬で医療費が高騰するとの言説のニューフェイスは，2021年6月にアメリカのFDA（食品医薬品局）が特例的に「迅速承認」したアルツハイマー病治療薬アデュヘルム（一般名：アデュカヌマブ）です．開発企業はこれの年間価格を56,000ドル（約600万円）に設定したため，承認直後には，業界では，世界のアルツハイマー病患者5000万人の巨大市場を背景にピーク時1兆ドルを超す「お化け商品」となるとの期待すら語られました．もう少し穏健（？）な予測でも，アメリカで2017年に既存のアルツハイマー病治療薬を服用しているメディケア患者は200万人いるので，それの半分（100万人）にアデュヘルムが処方された場合の年間費用は570億ドル（6.3兆円）に達するとされました[5]．

　しかし，その直後の7月に，アデュヘルムの適応はアルツハイマー病患者全体から，ごく初期の患者と同病発症一歩手前とされるMCI（軽度認知障害）に限定されました．しかも，現時点ではアデュヘルムの効果は脳内βアミロイドの沈着減少という「代理変数」で確認されただけで，認知症の臨床症状の軽減効果はごく限定的にしか示されていないため，アメリカでは「迅速承認」の是非を巡って激しい論争が続いています[6, 7]．そのためもあり，アメリカの主要な病院・医療グループでの使用や民間医療保険での給付対象の決定はごく限定的にとどまっています．

　アデュヘルムは日本でも2020年12月に承認申請がなされ，早ければ2021年度中に承認される可能性があると報じられています．しかし現時点で確認されているアデュヘルムの効果がごく限定的であることを考慮すると，アメリカ企業が設定したような高い価格が「公定薬価」（薬価）で認められる可能性はごく小さいと思います．薬価算定の際には，新薬としては異例ですが，費用対効果評価制度の適応区分H1（新規収載品で市場規模のピーク時予測が年100億円以上）が適用される可能性もあると思います．

表　概算医療費中の調剤医療費・国民医療費中の医薬品割合・国内医療用医薬品市場の推移

年度	2013	2014	2015	2016	2017	2018	2019	2020
概算医療費(兆円)	39.3	40.0	41.5	41.3	42.2	42.6	46.6	42.2
対前年度増加率(%)	2.2	1.8	3.8	▲ 0.4	2.3	0.8	2.4	▲ 3.2
うち調剤医療費(兆円)	7.0	7.2	7.9	7.5	7.7	7.5	7.7	7.5
対前年度増加率(%)	5.9	2.3	9.4	▲ 4.8	2.9	▲ 3.1	3.6	▲ 2.7
概算医療費中の割合(%)	17.9	18.0	19.0	18.2	18.3	17.6	17.8	17.9
国民医療費中の医薬品割合(%)	22.3	22.5	23.0		22.0	21.7		
国内医療用医薬品市場(兆円)	9.85	9.98	10.6	10.62	10.51	10.34	10.63	10.37
対前年度増加率(%)	3.1	1.3	6.2	0.2	▲ 1.0	▲ 1.6	2.8	▲ 2.4

出所：厚生労働省「概算医療費の概要」各年版
　　　厚生労働省「国民医療費の構造」各年発表分
　　　IQVIA 医薬品市場統計（Answer News「国内医薬品市場 20 年は 2.4% 減の 10.4 兆円」(2021年 2 月 22 日）より重引）
注：「概算医療費」は医療保険・公費負担分の医療費を集計したもので，「国民医療費」の約 98%に相当.
　　「国民医療費の構造」は不定期に発表され，2016 年度分は未公表. 最新値は 2018 年度.
　　IQVIA データは，卸からの病院，診療所，薬局の薬価ベースの購入金額総額.

　ちなみに，オプジーボの薬価設定時は，薬価の決定に大きな権限を持つＰＭＤＡ（医薬品医療機器総合機構）の担当者は「日本初の薬だから応援したい」と高い薬価をつけたそうですが，現在の保険財政にはそのような「余裕」はありません[8].

　しかも，「最適使用推進ガイドライン」により，アデュヘルムを処方できるのは専門の医療機関・医師に限定されるのは確実です. 以上から，アデュヘルムによる医療費高騰は予防されると私は判断しています.

　[厚生労働省の薬事・食品衛生審議会第一部会は 2021 年 12 月 22 日，アデュヘルムについて，「現時点のデータから有効性を明確に判断することは困難」とし，承認を了承せず「継続審議」としました. 厚生労働省は，部会後の記者説明会で，追加試験のデータの収集・分析には「一定程度の年数はかかる」との認識をしました.]

5　医薬品比率は微減し医薬品市場規模も固定

　以上はミクロレベルの検討でしたが，次にマクロレベルの検討を簡単に行います．

　上述したように，2015年度には医薬品費（調剤医療費）は9.4%も高騰しました．しかし2016年度には逆に厳しい医薬品費抑制政策により調剤医療費の対前年伸び率はマイナス（−4.8%）に転じました（表．表の起点を2013年度にしたのは第二次安倍政権が本格的に始動した年だからです）．その結果，概算医療費中の調剤医療費の割合は，2015年の19.0%をピークにして，以後微減しています．国民医療費に対する医薬品費の割合も，2015年度の23.0%をピークにしてその後微減し，2017年度22.0%，2018年度21.7%になっています．

　「国内医療用医薬品市場の推移」をみても，2015〜2019年の6年間10兆円強にほぼ固定されており，高騰はみられません．

　第2章第2節で示したように，第二次安倍政権の厳しい医療費抑制政策により，医薬品費を含めた「国民医療費」の2013〜2018年度の年平均伸び率は1.70%にとどまり，国内総生産（GDP）の伸び率1.74%をわずかに下回りました[9]．それまでは，国民医療費の伸び率はGDPの伸び率を上回るのが「常態」で，小泉政権時代（2001〜2006年度）ですら，両者はそれぞれ1.27%，0.38%でした．このことを考慮すると，安倍政権は小泉政権時代以上に厳しい医療費抑制政策を実施したことになります．

6　2020年度概算医療費は実質2兆円減

　しかも，2020年度には，コロナ危機による医療機関受診控えにより「概算医療費」は前年度に比べて1兆4000億円（3.2%）も減少しました．大道久氏（日本大学名誉教授）が指摘するように，これに近年の医療費増加傾向

（平均年 7000 億円）を加えると，2020 年度の実質医療費減は 2 兆円以上になるとも言えます[10]．仮に 2021 年度以降，医療費の従来の伸びが回復するとしても，2020 年度単年度の落ち込みを埋め合わせるだけで 3 年はかかることになります．私は，この点からも，高額新薬による医療費高騰説は浮世離れしていると判断しています．

　なお，「高額新薬による医療費高騰は世界の流れ」と主張されることがありますが，現実は逆です．2000 年代に入っての医療費の伸び率の鈍化（対 GDP 比，1 人当たり医療費とも）は日本に限らず，韓国以外の高所得国に共通している現象です[11]．

　高所得国の中でアメリカは，政府が医薬品価格または医薬品費のコントロールをせず，「自由薬価制度」をとる唯一の国ですが，バイデン政権の保健福祉省は 2021 年 9 月，アメリカ史上初めて包括的薬価引き下げ計画を発表し，現在この計画を裏付ける法案の審議が行われています[12, 13]．ただし，それが成立するか否かは現時点では不透明です．

お わ り に

　以上の検討から，私の 2016 年の判断「新医薬品・医療技術の適正な値付けと適正利用を推進すれば，技術進歩と国民皆保険制度は両立できる」の妥当性が再確認できたと思います．

　今後も，高額新薬が次々に上市されることはほぼ確実で，そのたびに，「今度は違う（This time is different）」との言説が蒸し返される可能性があります．しかし，政府が，2016 年の「薬価制度の抜本改革に向けた基本方針」（4 大臣合意）および「最適使用推進ガイドライン（医薬品）」の両方を武器にして，個々の医薬品価格（薬価）および医薬品総額をコントロールし続けることは確実で，それにより医療保険財政の破綻は予防されると思います【注 3】．

　なお，中村洋氏（慶應義塾大学教授）は，「オプジーボ狂騒曲」が吹き荒れ

ていた 2016 年に，日本の製薬企業の「3 つの限界」の第 1 に「『高薬価型』
新薬の研究開発のみに依存したビジネスモデルの限界」をあげ，製薬企業に
対して，「マクロレベルでの予見力」を持ち，「薬剤費上昇抑制策に対する耐
性を持つ企業への脱皮」を提言しました[14]．この提言は，製薬産業の発展
と過度の国民医療費増加の抑制の両立の方向を示しており，きわめて先駆的
と思います．中村氏は，最近，「日本版費用対効果評価制度の課題と今後の
改革の方向性」を，「個人的な考えに基づき」，包括的に整理・論述しており，
同制度についての必読文献と言えます[15]．

【注 1】「薬価制度の抜本改革基本方針」と「最適使用推進ガイドライン」の概略

　「薬価制度の抜本改革に向けた基本方針」（4 大臣合意）は，2016 年 12 月に菅義
偉官房長官（当時）主導で取りまとめられました．そのターゲットは「革新的か
つ非常に高額な医薬品」であり，以下の 5 つの方策が盛り込まれました．①新薬
は「年 4 回薬価を見直す」．②「全品を対象に，毎年薬価調査を行い，その結果に
基づき薬価改定を行う」．③「新薬創出・適応外薬解消等促進加算制度をゼロベー
スで抜本的に見直す」．④新薬の「費用対効果評価を本格的に導入する」．⑤「外
国価格調整の方法の改善」（番号は二木）．

　2018 年度診療報酬改定・薬価改定ではこの「基本方針」に基づき，医薬品費
（薬価ベース）は 1200 億円削減されましたが，坂巻弘之氏の試算によると費用対
効果評価による削減は約 30 億円（2.5%）でした[16]．なお，この 1200 億円は「薬
価制度の抜本改革」による削減額であり，実勢価格に基づく通常の医薬品費引き
下げはその 5 倍の約 6000 億円でした．

　坂巻氏はこの点を踏まえて，「費用対効果評価の議論は費用対効果が悪い」と評
しており，私も同感です．私は当時，費用対効果評価の意義は，①薬価決定プロ
セスの透明化と②極端な高薬価の予防であると判断しました[17]．今後，（超）高
額新薬の上市が増えると，②の役割が大きくなることは確実です．

　「最適使用ガイドライン（医薬品）」は「骨太方針 2016」に，革新的医薬品の使
用の最適化を図ることが盛り込まれたことを受けて，2016 年度から試行的に作成
され始め，2021 年 9 月現在，14 医薬品について疾患別の 38 のガイドラインが作
成されています．これらのガイドラインでは「投与対象となる患者」及び，それ
を投与できる「施設要件」と「医師要件」が厳格に定められています．オプジー
ボの「ガイドライン」は他の医薬品に先駆けて 2017 年 2 月に作成されました．

【注 2】トマスと川上による医療技術の古典的 3 区分説と医療費[18]

　医療技術の区分・発展段階と医療費との関係を論じた古典的研究に，アメリ
カ

のルイス・トマスの3区分説（無技術→中間的技術（half-way technology）→高度技術（high technology））と川上武氏の3区分説（現象論的技術→実体論的技術→本質論的技術）の2つがあります．これら2説は，1970年代前半にまったく別個に提唱されましたが，両者の3区分はほぼ対応しています．

「高度技術」（トマス）・「本質論的技術」（川上）とは，疾病のメカニズムの完全な理解から生み出された決定的技術であり，ひとたび確立されると医療費は抑制されます．その典型が，結核に対する抗生物質であり，これの導入により結核医療費は劇的に減少しました．

それに対して「中間的技術」（トマス）・「実体論的技術」（川上）は，一見華々しく，国民やジャーナリズムはこれを「高度技術」と誤解することが多いが，この技術は疾病の基礎にあるメカニズムの完全な理解に基づくものではなく，疾病の最終結果を対象にしている延命技術であり，一定の効果はあるが，それにより医療費は大幅に増加します．その典型が透析療法であり，それ以外に臓器移植，人工臓器，大半の癌治療が含まれます．

透析医療の導入により，慢性腎不全患者の長期間の延命・社会復帰が可能になりました．しかし，結核に対する抗生物質と異なり，透析による患者数の減少や医療費の大幅削減は望めず，ミクロレベルでは，透析患者の年間1人当たり医療費は現在でも約480万円と高額です．ただし，マクロレベル（国民医療費）では，医療技術進歩と政府の厳しい医療費抑制政策の組合せにより，透析医療費の高騰は完全に予防できている，「アンダー・コントロール」と言えます．

【注3】技術進歩は医療費増加の単純な「独立変数」ではない[19]

アメリカの医療経済学では伝統的に，新薬を含む医療技術進歩が医療費増加の主因で，それの制御は困難であるとの理解が支配的です．この点についての実証研究で有名なのは，アメリカを代表する医療経済学者であるニューハウスの1992年の研究で，「人口増加とインフレ要因分を（GDPデフレーターを用いて）除いた」1人当たり実質医療費の詳細な増加要因分析を行って，技術進歩が主因とする結論を得ました[20]．日本の医療経済学でもこの見解が（私から見ると）無批判に受け入れられています．

それに対して対して，カナダを代表する医療経済学者であるエヴァンスは1985年の論文「必要性の幻想」で，このような見方を批判し，「技術進歩が医療費に与える影響は，医療システムが技術進歩にどう反応し，それをどう利用するかに依存している」，「技術進歩自体は，外部から医療システムに影響を与える『外生変数』ではない」と主張しました[21]．ちなみに，彼は，技術進歩だけではなく，人口高齢化についても同じことが言えるとしました．アメリカの医療経済学者ゲッツェンも，1992年に「医療費水準は，客観的な趨勢—人口や，死亡率，技術，あるいは他のコントロール不能な要因—の産物ではなく，主として政治的かつ専門職による選択の結果だ」と，強調しました[22]．

　　私自身も，1995年に，1970〜1992年に医療「技術進歩は医療費水準を上昇さ
せたか」を「社会医療診療行為別調査」等を用いて詳細に検討し，日本では少な
くとも1980年代以降は，「医療技術」（投薬・注射，画像診断・検査，処置・手術
等）の医療費割合は増加していないことを明らかにし，以下のように結論づけま
した．「この結果は，医療技術進歩による医療費増加をすべて否定するものではな
い．筆者は，現代の医療技術進歩の多くは医療費を増加させる可能性を持ってい
るが，わが国では，厚生省の厳しい医療費抑制政策により，それの実現が『予防』
された，と考える．つまり，医療技術進歩は医療費増加の単純な『独立変数』で
はなく，医療費抑制政策により相当程度操作可能な『従属変数』なのである」（文
献19: 116頁）．

　　その後，西村周三・京極高宣氏も，「医療経済実態調査」等を用いて「医療費増
大への医療技術進歩の影響」を計測し，私と同様の以下の結論を得ました．「医療
費に占める比率からみて，医療技術の進歩はたとえば医療費抑制政策による薬価
基準などの抑制による強い影響で明確に担われてこず，医療技術支出率の上昇に
は必ずしもならない」[23]．これ以降は，日本では医療技術進歩と医療費増加との
関係についての本格的な実証研究は行われていません．

文　献

（1）　二木立「國頭医師のオプジーボ亡国論を複眼的に評価する」『文化連情報』
　　　2016年8月号（461号）：18-26頁（『地域包括ケアと福祉改革』勁草書房，2017,
　　　148-162頁）．

（2）　古川雅子「3千万円，1億円超の高額な新薬　問われる費用対効果と医師
　　　の悩み」Yahoo! ニュース オリジナル特集2021年9月6日配信 https://news.
　　　yahoo.co.jp/articles/98cba021158f65573a9d9670e6deb4ee88f18e41

（3）　松原由美「高額薬剤，『民間保険任せ』でいいのか」『RISFAX』2021年9
　　　月9日．

（4）　二木立『医療経済学』医学書院，1985, 103-104頁．

（5）　Drug prices Blowing the inheritance. The Economist July 17th, 2021 : p. 32.

（6）　Alexander GC, et al: Revisiting FDA approval of Aducanumab. NEJM 385
　　　（9）: 769-771, 2021.

（7）　Dunn B, et al: An appropriate use of accelerated approval - Aducanumab
　　　for Alzheimer's disease. NEJM 385（9）: 856-857, 2021.

（8）　本庶佑・立花隆「がんを消す免疫薬の真実」『文藝春秋』2016年5月号：
　　　253頁．

（9）　二木立「第二次安倍内閣の医療・社会保障改革の総括」『文化連情報』2021
　　　年1月号：12-22頁．［本書第2章第1節］

（10）　大道久「診療報酬制度の課題と将来」『週刊社会保障』2021年8月9-16日
　　　号：62-67頁．

(11)　OECD: Health at a Glance 2019. OECD, pp. 151-152.

(12)　三枝治「バイデン政権，包括的薬価引下げ計画を発表」『国際医薬品情報』2021 年 9 月 27 日号：50-52 頁.

(13)　髙山一夫「アメリカの医療政策動向⑯　薬価引き下げ法案をめぐる動向」『文化連情報』2021 年 11 月号：28-31 頁.

(14)　中村洋「薬剤費上昇抑制策に対して耐性を持つ企業への脱皮に向けて」『国際医薬品情報』2016 年 5 月 23 日号：7-10 頁.

(15)　中村洋「日本版費用対効果評価制度の課題と今後の改革の方向性（1-3）」『Monthly IHEP（医療経済研究機構レター）』2021 年 7 ～ 9 月号.

(16)　坂巻弘之「「薬価制度に費用対効果評価は使えるか」『国際医薬品情報』2018 年 8 月 13 日号：12-24 頁.

(17)　二木立「医薬品等の費用対効果評価は『医療政策的』にはもう終わった」.二木立『地域包括ケアと医療・ソーシャルワーク』勁草書房，2019, 105-108 頁.

(18)　二木立『地域包括ケアと福祉改革』勁草書房，2017, 159 頁【注 3】. 二木立『医療経済学』医学書院，1985, 95-98 頁の要約）.

(19)　二木立「技術進歩は 1980 年代に医療費水準を上昇させたか？－技術進歩と医療費抑制政策との関係の検討」. 二木立『日本の医療費』医学書院，1995, 85-122 頁.

(20)　Newhouse JP. Medical care costs: How much welfare loss? Journal of Economic Perspectives 6(3)：3-21, 1992.

(21)　Evans RG: Illusions of necessity. J Health Politics, Policy and Law 10: 439-467, 1985.

(22)　Getzen TE: Population aging and the growth of health expenditures. Journal of Gerontology. 47(3)：S98-104, 1992.

(23)　西村周三・京極高宣「医療における技術革新と産業としての医療——医療費増大への医療技術進歩の影響について」. 宮島洋・西村周三・京極高宣編『社会保障と経済　3　社会サービスと地域』東京大学出版会，2010, 105-125 頁.

第2節　厚生労働省が用いる「長瀬式」「長瀬効果」の出自を調べ信頼性を評価する

（2021年7月号）

は　じ　め　に──厚生労働委員会で「長瀬効果」について質問された

　第3章第1節で述べたように，私は2021年4月20日の衆議院厚生労働委員会で，「一定所得以上」の後期高齢者の窓口一部負担の2割化に反対する意見陳述をしました[(1)]．その後の質疑応答で，複数の議員から，厚生労働省が一部負担増による医療費抑制効果を推計する際に用いている「長瀬式」・「長瀬効果」（以下，長瀬式）について意見を求められ，大要，以下のように述べました．

　①長瀬恒蔵氏の研究は1935年当時としては画期的だが，いわゆる長瀬式はごく簡単なデータに基づいて推計されており，そのままでは使えない．②厚生労働省も，オリジナルな長瀬式ではなく，その後の新しいデータに基づいた，係数が異なる別の長瀬式を作っているが，用いたデータも推計プロセスもまったく公表していないので，その式に基づいて受診率低下がわずかだとの説明が妥当か否かは判断できない．③議会は，厚生労働省が今回長瀬式による推計で用いたデータと推計プロセスを公開するように求めるべき．

　長瀬式をめぐっては，2021年4月14・23日の厚生労働委員会でも，厚生労働大臣や政府参考人（保険局長）と野党議員との間で激しい論戦が行われました．そこで，本節では，長瀬氏の原著『傷病統計論』にまで遡って，長瀬式の信頼性について検討しました[(2)]．

　その結果，以下の3つが分かりました．①長瀬式はオリジナル版も，厚生労働省の修正版も「算出の方法」が不明で信頼性に欠ける．②長瀬式に対してはすでに2人の研究者が的確な批判を行っている．③仮に厚生労働省の修

正版長瀬式を用いると，後期高齢者の2割負担化は，3年間の「配慮措置」
（後述）終了後には，外来受診を1割減らす．

1　『傷病統計論』には長瀬式の算出方法は示されていない

　長瀬恒蔵氏は内務省社会局（厚生労働省の前身）の保険数理技師で，「医療
問題解決の基調を為すものは傷病の調査であると信じ」（序），『傷病統計論』
で当時入手できる限りの国内外の傷病データや保険データを用いて，「疾病
統計」と「廃疾［障害］統計」を，日本で初めて包括的に作成しました．後
に長瀬式と呼ばれるようになった数式は，第一編「傷病統計」の第18章
「医療費用と個人経済との関係」で，以下の二次式で示しました（150頁）．

　　$y = 1 - 1.6x + 0.8x^2$ ここで x は医療費負担（自己負担）の割合，y はそれに
応ずる医療費の割合です．

　この式は，健康保険（無料），警察共済組合（2割負担），国有鉄道共済組
合（無料と5割負担の2種類），保険適用のない国民等の，1人・一月当たり
平均医療費データを用いて，算出したそうですが，「算出の方法」は示して
いません．長瀬氏は，この式は「著者の創意に基づくもので，その算出の方
法は他の機会に譲る」と書いていますが，いろいろ調べた限りでは，その後
「算出の方法」を示した論文等は発表していないようです．私は，長瀬氏が，
4つの自己負担率別の平均医療費データ（集計データ）を用いて，直感的に
二次式を当てはめた可能性が強いと思います．

　ここで見落としてならないことは，この医療費は「開業医の通常の額」，
つまり外来医療費を指すことです．この点は，次に述べる厚生（労働）省の
修正版長瀬式の医療費が，外来医療費と入院医療費の合計であるのと異なり
ます．

2　厚労省の修正版長瀬式は 2 つある［元論文校正時補訂］

　厚生（労働）省は，第二次大戦後も現在に至るまで，長瀬式を用いて，保険給付率引き下げによる医療費削減額を推計してきたようです.

　国会会議録検索システムを用いて「長瀬式」「長瀬効果」「長瀬計数」「長瀬指数」で検索したところ，今国会の論戦を除いて 30 件ヒットし，初出は 1967 年 8 月 16 日の参議院社会労働委員会でした（「長瀬指数」）. しかし，長瀬式そのものが明示されたのは，1997 年 6 月 10 日の参議院厚生委員会 1 回だけで，高木俊明保険局長が野党議員の質問に答えて，次の式を示しました.

$y = 0.760x^2 - 0.678x + 0.918$　オリジナル版と異なり，x は自己負担率ではなく，給付率になっていますが，式を変えた理由も算出根拠も示さず，「これまでの過去の経験則で割り出した係数」とのみ説明しました.

　厚生労働省はその後，長瀬式をさらに修正し，2007 年の「第 2 回医療費の将来見通しに関する検討会」で次の 2 式を示しました（資料 1-3 の 2 頁「長瀬効果」. ウェブ上に公開）.

一般式 $y = 0.475x^2 + 0.525$　**老人保健** $y = 0.499x^2 + 0.501$（x は給付率）

　資料には「一般制度では平成 9 年 9 月改正の実績，老人保健は昭和 58 年 2 月改正〜平成 9 年 9 月改正の実績を基礎に」推計したと書かれていましたが，1997 年に国会で示した式から 2 つの式に変えた理由と式導出のプロセスの説明は書かれていませんでした.「議事録」でも，この点についての説明や質疑応答はありませんでした.

3　長瀬式を批判した 2 つの先行研究

　私が調べた範囲では，長瀬式を批判した研究論文は 2 つあります.

　1 つは，鈴木亘氏（大阪大学助教授・日医総研客員研究員・当時，現・学習院大学教授）の「レセプトデータを用いたわが国の医療需要の分析と医療制度

改革の効果に関する再検証」です[3]．鈴木氏は，長瀬式を「理論的な背景
もない素朴な関係式」と呼び，以下の4つの問題点を指摘しました．①統計
的に推定されたものではないため信頼性が低い．②操作性が高いことから恣
意的となる可能性がある．③集計データを利用しているため，様々な結果が
混在している．④医療経済学の先行研究と大きく異なる結果である．

　なお，宮崎岳志議員は，2012年7月25日の衆議院厚生労働委員会で，鈴
木亘氏のこの研究を紹介して，長瀬式は「実態に合っていない」と批判しま
した．過去の国会会議録を読んだ限りでは，長瀬式について本格的な論戦が
行われたのは，このときと，上述した1997年6月10日の参議院厚生委員会
の2回だけです．

　さらに鈴木氏は，長瀬式に代えて，健保組合及び国保のレセプトデータ
（個票）を用いて，一般医療と高齢者医療の入院・外来別の自己負担引き上
げによる医療需要の「価格弾力性」（価格が1%変化した時に需要が何%変化
するかを示す指標）を計算しました．それによると，価格弾力性は，一般医
療の外来で約0.08，同入院0（有意差なし），高齢者医療では外来約0.4，入
院約0.1でした．鈴木氏は，これらと氏が長瀬式から計算した価格弾力性
（一般医療0.24，高齢者医療0.097）との間には「大きな隔たりがあり，問題で
ある」と指摘しました．

　もう1つの先行研究は，佐藤英仁氏（東北福祉大学准教授）の「長瀬式の
概要と問題点」です[4]．氏はオリジナルな長瀬式と厚生労働省の2つめの
修正版長瀬式についてていねいに解説した上で，「精度の高い回帰式を推定
するためにはデータの連続性が求められる」にもかかわらず，2つの推計と
も「極端に不連続」なデータを用いており，「信憑性が疑われる」と批判し
ました．

　鈴木，佐藤両氏の批判は的を射ていると思います．さらに，鈴木氏の価格
弾力性の推計結果は，自己負担増による医療費抑制効果は，入院・外来別に
推計すべきことを示しています．

4　2 割負担化で受診は 2.6% しか減らない？

　これらの批判にもかかわらず，厚生労働省は，今回の法改正案時に，上記
2 つめの修正版長瀬式を用いて，後期高齢者の 2 割負担化による医療費・医
療受診の減少を推計しています．

　この数値は 2020 年 12 月 17 日の社会保障審議会医療保険部会には示され
ず，2021 年 4 月 14 日の衆議院厚生労働委員会で初めて示され，医療費抑制
効果は約 900 億円であるが，受診日数の減少は 2.6 にすぎないとされまし
た．しかし，計算の根拠は公開されていないので，この数値の妥当性の検
証・追試はできません．非公式に得た情報によると，この推計は入院・外来
の合計で，しかも今回の法改正で 2 割負担となる高齢者（後期高齢者の 23%）
だけでなく後期高齢者全体を対象にしているため，2 割負担化による受診日
数減少の過少推計になっているようです．

　しかも，2021 年 4 月 24 日の衆議院厚生労働委員会での長妻昭議員と田村
憲久厚生労働大臣との論戦により，厚生労働省は，試算にあたって，①現行
高額療養費制度と，②外来医療における「配慮措置」（法施行後 3 年間，1 月
当たり自己負担増の上限を 3000 円とする）を，該当患者全員が申請・利用する
という，私からみると現実離れした仮定を設けていることが明らかになりま
した．

　高額療養費制度の現実の利用率は，医療政策を立案する際のごく基本的数
値ですが，驚いたことに，田村大臣は，長妻議員の質問に対して，「保険者
がそういう数字を持っていませんので，どれぐらいの方が高額療養費を利用
されているか，本来利用される資格のある方と言っていいかも分かりません
が，それはちょっと分からない」と（平然と）答弁しました．

5　「配慮措置」が終了すると2割負担で外来受診は1割低下

　ただ，私も，入院医療については，多くが高額療養費制度の対象になり，しかも上記の鈴木氏の実証研究により，価格弾力性がごく小さいことが確認されていることを踏まえると，大幅な受診減は生じないと思います．外来医療についても，3年間の「配慮措置」が設けられている間は，大幅な受診減は起きないと判断しています．

　しかし，仮に2つめの修正版長瀬式を用いると，「配慮措置」が終了する3年後には相当の外来医療費・外来受診の減少が生じることになります．具体的には，上記の老人保健の修正版長瀬式（$y = 0.499x^2 + 0.501$）を用いて計算すると，無料医療に比べた1割負担時の医療費は0.905，同2割負担時は0.820となるため，1割負担から2割負担になった時の医療費は 0.820/0.905 = 0.906，つまり9.4%減となります．外来医療では受診日数は医療費に比例すると考えられるので，2割負担化で受診日数も9.4%減少することになります．なお，『令和元年社会医療診療行為別統計』の第32表の後期高齢者医療の外来1件当たり点数割合等から計算したところ，外来医療のうち高額療養費制度の対象になるのは1.7%にすぎないため，上記推計では無視しました【注】．

　外来医療費＝外来受診件数9.4%減は，厚生労働省が示している（当面は）2.6%減に比べるとはるかに大きい数値です．第3章第3節で紹介したアメリカ「ランド医療保険実験」の結果等を踏まえると，外来受診が1割近く減少した場合には，受診を控えた後期高齢患者，特に中等度以上または複数の慢性疾患を持つ患者の相当数の健康状態が悪化する危険があります．そのために，厚生労働省は，2割負担化後の，患者の医療受診と健康状態の変化を丁寧に「前向き調査」する必要があると思います．

お わ り に──長瀬氏の警告

最後に，『傷病統計論』を読んで，感銘を受けた「序」の最後の一節を，少し長いですが紹介します．「本書の内容に就いて**成るべく断定的の所論を避けたる**は，決定的の説明を為すまでには未だ資料の不十分なるものがあり，或る種の統計事実に就き一定の原理原則を発見するまでには，其の原因たるべき事象を一層詳細に分析したる後に非ざれば為し得ざるものなるに依り読者の判断に委したるものの少なくないのを諒とせられたい．蓋し**統計を過信するの弊は統計を軽視するの弊**と選ぶところがない．特に**傷病統計の如き複雑多岐に亙る**ものに就いて然りである．故に本書の統計を利用する場合この点を十分考慮に入るることを必要とするものである」(旧字体は常用漢字に書き換え．ゴチックは二木)．

賢明な厚生労働省の皆さんには，厚生統計の祖とも言える偉大な先輩長瀬恒蔵氏のこの警告に真摯に耳を傾けて「断定的の所論を避け」，現代では信頼性に欠けることが明らかになっている長瀬式を「過信する弊」に陥らないよう，切に期待します．

【元論文校正時補訂】厚労省の修正版長瀬式は新旧2系統が併存

本文では，厚生(労働)省の修正版長瀬式には，1997年の国会審議で高木保険局長が示した式と，2007年の「第2回医療費の将来見通しに関する検討会」資料で示された式の2つがあると書きました．私は本文執筆時，前者が後者に「進化した」との単線的イメージを持っていました．

しかし，これは二重の意味で不正確・誤りでした．①厚生労働省は，少なくとも1970年代から，1997年に高木保険局長が示した式を含む3つの修正版長瀬式(A・B・C式)を作成・使用していました．②この3式は2007年に上記検討会(保険局調査課所管)でまったく新しい2つの式が示された後も廃棄されず，保険局国民健康保険課は少なくとも2016年までB式を使い

続けていました．つまり，新旧2「系統」の修正版長瀬式がつい最近まで，併存・共存していたのです．以下，簡単に説明します．

修正版長瀬式の旧版は3式

　旧版の修正版長瀬式についてもっとも詳しく説明しているのは，野々下勝行氏（元保険局調査課長）の2005年の著作で，以下の3式を示し，その実績評価を行いました[5]．

$$A式　y = 0.760x^2 - 0.678x + 0.918$$
$$B式　y = 0.784x^2 - 0.536x + 0.752$$
$$C式　y = 0.783x^2 - 0.175x + 0.392$$

　野々下氏は，この長瀬式は「実用的な評価としては概ね許容できる範囲にある」とした上で，「新長瀬式の作成に向け努力しなければならない」と述べました．

　保険局国民健康保険課は，野々下氏の著作に先立って，1993年の編著で，上記3式を示し，「現実に国保では，療養給付費等負担金の計算や調整交付金の交付金額を算出するとき計算過程における調整対象需要額の算出の際，長瀬効果の式を用いている」と説明していました[6]．

　これら3式は構造・符号が同じで，係数が少しずつ違うだけですが，両書とも，算出方法と算出に用いたデータについては書いていませんでした．両書は，3式の「適用」についても書いていましたが，その説明は異なっていました．つまり，どの式を用いるかについての基準は明確にされていません．この点は，鈴木亘氏が長瀬式を「操作性が高いことから恣意的となる可能性がある」と指摘していた通りです[3]．

　私が調べた範囲で最も古い3式の紹介は前田信雄氏（国立公衆衛生院社会保障室長・当時）の1978年の労作で，係数も全く同じでした[7]．ただし，前田氏は長瀬式は用いず，各制度の「給付率変更前と変更後における診療諸費

関係傾向線［すべて一次式——二木］の変化」を推計しました．なお，1970
年代までは，「給付率変更」＝給付率引き上げでした．

　国会会議録検索システムで再検索したところ，1984 年の「健保国会」での
論戦で，吉村仁保険局長が「長瀬係数」について 5 回も答弁し，7 月 24 日
の参議院社会労働委員会では，「長瀬係数にもいろいろな数式がありまして
［今回は］B 式というのを使いまして」と，数式を示して説明しました．氏は，
その際，「長瀬係数というのは，給付率と医療費の大きさを事実の数値に基
づいて観察をした係数でございまして，なぜそうなのかという理由まで追求
をした係数ではない」と率直に認めました．本文を書いた時にこの発言を見
落としたのは，「長瀬式」「長瀬効果」等の 4 語で検索し，「長瀬係数」での
検索を怠ったためです．

　それに対して，本文で紹介した 1997 年の国会で高木保険局長が説明した
「長瀬式」は A 式でした．

　旧版の修正版長瀬式についての直近の公式の言及は，2016 年 2 月 25 日の
「子どもの医療制度の在り方等に関する検討会」（国民健康課所管）の資料
3-2 で，「現在国民健康保険の国庫負担の調整に用いられている長瀬式」と
して，B 式（のみ）を示しました（ウェブ上に公開）．

　この検討会は，小児医療の自治体補助に対する国民健康保険の国庫補助金
減額の是非を検討するために設置され，その過程で長瀬式が一躍脚光を浴び
たそうです．

　以上の文献・情報は，本文を事前に読んでいただいた厚生労働省 OB，研
究者や医療運動団体事務局幹部の友人に教えていただきました．

私の 3 つの驚き

　以上の事実を知って，私は次の 3 点に驚きました．**第 1** は，少なくとも
1970 年代から 2016 年まで，約 40 年（以上）も旧版の修正版長瀬式（の一部）
が，係数をまったく変えることなく，厚生（労働）省内で使われていたこと
です．この間の医療保険制度の改革，医療費の急増及び人口構成の急速な変

化を考慮すると，「惰性」・「マンネリ」にすぎると思います．

　第2の驚きは，2007年にせっかく新しいデータを用いてまったく新しい修正版長瀬式が作られたにもかかわらず，旧版も使われ続けていたことです．同じ保険局の中の2つの課（調査課と国民健康保険課）が全く別の修正版長瀬式を使っていたとは理解に苦しみます．その事情・理由は分かりませんが，これでは「局あって省なし」どころか，「課あって局なし」と言われても仕方ありません．

　もう1つ，過去の国会（1984年と1997年）では，一部負担を引き上げる法改正に際して，保険局長が長瀬式そのものについてていねいに説明していたことに驚きました．この点は，今国会では，野党の要求にもかかわらず，大臣・保険局長とも長瀬式を説明せず，ごく簡単な推計結果（医療費は900億円削減，受診日数は2.6%低下）だけを繰り返しているのと対照的です．これは行政・官僚の劣化の現れとも言えます．

【注】高額療養費制度対象の外来医療の割合の計算方法
　『令和元年社会医療診療行為別統計』の第32表の医科診療・入院外（外来）の一般・後期高齢者別の1件当たり点数階級割合と「医療保険に関する基礎資料～平成30年度の医療費等の状況」（これが最新版）の最後に示されている参考6「高額療養費の所得区分別の加入者数」を用いて計算しました．なお，以前の『社会医療診療行為別調査』には，1件当たり点数階級の累積百分率の表と図も示されていたのですが，最近は示されておらず，自作する必要があります．
　後期高齢者（制度上は70歳以上の高齢者）のうち「一般」（自己負担1割．「医療保険に関する基礎資料」によると後期高齢者の52.6%）の外来医療の1月当たり自己負担限度額は18,000円ですから，高額療養費制度の対象になる医療費の下限は18,000点になります．「社会医療診療行為別統計」から計算した，後期高齢者の入院外の10,000点の累積百分率は98.1%，20000点の累積百分率は99.0%で，18,000点は両者の間になります．これの累積百分率を「線形補間法」で計算すると，98.1 + 8000/10000*0.9 = 98.8%となり，後期高齢者の「一般」の高額療養費制度の対象（1-0.988）は1.2%となります．
　2種類の「低所得者」（自己負担1割．後期高齢者の40.5%）では，外来医療の1月当たり自己負担限度額は8000円，高額療養費制度の対象となる医療費の下限は8000点ですから，「一般」と同様の計算をすると，高額療養費制度の対象は2.4%になります．「一般」と「低所得者」を合わせると後期高齢者全体の93.1%

を占めます. 両者の加入者割合から按分した, 外来医療における高額療養費制度の対象は 1.7% となります.

なお, 3 種類の「現役並み所得」の後期高齢者（自己負担 3 割）では自己負担限度額も高額療養費制度の対象になる医療費の下限も異なり, 計算が複雑になりますが, これらの人びとは合わせても後期高齢者の 6.9% にすぎないので, 略しました.

文　献

（1）　二木立「『全世代対応型の社会保障制度を構築するための健康保険法等の一部を改正する法律案』に対する意見──中所得の後期高齢患者の一部負担の 2 割引き上げに反対します」2021 年 4 月 20 日衆議院厚生労働委員会. ［本書第 3 章第 1 節］.

（2）　長瀬恒蔵『傷病統計論』健康保険醫報社出版部, 1935.

（3）　鈴木亘「レセプトデータを用いたわが国の医療需要の分析と医療制度改革の効果に関する再検証」「日医総研ワーキングペーパー」No. 97, 2004（ウェブ上に公開）.

（4）　佐藤英仁「長瀬式の概要と問題点」『国民医療』336 号：54-60 頁, 2017.

（5）　野々下勝行『保険者のための医療保険統計入門』法研, 2005, 36-41 頁（「長瀬効果と長瀬式」）.

（6）　厚生省保険局国民健康保険課編『平成 4 年度版・国民健康保険基礎講座』社会保険実務研究所, 1993, 850-851 頁（「長瀬効果（波及効果）」）.

（7）　前田信雄「給付率等の変更による医療費への波及に関する研究」『季刊社会保障』14(2)：2-32 頁, 1978（ウェブ上に公開）.

第 3 節　論文：「医療の鉄の三角形」説の文献学的検討
──アメリカのローカルな仮説で実証もされていない

（2021 年 5 月）

は じ め に──「医療のトリレンマ」説の初出文献が分かった

私は『文化連情報』2019 年 12 月号の「医療時評(174)」（以下,『文化連情報』論文）で,「医療の質, アクセス, 費用の 3 つを同時に満たすことはできない」との通説（トリレンマ説）を検討し, 以下の 3 点が分かったと述べ

ました[1]. 〈①トリレンマ説は「詠み人知らず」の通説・俗説で, 明確な根拠を示した文献はない. ②トリレンマ説に対する「反証」はいくつも存在する. ③医療政策の目標には上記3つ以外にも, さまざまなものが提案されている.〉

①に関して, 2020年11月25日, 髙山一夫京都橘大学教授（医療経済学）から, 英語版のWikipediaには, トリレンマ説と同意の"Iron Triangle of Health Care"（「医療の鉄の三角形」）があり, それの提唱者はキシック（Kissick）氏であると明記されていると教えていただきました[2]. そこで, キシック氏がこの概念を初めて提起した著書"Medicine's Dilemmas"（1994. 以下『医療のジレンマ』）を読みました[3]. 併せて, Wikipediaで引用されている他の5文献, 及びPubMed（米国国立医学図書館が公開している医学・生物学文献データベース）で検索したこの概念が用いられている32論文を検討しました. さらに, 同じくPubMedで"cost" "quality" "access"の3語すべてを含む文献を検索しました

その結果, 「医療の鉄の三角形」説は, 「医療のトリレンマ」説と同意であり, それが「詠み人知らず」とは言えないことが分かりました. 他面, 「医療のトリレンマ」説の根拠を実証的または理論的に説明した文献は, キシック氏の原著を含めて, ないことも確認しました. 以下, その探索プロセスを述べます.

1　『医療のジレンマ』の「鉄の三角形」の説明

『医療のジレンマ』の著者のキシック氏は, 1965年にジョンソン政権が導入したメディケアの設計に中心的に関わり, 「メディケアの父」とも呼ばれている高名な医師で, 本書出版時, ペンシルベニア大学の医学部と経営大学院の両方の教授を務めていました（2013年死去）. 氏は, クリントン政権が目指した国民皆保険が1993年に頓挫した翌年に本書を出版しました. 「医療の鉄の三角形」は, 本書の第1章「誰かが支払わなければならない」の2頁

で，以下のように簡単に（英文で 10 行）書かれていました．

　「我々の社会の黄金律は誰もが最高の医療を受けるに値するであるが，それには誰かがその費用を支払うという条件がつく．しかし，私が医療の鉄の三角形と呼ぶものにおいては，アクセス，質と費用抑制は同等のアングル（角度）を持っており，それらは同一の優先順位であり，どの 1 つのアングルの拡大も残りの 1 つまたは 2 つを損なう．すべての社会は医療のアクセス，医療の質，及び費用抑制の間の共通の緊張状態に直面している．トレードオフは，三角形の大きさにかかわらず，不可避である．それらは，資源の配分や配給と呼ぼうが，我々の社会が行わなければならない選択である」．そして，3 頁に，鉄の三角形の簡単な絵が示されていました．

　第 1 章は，その後，20 世紀のアメリカ医療の展開を回顧し，医療技術の進歩が医療費の高騰を招いたこと，それに対応して出来高払いの民間保険が発展したことを「質的」に記述しました．

　私は，3 つのアングルを同等に扱うのは，国民皆保険制度がないアメリカでの歴史的経験に基づいていると感じました．しかし，他国の経験に全く触れず，「医療の鉄の三角形」は「すべての社会が行わなければならない選択」と一般化するのは，アメリカ人らしい傲慢さの現れと言えます．

　なお，本書の意図や各章の構成について説明した序文では，「医療の鉄の三角形」という用語はまったく使われていませんでした．実は私は，当初，書名の『医療のジレンマ』が「医療の鉄の三角形」を意味すると思ったのですが，それは誤解でした．序文によると，「医療のジレンマ」とは，キシック氏が 1968 年に医学部と経営大学院の両方の教授になった直後に聞いた，「救命や病気の治療のためには医療費が高すぎることはない」という医学部教員の発想と，「資源は限られていて選択をしなければならない」という経営大学院の教員の発想との「ジレンマ」を指していました．本書の副題も「無限のニーズ対有限な資源」（infinite needs versus finite resources）という通俗的なものです．

　以上から，キシック氏は「医療の鉄の三角形」という新語を造ったけれど

も，その扱いはごく軽く，いわばキャッチフレーズ的に使っているだけで，その根拠は説明していないと言えます．この点では，『文化連情報』論文で紹介した，オレゴン州のメディケイド管理部局の額に入れられていたとされる標語「コストとアクセスと医療の質．このうち，2つまでなら選んでも良い」と同レベルです[1]．この標語はキシック氏の「医療の鉄の三角形」説を踏まえたものかもしれません．

2　Wikipediaでも「鉄の三角形」の根拠の説明なし

次に，Wikipedia の「医療の鉄の三角形」（以下，「鉄の三角形」）に示されていたキシック氏の原著以外の5文献を読みました．これらはすべて教科書または評論・解説で，研究論文はありませんでした．しかもそのうち3文献は，「鉄の三角形」の簡単な説明をしているだけでした．例えば，**『アメリカの医療制度の基礎［第2版］』**の第1章の最後の見出しは「鉄の三角形を使ってあなたの医療システムを評価する」で，「鉄の三角形」が21行説明されており，文献としてはキシック氏の著書のみが示されていました[4]．もちろん，それの根拠は書かれていません．

この本の説明には2つの特徴があります．1つは，「医療システム」にはマクロの「巨大な医療提供制度」だけでなく，読者が日常的に利用するミクロの「医療提供システム」（日本流に言えば，個々の医療機関）を同列で含んでいること．もう1つは，「鉄の三角形」が，主として，三つの概念の「バランス」をとることが重要という形で，説明されていることです．バランスという用語は21行の中で3回も使われています．第1章の最後では，次のように書かれています．「リーダーは，鉄の三角形を用いて，アクセス，費用，及び質の間のバランスが確保されているかを確認しながら，われれわれの医療制度の評価を続ける必要がある」（13頁）．しかし，3つの概念の「バランスをとる」との説明は，キシック氏のオリジナルな説明（3つは同時に達成できない）とは異なります．

　残りの2文献は，「鉄の三角形に対する批判」という小見出しのパラグラフで示されていました．1つはデイビス氏の「医療の鉄の三角形は法則ではなく，観察にすぎない」で，旅行やコンピュータの例をあげ，「クリステンセンの［破壊的イノベーション・］モデルに基づけば，医療は鉄の三角形を打ち破り，それが法則ではなく観察であることを示すと予測できる」と主張していました[5]．

　もう1つは，司法省の「現在の医療制度の課題」についての公式の包括的な説明で，「鉄の三角形」は，Ⅱ「競争を制限する医療市場の特徴」のD「費用，質，アクセス：トレードオフの鉄の三角形」で出てきます[6]．ここでも引用されている文献はキシック氏の原著のみです．意外なことに，説明の第2パラグラフでは，「そのようなトレードオフは，当然のことながら，いつも求められるわけではない」と明記し，その例を以下のように示していました．「例えば，医療提供者への支払いを提供されるサービスの質に結びつけると，提供者が費用抑制と質改善を行うインセンティブを改善しうる．質の改善はまた，不必要なサービスを減らしたり，慢性疾患の消費者（患者）のマネジメントをもっと費用効果的にすることにより，費用を抑制しうる．競争にはこれらの目的を達成する上で重要な役割がある」．これらは，「鉄の三角形」説の部分否定と言えます．

3　PubMed の 32 論文でも同じ結果

　最後に，PubMed で "iron triangle of health care" の検索を行い，ヒットした32論文の Abstract または全文を読みました（2021年2月2日アクセス）．ただし，32論文のうち，11論文は「鉄の三角形」を使っていませんでした（「鉄分の摂取」等）．6論文は「鉄の三角形」を全く別の意味で使っていました（「日本医療の鉄の三角形（日本医師会と与党と官僚）」，「クリントン医療改革に反対する鉄の三角形（医師会と民間保険と産業界）」等）．

　その結果，キシック氏的な「鉄の三角形」を用いている論文は15論文に

減りましたが,そのうち 7 論文は PubMed では論文名のみしか示されないか,Abstract がごく短く,短文のコラムと思われました.残り 8 論文のうち,「鉄の三角形」を肯定しているのは 2 論文に過ぎず,いずれもその根拠は示していませんでした.例えば,レーマン氏は「オバマケアは鉄の三角形の破壊を目指したが,それは決して破られない」と主張していました[7].

　逆に,残りの 6 論文は「鉄の三角形」を相対化するか,批判していました.その 1 つは,Wikipedia でも引用されていたデイビス氏の評論でした[5].実証研究に近い論文は 2 つありました.1 つはロボット支援脊椎手術の文献レビューで,同手術が鉄の三角形すべてを満足させると主張していました[8].もう 1 つは「テレメディスンの報酬支払い」についての総説で,テレメディスンが鉄の三角形の制約を緩める可能性があり,それを示唆する実証研究もあると主張していました[9].

4　PubMed を用いた別の検索

　実は,私は,髙山氏に「鉄の三角形」について教えていただく直前の 2020 年 11 月 23 日,PubMed を用いて,トリレンマ説の根拠文献をいろいろ探していました.具体的には,まず,"cost" "quality" "access" "trilemma" の 4 語すべてを含む文献を検索しましたが,ヒットしませんでした.次に,"cost" "quality" "access" "tradeoff" の 4 語すべてを含む文献を検索したところ,91 件ヒットしました.それらの大半は費用と質のトレードオフを論じており,三者の間に「トレードオフ」の関係があると主張する文献はありませんでした.

　最後に,"cost" "quality" "access" の 3 語すべてを含む文献を検索したところ,2758 件もヒットしました.そのうち,最初の 60 の論文名と Abstract をチェックした結果,以下のことが分かりました.①「費用,質,アクセスの観点から」分析した論文はいくつもありましたが,それら 3 つが両立しないと書いているものはありませんでした.②逆に,三者のバランスをとることの重要性を強調している論文や,費用を抑制しつつアクセスを改善し,質も維持

できると主張している論文は少なくありませんでした．③三者以外に重要な
医療の目標もあると指摘している論文もありました．

　②のうち私が注目した実証研究論文は以下の3つです．クリステンセン等
は，患者中心のメディカルホームは費用を抑制しつつ，アクセスと質を維
持・改善することを示しました[10]．クラーク等は，医療リテラシーの向上
は医療のアクセス，質及び費用の3目標を改善することを示しました[11]．
フィッシャー等は，大腸・直腸がん検診は費用を抑制しつつ，アクセスを改
善し，質を維持することを示しました[12]．ただし，これらはすべて個別の
医療分野の検討です．

お わ り に──「鉄の三角形」はアメリカのローカルな仮説

　以上の検討から，キシック氏が提唱した「鉄の三角形」説は，アメリカで
はそれなりに知られてはいるが，広く使われているとまでは言えず，しかも
根拠を実証的または理論的に示した文献はなく，逆にそれに対する批判や反
論も少なくないと結論づけられます．**明確な根拠が示されない「鉄の三角
形」説が現在もそれなりに用いられている理由の一つは，「メディケアの父」**
と呼ばれたほど高名なキシック氏が提唱したためと，私は想像しています．
権威者・カリスマの提唱を無批判に（「忖度」して）使うのは日本の「専売特
許」ではないようです．

　今回の文献検索で気付いたことがもう1つあります．それは，「鉄の三角
形」説に言及した文献のほとんどがアメリカの文献であることです．
PubMed にはアメリカ以外の英語圏（イギリス，カナダ等）の文献だけでな
く，英語の要旨が付けられている非英語文献も収録されていますが，アメリカ以
外の文献で「鉄の三角形」に言及した文献はほとんどありませんでした．日
本語文献で，トリレンマ説の根拠を示した文献がないことは『文化連情報』
論文で述べました[1]．

　私はその論文の「おわりに」で，次のように書きました．〈私は，トリレ

ンマ説は，日本医療の歴史と現実から導き出されたものではなく，国民皆保険制度をいまだに持たない唯一の高所得国・アメリカで生まれたいわば「ローカル」な仮説であり，それを日本に直輸入すべきではないし，できないと感じています．／なぜなら，アメリカ以外の高所得国では，全国民またはほとんどの国民を対象にした公的医療保障制度が確立・定着しているため，「医療アクセス」・「公平」問題は基本的に解決されているか，医療政策・医療改革の大前提とされており，政策選択の焦点は医療の質（効果）と医療費水準（敢えて医療費抑制とは表現しません）とのバランスにあると考えるからです．これは現時点では私の「仮説」ですが，少なくとも，3つの目標を同列に論じるのではなく，アクセス・公平を最優先すべきと私は考えます．〉

　今回の文献探索で，トリレンマ説＝「鉄の三角形」説がアメリカのローカルな仮説であるとの私の仮説が，ほぼ実証されたと言えます．

【元論文追記】アメリカのガジック氏が新著で医療の質・費用・アクセスのバランスを改善する道を探究

　本文脱稿後に，髙山一夫京都橘大学教授から，2020年10月に出版されたガジック著『アメリカの医療産業入門：医療，費用とアクセスをバランスさせる［第2版］』をご教示いただきました(13)．この本は，アメリカの医療の質・費用・アクセスのバランスを改善する道を，最新の情報とデータを用いて包括的かつ分析的に検討した名著で，日本でこの問題を考える上でも大変示唆に富んでいるので，簡単に紹介します．

　ガジック氏は高名な医師かつ経済学者（1952年生まれ）で，フロリダ大学の産婦人科と医療サービス研究・マネジメントの前教授です．書名は「入門」となっていますが，500頁を超える大著です．他の多くの類似書と異なり，書名に「医療提供制度（システム）」ではなく，「医療産業」を用いているのは，氏が，アメリカの医療はまとまった「制度」ではなく，バラバラに自己利益を追求する利害関係者の寄せ集めである「産業」と見なしているからです．

　本書は全4部・22章からなり，最初の3部では，医療の経済的土台とアメリカ医療の発展過程，及びアメリカ医療の現状を分析しています．それらを踏まえて，第4部（第21・22章）でアメリカの「医療，費用およびコストのバランスを改善する」ための検討を行っています．第21章ではマクロ的な検討を，第22章では「医療の質を改善し，費用を抑制し，アクセスを改善するための」具体的改革案の検討を行っています．

　本書の特徴は，本文で検討してきた「医療の鉄の三角形」説のように，医療の3要素の同時達成が不可能と決めつけるのではなく，**さまざまな阻害要因のために，現実には3要素の不均衡がある事実を認めた上で，3要素の「バランスを改善する」道を探究していること**です．そのために，第22章で，アメリカで提案されている様々な医療改革案（左右の抜本改革案から漸進的改良案まで）の長所と弱点を分析的に検討しています．それにより，アメリカでは医療制度のどんな抜本改革も政治的に実現不可能と結論づけた上で，第22章（つまり本書全体）の最後を，以下の言葉で締めくくっています．

　「現在の医療産業の漸進的改良は——強固な利害関係者を脇に置けば——可能であり，それにより医療［の質］を大幅に改善しつつ，費用を抑制し，しかも現在無保険者であるか低レベルの保険に加入しているアメリカ人の，全部ではないにせよ，相当部分の医療アクセスを改善できる．アメリカの医療産業の複雑さを切り裂き，完全な解決を包括的に達成できる魔法の弾丸はない」（498頁）．私はこの文章に，著者の万感の思いが込められていると感じました（英語版Wikipediaによると，ガジック氏はがん治療に専念するため，2018年にすべての公職から退いたそうです）．

　大変残念ながら，私が2年前に『文化連情報』論文を発表して以降も，医療サービスのアクセス・質・費用の3つの要素を「同時に改善することはできない（困難である）」と根拠を示さずに主張する著書が複数出版されています[14, 15]．しかし，「医療の鉄の三角形」説＝「医療のトリレンマ」説が，アメリカのローカルな仮説であり，しかもそれの根拠が示されていないことを踏まえれば，日本で求められているのは，ガジック氏のように，「医療の

質・費用・アクセスのバランスを改善する」漸進的改革案を地道に探究することだと思います．その際，ガジック氏が無保険者の医療アクセス改善を強調したように，日本では患者負担増等により低所得者の医療アクセスが制限されないことを特に重視すべきと私は考えます．

【補注】バーウィック氏等は 2008 年に「医療の三重の目標」の同時達成を提唱

　本論文執筆後，高名な医療改革の実践者でオバマ政権の「オバマケア」成立にも参画したバーウィック医師等が，2008 年に，医療の質の改善と費用削減とアクセス向上の「三重の目標」の同時達成を目指すべきと主張する論文を発表していたことを知りました[16]．このスタンスは「鉄の三角形」と真逆です．

　バーンズ氏等は 2018 年発表の論文「医療業界の変容：あなた方の熱狂を冷ませ？」で，キシック氏の著書とバーウィック氏等の論文の両方を引用しつつ，1990 年代までは「鉄の三角形」説が優勢だったが，2010 年代の政策担当者は，3つの目標の同時達成を目指す「三重の目標」説を支持するようになっていると述べています[17]．ただしバーンズ氏等は「医療保険者または医療提供者による三重の目標の達成はまだ実証されていない」，「両説の決闘はまだ続いている」とも指摘しています（65-67 頁）．

　両論文は，日本で根拠を示さずに主張されることの多い「医療の質，アクセス，費用（抑制）の3つを同時に満たすことはできない」とのトリレンマ説・「鉄の三角形」説は，その本家本元のアメリカではもはや過去のものとなっている，控えめに言っても一つの「仮説」にすぎないとみなされていることを示唆しています．

文　献

（1）　二木立「医療政策の3大目標（質・アクセス・費用）のトリレンマ説の妥当性を考える」『文化連情報』2019 年 12 月号：16-22 頁（『コロナ危機後の医療・社会保障改革』勁草書房，2020，178-188 頁［第5章第3節］）．
（2）　Iron Triangle of Health Care. Wikipedia（2020 年 11 月 25 日アクセス）
（3）　Kissick WL: Medicine's Dilemma - Infinite Needs versus Finite Resources. Yale University Press, 1994.
（4）　Nancy J, et al: Basics of the U.S. Health Care System. Second Edition, 2015, p. 12.
（5）　Davis LIU: The iron triangle of health care is not law, but an observation. October 26, 2012（ブログ論評．ウェブ上に全文公開）.
（6）　U. S. Department of Justice: Excecutive summary: Current Health Care Changes, 2003.（ウェブ上に全文公開）
（7）　Lehman EP 4th: The health care 'iron triangle' and the Patient Protection

and Affordable Care Act. Cleve Clin J Med 82 (2)：73-80, 2015.

（ 8 ）　Fiani B, et al: Impact of robot-assisted spine surgery on health care quality and neurolosurgical economics: A systamatic review. Neurosurg Rev 43 (1)：17-25, 2020.

（ 9 ）　Smolensky KR: Telemedicine reimbursement: Raising the iron triangle to a new plateau. Health Matrix Clevel 13 (2)：371-413, 2003（ウェブ上に全文公開）

（10）　Christensen EW, et al: Impact of a patient-centered medical home on access, quality, and cost. Mil Med. 178 (2)：135-41, 2013.

（11）　Clark B: Using law to fight a silent epidemic: the role of health literacy in health care access, quality & cost.Ann Health Law. 20 (2)：253-327, 2011.

（12）　Fisher JA, et al: Cutting cost and increasing access to colorectal cancer screening: another approach to following the guidelines. Cancer Epidemiol Biomarkers Prev. 15 (1)：108-13, 2006.

（13）　Guzick, DS: An Introduction to the US Health Care Industry: Balancing Care, Cost, and Access, Johns Hopkins University Press, 2020, pp. 435-498.

（14）　康永秀生『経済学を知らずに医療ができるか⁉　医療従事者のための医療経済学入門』金芳堂，2020 年，149 頁．

（15）　三原岳『地域医療は再生するか　コロナ禍における提供体制改革』医薬経済社，2020 年，67 頁．

（16）　Berwick DM, et al: The triple aim: Care, health, and cost. Health Affairs 27 (3)：759-769, 2008.

（17）　Burns LR, Pauly M: Transformation of the health care industry: Curb your enthusiasm? Milbank Q 96 (1)：57-109, 2018.

第 4 節　医療経済学の最重要古典「不確実性と医療の厚生経済学」への 3 つの疑問

（2021 年 12 月）

は じ め に

医療経済学の最重要古典は，アメリカの理論経済学者アローが 1963 年に発表した「不確実性と医療の厚生経済学」（以下，この論文またはアロー論文

または 1963 年論文）とされています[1]. この論文発表から 60 年近く経ちますが，現在でも英語だけでなく，日本語の医療経済学教科書で引用されています[2-4].

　医療経済学に限らず，古典の多くが「誰もが知っているが誰も読まない」のと異なり，2012 年には，アローの母校コロンビア大学で，この論文の歴史的・現代的意義を学問的に検討するシンポジウムがアロー自身も参加して開かれています[5]. それに参加した，アメリカの医療経済学の重鎮ニューハウスは，大学院 2 年生対象の医療経済学の講義で，毎年，この論文とグロスマンの「健康に対する需要」論文（1972 年）の 2 つを必読論文に指定しているそうです（文献5: 1 頁）.

　しかし，私は，この論文を初めて読んだ 1981 年（ちょうど 40 年前）から強い違和感・疑問を持ち，それが日本福祉大学大学院で毎年「医療福祉経済論」講義をする中で，徐々に膨らんできました. 本節では，アロー論文に対する以下の 3 つの疑問を率直に述べます. ①医療サービスの経済的特徴を過大評価，②「不確実性」は医療に固有の特徴・専売特許ではない，③医療保険の分析に，保険論の「モラルハザード」概念を無批判に持ち込んだ.

　①については，最初の単著『医療経済学』で指摘しました[6]（文献6: 7 頁）.②については，私の尊敬するアメリカの医療経済学者フュックスの研究業績を回顧した時にチラリと指摘しました[7]. ③については，2018 年に発表した論文「『モラルハザード』は倫理の欠如か？」で少し言及しました[8].

1　アローの研究業績と 1963 年論文誕生の舞台裏

　本題に入る前に，アロー（2021-2017 年. 95 歳で死去）の研究業績とこの論文誕生の舞台裏を簡単に紹介します[9-11].

　アローは新古典派の理論経済学者で，1972 年にノーベル経済学賞（正確には，「アルフレッド・ノーベル記念経済学スウェーデン国立銀行賞」）を，「一般的経済均衡理論および厚生理論に対する先駆的な貢献」で，当時史上最年少

の52歳で，イギリス経済学の重鎮ヒックスと共同受賞しました．アローの功績は，新古典派（ミクロ）経済学のほとんどの分野——社会選択理論，一般均衡理論，個人選択理論，一般均衡モデルにおける不確実性の処理，情報理論等——にわたっており，「20世紀の経済理論の巨人の一人」であり，「経済学が数理科学に変容するのを助けた」とされています(9)．

1963年論文は，現代医療経済学を基礎づけるとともに，モラルハザード概念を初めて経済学に導入したと評価されており，アローの膨大な業績の中でも「もっともよく引用される論文の1つ」だそうです(10)．

「はじめに」で紹介した2012年のシンポジウムでは，アロー自身がこの論文執筆の舞台裏を率直に語っています(5)（文献5: 56-59頁）．それによると，この論文はアメリカを代表する医療経済学者フュックスから依頼されて執筆したそうです．フュックスはフォード財団の助成により，医療経済学についての実証研究と理論研究の両方を行う研究プロジェクトを構想し，後者をアローに執筆するよう依頼し，アローも「経済学理論を医療に応用するのに良い機会」と考えて引き受け，医療についての大量の文献を読み（つまり医療の分析を独自に行うことなく），論文を書きあげたそうです．

また，アローの生家は世界大恐慌で経済的打撃を受けたため，研究者になることなど考えられず，「安全な職業」につくために，若い頃，保険数理士（actuary）になろうとして，保険論についての文献を読んでいて，モラルハザードや逆選択という概念に出会ったそうです．そして，その10〜20年後に，1963年論文の執筆を準備していた時，「これらは保険会社の関係者がいつも話していたことだ」と「これらの概念を突然思い出した」そうです．

2 医療の経済的特徴を過大評価

前置きはこのくらいにして，アロー論文への私の第1の疑問を述べます．

この論文は，冒頭で「医療特有の経済問題は，疾病の発生や治療の効果に不確実性があるということに着目すれば説明しうる」と宣言して，医療の経

済的特徴と医療保険のあるべき姿について規範的・理論的に分析しています. アローは「医療」を「医師, 個人及びグループ診療, 病院そして公衆衛生を中心とするサービスの複合」と定義しています.

　アローは, この視点から, 医療の経済的特徴を, 「経済学の教科書にある[競争市場の下の——二木] 一般的な商品」と対比させながら, ①需要の性質, ②医師の期待行動, ③生産物の不確実性, ④供給条件, ⑤価格設定の方法の5つの側面から分析しています. 具体的に対比される商品は, 製造業分野の食品や衣料, 住宅や自動車, サービス分野の理髪業, ホテルサービス, 葬儀業, 金融的取引, 法律的サービス等多様または雑多です.

　私も医療の経済的特徴を検討することは医療経済学の出発点と思っていますが, アローのように, 医療の経済的特徴を医療以外の商品全体（物質的財貨と医療以外のサービスの両方）と直接比較すると, 医療の特徴が過大評価されてしまうと思います. これが, 私がアロー論文を最初に読んだ時に感じた違和感・疑問です.

3　フュックスの2段階の特徴付け

　それに対して, アメリカの医療経済学者フュックスは, まず物質的財貨と比べたサービス一般の特徴を分析し, 次に他のサービスと比べた医療サービスの特徴を示すという2段階の方法を採用しています. フュックスは, サービスの経済学研究から出発し, 後に医療経済学研究にも取り組み, しかもアローと異なり, 理論研究だけでなく, 実証研究と政策研究を言わば三位一体的に行いました.

　私は, 最初の単著『医療経済学』で「医療サービスの経済的特性」を説明した時, フュックスの『サービスの経済学』と論文「医療サービスのアメリカ経済への寄与」に依拠して, フュックス説を以下のように紹介しました[6, 12, 13].

　物質的財貨と異なるサービス一般の経済的特徴は5つある. ①財貨が有形であるのに対して, サービスは無形. ②財貨が在庫変動によって需給を調整

するのに対して，サービスは貯蔵できないから，時間によって調整する．③
サービスの生産には消費者の協力が重要な役割を果たす．④サービスの価格
はコスト基準というよりも，消費者がそのサービスに満足してどれだけ自発
的に支払おうとするかという需要側の要因によって影響される．⑤物質的財
貨の生産では技術進歩は大部分物的資本に体化されるが，サービスの生産で
は，機械設備の役割は比較的小さく技術進歩は労働力に体化される．

　なお，③は医療については，市場原理で提供されているアメリカ医療が念
頭におかれています．

　これら5点を前提として，サービス一般と比べた医療サービスの経済的特
徴には以下の3つがある．①消費者の無知（consumer ignorance）と医師へ
の依存（現代的に言えば，医師と患者間の「情報の非対称性」）．これの原因は
以下の4つである：(1)個々の患者に対する医療サービスの効果の不確実性，
(2)多くの医療サービスはたまにしか購入されない，(3)患者は医療サービス
購入時に冷静で合理的な判断をしにくい状況にある，(4)専門職である医師
は患者にほとんど情報を伝えない．②競争制限：消費者である患者の知識の
欠如のために医師にはモラルが求められるため，医療を自由競争で提供する
のではなく，競争制限——参入制限，広告禁止，価格競争の禁止等——が行
われる．③一般の商品・サービスでは売買を決めるのは「需要」（消費者の
購入意思と支払い能力）だが，医療サービスでは「ニード」（患者の支払い能力
の有無を問わない「必要」）が重視される．

　③は医療関係者にとっては当然のことですが，新古典派経済学の市場原理
では，支払い能力に裏打ちされた消費者の「需要」のみが分析対象とされ，
「ニード」の存在自体が無視・否定されるのです．

　私は，医療の経済的特徴を検討する上では，アロー説よりもフュックス説
の方がはるかに有効であると思い，大学院講義等では長年，フュックス説を
中心に教えています．

4 「不確実性」は医療の専売特許ではない

アロー説への第2の疑問は，上述したように，医療の特徴を「不確実性」
を出発点にして分析していることです．

医学・医療では，物理学・天文学・化学等の自然科学と比べると不確実性
が大きいのは自明です．また，日本で2005～2006年に医療事故・医療不信
が社会問題化した時，小松秀樹医師は，それが生じた理由として，医師と患
者・家族間で医療に不確実性があることについての意識に大きな差があるこ
とをあげ，多くの医師の共感を得ました[14, 15]．なお，日本で医学・医療の
不確実性を最初に指摘した著書は，中川米造『医学の不確実性』です[16]．

しかし，「不確実性」がある・大きいのは医療に限られず，福祉・教育で
も同じです．医療，特にアローが想定した急性期医療の結果・効果が比較的
早く明らかになるのと比べると，福祉・教育の結果・効果が明らかになるの
はずっと先か，それが曖昧なままに終わることがむしろ普通なので，不確実
性は医療より大きいと言えます．それの評価尺度が医療に比べて未確立なこ
とも，福祉・教育の不確実性を増幅しています．これは，病院勤務医と福祉
系大学教員の両方を経験した私の実感でもあります．

福祉や教育と異なり，医療で誤診や医療過誤が大きな問題になるのは，急
性期医療の結果・効果が比較的短期間に明らかになるためでもあると思いま
す．この点とも関連して，私の恩師の川上武医師は，1982年に，医療と教
育の類似性に着目して，「"誤診"と同じように，生徒の可能性の開花という
視角からみたとき，"誤教育"という問題がある」と提起しました[17]．川上
医師は，「教育の成果は予想以上に長く続く」として，「医師の世界でいう予
後学にあたる分野が教育の世界でも必要になるのではないか，その場合に
"誤教育"といった発想が突破口になるのではないか」とも指摘しました．
私はこれらはきわめて重要な提起であると考え，日本福祉大学在職中，この
視点から私や同僚の教育を点検していました[18]．

　さらに，「不確実性」は，医療・福祉・教育に限られず，経済・経営，社会，政治・行政，司法等，人間社会のすべての制度や現象に存在します．少し古いですが，『週刊東洋経済』は2008年に「経済・金融情勢から日々の暮らし，犯罪，自然災害まで，われわれの不確実性は高まっている」として，「『不確実性』の経済学入門」を特集し，医師不足・年金問題を含め20の領域の不確実性を論じました[19]．

5　「不確実性」より「情報の非対称性」が重要

　そのために，私は医療の経済的特徴としては，「不確実性」より「情報の非対称性」の方がはるかに重要と考えています．上述したように，フュックスはこれをサービス一般と比べた医療サービスの経済的特徴の第1にあげています．実は，アローも医療の不確実性の1つとして，医師と患者間の「情報量の格差」（the informational inequality, the difference in information）・「医療の購入の結果に対する知識の差」をチラリと指摘しています[1]（文献1：翻訳59頁）．上述した誤診・医療事故問題について，私は，「医療の不確実性」を指摘することに加えて，医師と患者の「情報の非対称性」を減らすための方策も必要だと考えています．

　後藤励・井深陽子『健康経済学』は，アローに依拠し「情報の非対称性と不確実性は，以前より医療の最も重要な経済学的な特徴とされてきました[20]」（文献20：36頁）と述べていますが，著書全体では，不確実性の具体的分析はなく，逆に情報の非対称性が医療サービスにどのような影響を与えているかについて，9か所で詳細に検討しています．

　なお，20世紀前半を代表するアメリカの経済学者ナイトは主著『リスク，不確実性，利潤』（原著1921）で，「測定可能な不確実性」を「リスク」と呼び，「測定不可能な不確実性」と峻別しました[21]（文献21：42, 309頁）．この区分は現在では経済学で広く共有されています．アローはこの区分をしておらず，「参考文献」にナイトの著書も引用していませんが，「医療の不確実

性」は両方を含むと言えます.

　ただし，現実には両者の区別は必ずしも簡単ではありません．橋本英樹・泉田信行は，医療における「リスク」と（ナイト流の）「不確実性」は，医師と患者では異なることをわかりやすく説明しています[4]．例えば，医師は患者から得られた様々な情報と既存の疫学情報を総合して，患者の入院確率等を計算することが可能なので，それは「リスク」と言えるが，患者個人にとっては，今後入院するかどうかは全く予測がつかないので「不確実性」の範疇にとどまるのです.

　ちなみに，ナイトは「不確実性は人生の基本的事実の1つである」とも述べています[21]（文献21: 447頁）．中川米造も，医学・医療の不確実性を多面的に論じた後に，「考えてみれば，人生においては確実なことはほとんどない」と認めています[16]（文献16: 152頁）.

6　「モラルハザード」を医療保険に無批判に持ち込む

　アロー説に対する第3の疑問で，しかも私が一番重大だと思っていることは，アローが保険論で使われていた「モラルハザード」概念・用語を医療保険の分析に無批判に持ち込んだことです．具体的には，アロー論文は，医療の経済的特徴の分析に続いて，不確実性下における医療保険の在り方について規範的に論じた時に，保険論（特に火災保険論）で1940年代以降否定的な意味で用いられるようになった「モラルハザード」概念（保険を掛けた安心から気が緩んで火災発生率が高まる等．ただし，実証はされていない）を，「医療保険の場合も同様である」とそのまま医療保険に持ち込みました[1]（文献1: 翻訳67頁．モラルハザードは「道徳的危険」と訳）.

　これは，医療保険加入により自己負担が減り，そのために医療需要が増加することは消費者の「合理的行動」であり，モラルの問題ではないとの経済学の本来の説明と明らかに異なります[7]．上掲の『健康経済学』も，モラルハザードを情報の経済学に基づいて説明し，「個人の倫理観の欠落を表し

ているかのように受け取」ることは「誤りです」と強調しています[20]（文献 20: 146 頁）.

　実は，アロー論文が発表された 5 年後の 1968 年にポーリーは，この点を以下のように的確に指摘・批判しました[22]：「医療保険における『モラルハザード』問題は道徳とはほとんど関係がなく，正統的経済学モデルで分析可能である」，「医療保険に加入すると，加入していない場合に比べてより多くの医療を求める反応は道徳的背信（moral perfidy）の結果ではなく，合理的な経済的行動の結果である」．アローは，すぐポーリーのこの批判を大枠で受け入れたのですが，モラルハザードという用語は変えませんでした[23].

　アロー論文はきわめて影響力があったため，この論文が「重大な歴史的転換点」となり，本来経済学的には価値中立的（value-neutral）であった医療保険加入による医療需要増加を，否定的・侮辱的価値判断を含んだ（value-laden）「モラルハザード」と呼ぶことが一般化し，それを用いた研究論文が大量生産されるようになりました[24]．私はこの点でアローの「罪は重い」と思っています[7].

7　2012 年シンポジウム基調講演への疑問

　「はじめに」で紹介した 2012 年のシンポジウムで「医療保険におけるモラルハザード」についての基調講演を行ったフィンケルシュタインは，医療保険の「モラルハザード」を「事前のモラルハザード」（ex ante moral hazard. 保険加入者が保険に加入することにより自分の健康管理を怠る）と「事後のモラルハザード」（ex post moral hazard. 医療保険に加入することで医療受診が増え，医療費も増加する）に 2 分した上で，アメリカで行われた 2 つの医療保険のランダム化比較試験の結果，「事前のモラルハザード」が存在するとのエビデンスは認められず，「事後のモラルハザード」の存在のエビデンスのみが確認されたと指摘しました[5]（文献 5: 15-16, 21-23 頁）.

　フィンケルシュタインは（事後の）モラルハザードは供給側＝医師側にも

存在すると指摘し，その後の「コメント」でグルーバーやスティグリッツも
その主張に同意しました．実は，アローも 1963 年論文で，医師側のモラル
ハザードもチラリと指摘していました[1]（文献 1: 翻訳 67 頁）．私は，これは
医師・供給者誘発需要と呼ぶべきと思いますが，この点は，フィンケルシュ
タインだけでなく，シンポジウム参加者の誰も指摘せず，シンポジウム報告
書の索引にも医師誘発需要はありませんでした．

　私が一番驚いたのは，フィンケルシュタインが伝統的な保険論の主張する
「（事前の）モラルハザード」の存在を否定したにもかかわらず，保険加入者
の合理的な行動に対して「（事後的）モラルハザード」という否定的価値判
断を内包した用語をそのまま使ったことです．この点については，すべての
コメンテーターも同じで，「モラルハザード」という否定的保険用語の医療
経済学への流用・（私から見ると）誤用の根は深いと感じました【補注】．

　なお，ツヴァイフェルとマニングは 2000 年に発表した「医療におけるモ
ラルハザードと消費者インセンティブ」についての膨大な総説で，「事後の
モラルハザード」を通常の「静学的事後のモラルハザード」と，新医療技術
の選択を含んだ「動学的事後のモラルハザード」に二分し，モラルハザード
全体を 3 種類に分類することを提唱しました[25]．しかし，私には「動学的
事後のモラルハザード」の意味が理解できません．この 3 区分説は，提唱か
ら 20 年以上経ちますが，私の知る限りほとんど普及していません．ツヴァ
イウェルらも「モラルハザード」という否定的用語の使用に対しては何もコ
メントしていませんでした．

お わ り に

　以上，医療経済学の最重要古典とされているアロー論文に対して私が長年
抱いてきた疑問を述べました．これにより，無批判に引用・言及されること
の多いアロー論文の問題点・限界を示せたと思います．
　最後に一言．私は，アローが，新古典派による伝統的な競争的市場理論を

そのまま医療の分析に持ち込まず，医療の経済的特徴を「不確実性」を鍵概念にして包括的に分析し，それにより規範的経済学の枠組みを拡張しようとした姿勢は高く評価しています．西村周三氏も，アローの「指摘は，経済学を知らない人にとっては，何ら新味のない当たり前のことに映るが，経済学の発展の歴史を知ると，その意義が明らかになる」と指摘しています⑶．この点は，日本で，一部の経済紙誌や経済産業省系の研究者が，市場原理を絶対視し，それに合致しない日本医療を「上から目線」で粗雑に批判し続けているのとは大違いです．

【補注】アメリカの医療経済学のモラルハザード偏重と「平均人」への疑問

　　2012 年シンポジウムの基調報告と討論全体を読んでいて強い違和感を感じたのは，スティグリッツを除いて，誰も，保険者による医療サービス・医薬品等の価格コントロールに触れず，自由価格を当然の前提にして，保険加入者の拡大と医療費増加率抑制との（私から見ると偽りの）「緊張」・「ジレンマ」に言及していることでした（5: 40 頁等）．それにより，以下のことに気付きました．

　　アメリカ以外の高所得国には，全国民を対象とした公的医療保障制度が存在し，政府が医療サービス・医薬品等の公定価格または総医療費を（ある程度）コントロールできる．しかし，アメリカではそれが制度的にできないため，保険加入者の拡大がそのまま医療費増加につながるため，医療費抑制のために患者の医療機関受診を抑制する必要があり，それの理論的根拠としてモラルハザードが強調されている．

　　なお，シンポジウム参加者のうち，スティグリッツだけは，2003 年にメディケアの給付対象に（選択制で）医薬品が加えられた時に，政府が医薬品企業と価格交渉をすることが禁じられたことを指摘しており，サスガと思いました（5: 68 頁）．

　　私がもう 1 つ違和感を感じたのは，基調講演だけでなく，やはりスティグリッツを除く他のコメンテーターが，「平均人」（the average person）についてのみ論じて，アメリカに大量の無保険者が存在することを当然視し，彼らを含む低所得者の医療アクセスを改善する課題にほとんど触れていないことでした．アローが，最後の討論時に，「無保険者は社会の少数者（marginal group）でたった 5000 万人しかいない」と本音発言していたのには驚きました（5: 79 頁）．

　　そのために，スティグリッツが別の本（日本人向けのインタビュー）で以下のように述べていることに救いを感じました．「[経済学の主流に] おかしなことはたくさんあります．例えば，**経済学者が使う標準モデル**や**代表的個人**です．**主流派の経済学者は『（消費者は）全員同じだ』**というわけですが，全員が同じな

ら，不平等や格差は生じず分配の問題は起こらないはずです」[26]．

文　献

（ 1 ）　Arrow KJ: Uncertainty and the welfare economics of medical care. American Economic Review 53: 941-973, 1963（田畑康人訳「不確実性と医療の厚生経済学」『国際社会保障研究』27: 51-77, 1981）．

（ 2 ）　漆博雄編『医療経済学』東京大学出版会，1998，12 頁．

（ 3 ）　西村周三・田中滋・遠藤久夫編『医療経済学の基礎理論と論点（講座＊医療経済・政策学第 1 巻）』勁草書房，2006，64-66 頁．

（ 4 ）　橋本英樹・泉田信行編『医療経済学講義』東京大学出版会，2011，10-11, 61 頁．

（ 5 ）　Finkelstein A with Arrow KJ, et al: Moral Hazard in Health Insurance (Kenneth J. Arrow Lecture Series). Columbia University Press, 2014.

（ 6 ）　二木立『医療経済学』医学書院，1985，7-13 頁．

（ 7 ）　二木立「フュックス教授の『医療経済・政策学』から何を学ぶか？」『文化連情報』2018 年 12 月号（489 号）：22-24 頁（『地域包括ケアと医療・ソーシャルワーク』勁草書房，2019，228-233 頁）．

（ 8 ）　二木立「『モラルハザード』は倫理の欠如か？――医療経済学での用法」『日本医事新報』2018 年 1 月 13 日号（4890 号）：20-21 頁（『地域包括ケアと医療・ソーシャルワーク』勁草書房，2019，210-213 頁）．

（ 9 ）　McDonough: Kenneth Arrow, Nobel laureate and seminal economist with wide impact, dies at 95. The Washington Post February 21, 2017（ウェブ上に公開）

（10）　Salles M: (Obituary) Kenneth J. Arrow 1921-2017. The European Journal of the History of Economic Thought 24(5): 1123-1129, 2017（ウェブ上に公開）

（11）　Anonym: Kenneth J. Arrow, 1921-2017. Institute for New Economic Thinking, 2017.（山形浩生訳：ケネス・Ｊ・アロー（Kenneth J. Arrow), 1921-）（共にウェブ上に公開）

（12）　Ｖ・Ｒ・フュックス著，江見康一訳『サービスの経済学』日本経済新聞社，1974［原著 1968］．

（13）　Fuchs, VR: The contribution of health services to the American Economy. In: Fuchs, VR (Ed): Essays in the Economics of Health and Medical Care. National Bureau of Economic Research, 1972, pp. 3-38.

（14）　小松秀樹『医療崩壊「立ち去り型サボタージュ」とは何か』朝日新聞社，2006, 11-19 頁．

（15）　小松秀樹『医療の限界』新潮新書，2007，13-39 頁（「死生観と医療の不確実性」）．

（16）　中川米造『医学の不確実性』日本評論社，1996.

(17)　川上武「誤教育と誤診──斎藤義博と私」『回想　出隆』1982（『私の戦後』ドメス出版, 2005, 62-66 頁に収録）.

(18)　二木立『福祉教育はいかにあるべきか』勁草書房, 2013, 72 頁（「私からみた悪い研究（論文）指導」）.

(19)　特集「『不確実性』の経済学入門」『週刊東洋経済』2008 年 9 月 6 日号：36-79 頁（「⑬『医師不足』はなぜ起きたのか」,「⑲年金問題はなぜもめるのか」は, 権丈善一監修）.

(20)　後藤励・井深陽子『健康経済学』有斐閣, 2020.

(21)　フランク・H・ナイト著, 桂木隆夫・他訳『リスク, 不確実性, 利潤』筑摩書房, 2021［原著 1921］.

(22)　Pauly M: The economics of moral hazard: Comment. American Economic Review 58(3)：531-537, 1968.

(23)　Arrow KJ: The economics of moral hazard: Further comment. American Economic Review 58(3)：537-539, 1968.

(24)　Dembe AE, Boden LI: Moral hazard: A question of morality? New Solutions 10(3)：257-279, 2000（ウェブ上に公開）.

(25)　Zweifel P, et al: Moral hazard and consumer incentives in health care. In: Culyer AJ, Newhouse JP（Eds.）: Handbook of Health Economics Volume 1A, Elsevier, 2000, pp. 409-459.

(26)　丸山俊一＋NHK「欲望の資本主義」制作班（『欲望の資本主義4　スティグリッツ×ファーガソン　不確実性への挑戦』東洋経済新報社, 2020, 149 頁.

補　章　『厚生労働白書』と日医総研報告書を
　　　　　複眼的に読む

　本章では令和2年版と令和3年版の『厚生労働白書』と日医総研「第7回日本の医療に関する意識調査」(2020)を，発表年順に読み解きます．

　第1節で検討した『令和2年版白書』の副題（第1部）は「令和時代の社会保障と働き方を考える」で，平成の30年間の社会保障と今後2040年に向けた20年間の社会保障と働き方を展望しています．私は，白書が社会保障の規模を対GDP比で検討し，「2040年にかけて，社会保障の給付規模は1.1倍に増加の見込み」と冷静に書いていることに注目・共感しました．第2部では，「質が高く効率的な医療」という1987年以来の同省の定番表現が復活していることに安心しました（その理由は本文）．

　第2節で検討した日医総研調査では，2020年にはコロナによる受診控えが14.6%にも達していることが示されています．他面，コロナ禍にもかかわらず，2種類の医療満足度（受けた医療の総合満足度と日本の医療全般の満足度）が高水準を保っていること，平等な医療への高い支持が続いていること，70歳以上は8割がかかりつけ医を持っていること等に注目しました．

　第3節で検討した『令和3年版白書』の副題（第1部）は「新型コロナウイルス感染症と社会保障」で，コロナが国民生活と医療機関に与えた甚大な影響を多面的に示しています．私は白書が，2021年初頭に突発した（民間）病院バッシングへの反証も含んでいることに注目しました．ただし，「社会保障改革の課題」は医療を含めて短期的であり，この1年間厚生労働省全体がコロナ対策に忙殺され，長期的な対策を考える余裕がなかったためと推察しました．

第 1 節　『令和 2 年版厚生労働白書』をどう読むか？

（2020 年 11 月）

は じ め に

　厚生労働省は 2020 年 10 月 23 日，『令和 2 年版厚生労働白書』を公表しました．その前の白書は『平成 30 年版』（2019 年 7 月公表）ですから，『令和元年版』は発行されないことになります．このようなことは『平成 6 年版』が発行されなかった時以来，25 年ぶりです．これは，2020 年に突発したコロナ危機への対応に厚生労働省が忙殺され，それを発行する時間的・人的余裕がなかったためと思います．

　今年度『白書』の副題（第 1 部のタイトル）は「**令和時代の社会保障と働き方を考える**」です．このテーマからも分かるように，第 1 部は社会保障全般と「働き方」（労働問題）」中心に論じており，「医療（改革）」についてはほとんど触れていません．そこで，本節では，まず，第 1 部の検討を行い，次に，第 2 部「現下の政策課題への対応」の第 7 章第 2 節「安心で質の高い医療提供体制の構築」で注目すべき 2 つの記述を指摘します．

1　平成の 30 年と今後の 20 年を分析

　第 1 部は，第 1 章で「平成の 30 年間と，2040 年にかけての社会の変容」を鳥瞰し，第 2 節ではそれを受けて，2040 年に向けて「令和時代の社会保障と働き方のあり方」を展望しています．例年の『白書』と同様に，「事例」も豊富です．

　第 1 章では①人口，②寿命と健康，③労働力と働き方，④技術と暮らし・

仕事，⑤地域社会，⑥世帯・家族，⑦つながり・支え合い，⑧暮らしと生活を巡る意識，⑨社会保障制度という 9 つのテーマに沿って，平成の 30 年間の変容を分析し，一部は 2040 年に向けての変化を展望しています．②，④，⑦では新型コロナ感染症の影響もスケッチしています．

　30 年〜 50 年という長いスパンの分析を読むことで，この間の日本の社会と「働き方」，及び国民意識の大きな変化を再確認でき便利です．私個人は，③「労働力と働き方」（第 3 節）に関して，平成の 30 年間に，男女ともに非正規雇用の労働者の数・割合が大きく増加したたことに改めて驚かされました：総数では 1989 年の 19.1% から 2019 年 38.3% へと 19.2 ポイント上昇，女では 36.0% から 56. 0% へと 20.0 ポイント上昇（37 頁）．言うまでもなく，非正規労働者の賃金は正規労働者に比べてはるかに低く，そのことは今後の社会保障の財源確保にも大きな制約を与えています．

　⑦「つながり・支え合い」（第 7 節）では，おそらく『白書』としては初めて，「家族・親族がいない場合，施設入所時の身元保証が確保できず入所に支障が生ずるケース」の存在（89 頁）や，「支援につながっていない人，手助けを求められない人の存在」（93 頁）に注意喚起したことに注目しました．

2　社会保障の規模は対 GDP 比で見る

　⑨「社会保障制度」（第 9 節）では，社会保障給付費の規模を 1990 〜 2017 年度の実績値と 2018 〜 2040 年度の将来見通し別に示しています（118-119 頁）．私は，社会保障給付費の表示について，「名目額で見た場合，経済成長に伴う賃金・物価の上昇がそのまま社会保障給付費の増加として計上されてしまうことから，社会保障の規模の推移をとらえるには，社会保障給付費の対 GDP 比で見ることが適切」と明記し，「2040 年にかけて，社会保障の給付規模は 1.1 倍に増加の見込み」と冷静に書いていることに注目・共感しました．この点は，多くのジャーナリズムや経済産業省が，社会保障給付費の名目額のみを示し，今後それが急騰すると危機感をあおるのと対照的です．

　社会保障の今後の負担の動向についても，「2040 年に向けて，社会保険料の負担規模は約 1 割，公費負担は 2 割強の増加の見込み」と冷静に書いています（123 頁）．と同時に，日本の国民負担（対 GDP 比）のうち，租税負担は「一貫して OECD 諸国を大きく下回る水準が続いている」ことも指摘しています（127 頁）．しかし，今後，租税負担を増やすための財源については触れていません．これは，菅義偉新首相が「私の間と言うよりも，10 年は消費税［引き上げ］は考えない」と明言しているためと思います．

　「社会保障制度」についてもう一つ注目すべき記述は，**「高齢化率と社会保障の給付規模の国際比較」**図を示し，「我が国は最も高齢化が進んでいるが，社会支出の対 GDP 比は，我が国よりも高齢化率が低いフランス，スウェーデン，ドイツの方が我が国を上回っている」と説明していることです（123-124 頁）．これは，日本の高齢化率が世界で突出して高い事実を無視して，日本の社会保障給付費や医療費の対 GDP 比が国際的に高いとする一面的主張への適切な反論となっています．

　第 2 章「令和時代の社会保障と働き方のあり方」は第 1 章（127 頁）に比べてごく薄く（44 頁．事例を除くと 28 頁），内容的にも特記すべき記述はありませんでした．

3　「質が高く効率的な医療」が復活

　第 2 部「現下の政策課題への対応」は，現在の施策の説明であり，例年，特に新味はありません．第 7 章第 2 節「安心で質の高い医療提供体制の構築」も大枠ではその通りです．しかし，私は，次の 2 点に注目しました．

　第 1 は，それの冒頭で「質が高く効率的な医療提供体制の構築」という，1987 年の「国民医療総合対策本部中間報告」以来の厚生労働省の定番表現が復活していることです（337 頁）．

　『日本医事新報』連載(92)（同誌 4989 号）[『コロナ危機後の医療・社会保障改革』勁草書房，2020，91-92 頁]で指摘したように，厚生労働省医政局は，424

病院再編リスト公表後の自治体・病院関係者の激しい反発を受けて，2019年 9 月に公表した「地域医療構想の実現に向けて」で，「地域医療構想の目的は，2025 年に向けて，**地域ごとに効率的で不足のない医療提供体制を構築することです**」と述べ，従来の文書では必ず「効率的」とワンセットで書かれていた「質が高く」または「効果的」という表現を削除しました．厳しく言えば，これは医療介護総合確保推進法（2014 年）の第 3 条「厚生労働大臣は，地域において**効率的かつ質の高い医療提供体制を構築する**（以下略）」からも逸脱しています．しかも，この表現は「全世代型社会保障検討会議中間報告」（2019 年 12 月）も踏襲しました．

　そのため，今回，医療提供体制の構築についての伝統的定番表現が復活したことに安心しました．

4　慢性期以外の病床は微増

　第 2 に注目したことは，「地域医療構想による 2025 年の病床の必要量」の図の「足元の病床機能（2015 年 7 月現在）」133.1 万床のうち，8.7 万床が「休眠等」であることを初めて明示したことです（338 頁）［訂正：「初めて」は誤りで，同じ図は 3 年前に発行された『平成 29 年版白書』315 頁にすでに掲載されていました］．これを除いた 2015 年の稼働病床総数は 124.4 万床となり，「2025 年の病床の必要量」119.1 万床より 5.3 万床多いにすぎません．

　病床機能別に見ると，慢性期病床は 2015 年の 35.4 万床から 2025 年に28.4 万床へ 7.0 万床減ると推計しています．これは現在の全介護療養病床（約 5 万床）と 25 対 1 の医療療養病床（約 7 万床）の大半が 2023 年度末までに介護医療院に転換し，制度上は病院でなくなることにより「超過達成」可能です．

　高度急性期・急性期・回復期を合わせた病床は 2015 年の 89.1 万床から2025 年の 90.7 万床へと 1.6 万床増加すると推計しています．また，従来の推計通り，高度急性期と急性期を約 3 割縮減し，回復期は約 3 倍に拡充する

としています．私は，高度急性期の縮減は不可避だが，急性期と回復期の境界は曖昧であり，しかも今回のコロナ危機により急性期の役割が再評価されたため，急性期を59.3万床から40.1万床へと19.2万床も減らすこと（回復期に転換）は非現実的と判断しています．

ともあれ，この図により，2015年以降声高に主張されてきた地域医療構想による病院病床の大幅削減説は崩壊したと言えます．

第2節　日医総研『第7回日本の医療に関する意識調査』から何が読みとれるか？

（2020年12月）

は　じ　め　に

日本医師会総合政策研究機構（以下，日医総研）は2020年10月，「第7回日本の医療に関する意識調査」を発表しました（日医総研ワーキングペーパーNo. 448．ウェブ上に公開）．本調査は2012年9月の第1回調査以来2〜4年おきに実施されており，今回は2017年の第6回以来3年ぶりの調査です．今回は新型コロナウィルス感染症（正式名称はcovid-19．以下，コロナ）が蔓延していた7月に，安全に万全の配慮をした上で，対面調査を実施したそうです（回答者数1212人）．これにより，第1回以来の調査方法の連続性が保たれた意義は大きいと思います．

本節では，過去（特に第6回）の調査結果とも比較しながら，第7回調査から読みとれることを検討します．私はコロナ蔓延という非常時にもかかわらず，国民の医療に関する意識が安定していること，特に高い医療満足度と平等な医療への高い支持に注目しました．

1　コロナによる受診控えは 14.6%

　今回は，調査項目に「新型コロナウィルス感染症の蔓延下での不安と生活の変化」が加えられました（8 頁）.「感染拡大による生活の不安」については，「大いに不安を感じている」が 32.9%,「ある程度不安を感じている」が 49.2%, 小計 82.1% に対して,「あまり不安を感じていない」は 14.9%,「全く不安を感じていない」は 3.1% にすぎません. この数値は NHK の毎月の意識調査の結果と同じです.

　それに対し,「医療機関の受診に対する意識」についての質問は本調査のみが行っています（14 頁）. まず,「医療機関の待合室などで感染症に感染する不安」については，不安 33.2%, やや不安 36.1%, 小計 69.3% であり, 国民の医療機関受診に対する不安の強さに驚かされました.

　次に「4 月から 5 月の受診の形」（回答は受診の必要があった人 562 人. 複数回答）をみると,「以前と同様に対面で受診した」が 79.4% と 8 割を占める半面,「対面での受診を控えた」が 14.6% もあります. それに対して,「オンライン診療もしくは電話診療を受けた」は 2.5% にとどまっています.

　「今後オンライン診療を受けたいか」について,「受けたい」は 38.1%,「受けたくない」は 43.0% です.「受けたい」回答には年齢別に大きな差があり, 20-44 歳では 55.2%, 45-64 歳では 47.6% に達しているのに対し, 65 歳以上では 13.1% にとどまっています. ただし, これはコロナが蔓延し, 回答者の 7 割が「医療機関の待合室などで感染症に感染する不安」を持っていた時点の回答であり, この結果をコロナ収束後に一般化することはできません.

　コロナに関する設問ではありませんが, 私は「日常の健康管理で気を付けていること（複数回答－第 5 回, 第 7 回調査の比較）」で, 多くの活動の実施割合が増加していることに注目しました（39 頁）. これはコロナの拡大により, 国民の健康管理に対する意識が高まっていることの表れかもしれません.

2　2種類の医療満足度の高さ

　日医総研調査の最大の特徴・長所は，第1回調査（2002年）から，医療満足度を「受けた医療の総合満足度」と「日本の医療全般の満足度」に二分して，ほぼ同じ設問で毎回調査していることです．医療に関する満足度調査は，国内外で広く行われていますが，両者を区別して継続的に調査しているのは世界中で日医総研調査だけです．受けた医療の満足度が医療全般の満足度よりかなり高いことは，本調査でも，他国の調査でも確認されています．

　今回は「受けた医療の総合満足度」は92.4%（満足36.7%＋まあ満足55.7%）に達しており，前回（2017年）の92.3%と同水準ですが，「満足」の割合が28.8%から36.7%へと増加しています（17頁）．「日本の医療全般の満足度」は76.1%（満足17.5%＋まあ満足58.6%）で，前回の74.2%とほぼ同水準です．

　日医総研調査は，他の調査と異なり中間回答（どちらとも言えない）を設けていないため，満足度が高くなる可能性があります．しかし，第1回から同じ設問をしているため，コロナ蔓延という非常時にもかかわらず，2つの満足度が高い水準を維持していることは注目に値すると思います．

3　平等な医療への高い支持

　もう1つ私が毎回の日医総研調査で注目しているのは，「平等な医療」への支持の高さです．この調査は第3回（2008年）から行われており，今回も「所得の高い低いにかかわらず，受けられる医療の中身（治療薬や治療法）は同じであるほうがよい」との考え（A）に近いが74.3%を占め，「所得の高い低いによって，受けられる医療の中身（治療薬や治療法）が異なることはやむを得ない」という考え（B）に近いは15.3%にすぎません（残りは，どちらともいえない8.3%，わからない2.2%）（35頁）．この傾向は，5回の調査すべてで一貫しており，日本国民の平等な医療への支持の強さの表れと言えま

す.

　ただし，回答者の「等価所得」（世帯所得／世帯員数の平方根）別にみると，500 万円以上の高所得層（回答者の 9.9%）では，Ａの考えに近いは 55.3% にとどまり，Ｂの考えに近いが 34.2% もいます．この割合は，前回調査（2017年）での 20.0% に比べると相当高いのですが，これが有意の差か否かは，現時点では判断できません.

　平等な医療との関連で注目すべきことは，**「過去 1 年間に費用負担を理由とした受診控えがある」**との回答が 4.5% あり，しかもこの割合が等価所得が 200 万円未満の低所得層で 7.8% と飛び抜けて高いことです（37 頁）．逆に，この割合は 200 万円以上の所得区分 3 階層では 2.6 ～ 3.4% にとどまっています．このことは，低所得者に対する医療アクセスの保障という点で，国民皆保険制度にほころびが生じていることを示唆しています．ただし，前回調査でもこの割合は 5.0% であり，コロナ禍によりこの割合が急増したわけではありません.

4　それ以外の設問への回答も安定

　これら以外の設問に対する回答も安定しています．具体的には，「医療機関の受診のあり方」について，「最初にかかりつけ医など決まった医師や医療機関を受診し，その医師の判断で必要に応じ専門医療機関を紹介してもらい受診する」意見への賛成は 65.7% で前回調査の 67.3% と同水準です（34 頁）.

　「最期までの療養の場」についても，「［病院や施設に入院・入所せず−二木］自宅で最期まで療養したい」は 18.6% にとどまっており，前回調査の 19.6% と同水準です（45 頁）．このことは，現在もなお一部で主張されている「在宅（自宅）ケア絶対主義」が現実離れしていることを示しています.

5　70歳以上は8割がかかりつけ医あり

　「かかりつけ医の有無」についても，「いる」が55.2%で，前回調査の55.9%と同水準です（24頁）．70歳以上ではこの割合は83.4%に達しており，これも前回調査の81.6%と同水準です．日本ではかかりつけ医は制度化されていませんが，70歳以上の大半がかかりつけ医を持っていることは注目すべきです．

　というのは，医療の実態を知らない経済学者等には，「かかりつけ医制度が定着していないこと」を日本医療の弱点と批判する方が少なくないからです．例えば，土居丈朗氏（慶應義塾大学教授）は，今回のコロナ危機で，日本医療では「かかりつけ医制度と病床機能の連携が未整備であった」ことが露呈したと主張しています（「コロナ危機で露呈した医療の弱点とその克服」，小林慶一郎・他編『コロナ危機の経済学』日経BP社，2020, 155-165頁）．

　しかし，かかりつけ医制度とコロナ感染とを結びつけるのは論理の飛躍です．論より証拠．土居氏が「かかりつけ医制度が整備されている国が多い」と認める西欧諸国では，コロナの患者数・死亡者数は日本より2桁多く，「医療崩壊」が生じています．

第3節　『令和3年版厚生労働白書』を複眼的に読む

（2021年9月）

は　じ　め　に

　厚生労働省は2021年7月30日，『令和3年版厚生労働白書』（以下，『白書』）を公表しました．『白書』の副題（第1部のタイトル）は「新型コロナ

ウイルス感染症と社会保障」で，「新型コロナウイルス感染症の感染拡大による国民生活への影響とその対応について，リーマンショック時との対比や国際比較を交えつつ，分析を行い，社会的危機における社会保障の役割について検討を行っ」ており（2 頁），以下の 2 章構成です（全 181 頁）．第 1 章「新型コロナウイルス感染症が国民生活に与えた影響と対応」，第 2 章「社会的危機と社会保障」．

　本節では，第 1 部を読んで私が注目したか，物足りないと感じた記述を，章別に述べます．併せて，『白書』第 2 部「現下の政策課題への対応」（令和 2 年度の行政報告）のうち，医療・福祉関係者が特に注意して読むべきと思う部分を紹介します．

1　国民生活に与えた甚大な影響

　第 1 章第 1 節はコロナを契機に国民生活がどう変わったかを，第 2 節は「特に大きな影響を受けた人々・活動への対応」を，①仕事や収入が急減した人への対応，②孤立の深刻化への対応，③女性，④子ども，⑤医療・福祉現場への影響別に，ていねいに書いており，コロナの影響の全貌を理解できます．

　コロナによる雇用の減少は，正規に比べて非正規の職員・従業員で大きいことはよく知られていますが，特に女性の非正規雇用が大きく減少しました（6 頁）．また，自粛生活で家事・育児負担の絶対量が増加し，特に女性の負担が増え，生活満足度が低下したことも示されています（11 頁）．

　第 1 節で私はテレワーク実施状況の業種別・雇用形態別の差に注目しました．実施率は全体の 34.6% に対して，業務の大半が対人サービスである医療・福祉・保育関係では 9.8% にとどまりました．また，正規雇用全体の 42.2% に対して非正規雇用全体では 18.0% にすぎません（9 頁）．

2　医療機関への影響と看護職員配置の強化

　第2節の5「医療・福祉現場への影響」では，医療機関への影響を多面的に書いています．私が一番深刻だと思うのは，医療機関への受診控えで，持病を有している者の18.3%が通院頻度を減らし，6.5%が通院自体を取りやめています（17頁）．受診控え等が，「医療機関の経営に大きな影響」を与えたこともていねいに書いています（89-98頁）．例えば，患者数，医療費とも，昨年4月，5月に大幅に減少し，診療科別では小児科や耳鼻咽喉科で減少幅が大きかったことなどです．ただし，これらは医療関係者にはほとんど既知のことと思います．

　私が第2節の5で最も注目したのは[3]，「医療・介護現場における従事者への影響や対応」の冒頭で，「新型コロナウイルス感染症患者受け入れ病院を中心に医療従事者への負荷が高まった」ことを，以下のように具体的数値を示して書いていることです．「看護師を例にとると，集中治療室の場合，通常は常時2：1（患者1人に対して看護師0.5人）の配置であるが，重症患者の診療経験が豊富な医療施設であっても，・人工呼吸器の場合には，患者1人に対して，導入時に2人，維持管理時には1人　・ECMO治療の場合には，患者1人に対して，導入時2人，維持管理時には1.5人の看護師の配置が必要とされる」（103頁）．

　日本看護協会は，このようなコロナ対応の現実を踏まえて，「『7対1』を上限とする現行［看護職員］体制の限界」を指摘し，「平時からの手厚い人員配置への評価が必要」と主張しています．具体的には，「急性期病棟は7対1を基本とし，さらに5対1等の手厚い配置を評価」し，「ＩＣＵは諸外国並みに1.5対1を基本」とすること等をあげています（6月14日の日本記者クラブでの福井トシ子日本看護協会会長の記者会見．『Medical QOL』8月号：20-24号）．このような看護職員配置の強化は，2022年度診療報酬改定の重要な論点になると思います．

3　リーマンショック時との比較

　第 1 部第 2 章は以下の 3 節構成です．第 1 節「リーマンショック時との比較」，第 2 節「海外の取組み」，第 3 節「新型コロナウイルス感染症の感染拡大と社会保障」．

　ただし，コロナ「感染者の把握，まん延防止等の直接的な感染防止対策に関する課題」については，「現在，日々進行中」であるため，書かれていません（113 頁）．なお，第 2 部第 8 章 1[(1)]では，2020 年 1 月〜 2021 年 3 月の「保健医療分野における新型コロナウイルス感染症への対応」が時系列でかなり詳しく報告されています（373-389 頁）．

　私が第 2 章で一番勉強になったのは，第 2 章第 1 節で「リーマンショック時との比較」が行われていることです．これにより，経済への影響，及び経済対策の規模（対 GDP 比）と個々の支援策とも，リーマンショック時を上回ることがよく分かります．

　私が一番驚いたことは，「これまでのところ，賃金は低下したものの各種給付金等がその低下を補ったこともあり，所得には大きく影響していない」ことです（129 頁）．ただし，『白書』冒頭で田村憲久厚生労働大臣が率直に認めていた「デジタル化の遅れなどから，各種の給付金等のお届けに時間がかかった」点についての分析がなされていないのは残念です．

　第 2 章第 2 節では「海外の取組み」が紹介されています．日本のコロナ患者・死者数は他の「主要国」より少なかったにもかかわらず，経済の落ち込みは同程度であり，それに対応してコロナへの経済対策支出の GDP 比が 4 割を超え，「主要国の中でも大きなものとなっている」ことが示されています（132 頁）．

　私は「失業給付の取組みを強化した国では，失業率が上昇した一方，我が国のように雇用維持の取組みを強化した国では失業率の上昇が抑えられた」との指摘は説得力があると感じました（135 頁）．

他面,「海外の取組み」の紹介が欧米諸国に限られ,アジア諸国,特に日本と経済水準が同等で,しかもコロナ対策に成功したと国際的に高く評価されている韓国や台湾に触れていないのは残念です.

4　社会保障改革の課題は医療を含め短期的

第2章第3節は,これまでの経験から見えてきた課題を以下の5つに整理しています.①危機に強い医療・福祉現場,②社会保障におけるデジタル技術の実装化,③多様な働き方を支えるセーフティネット,④性差によって負担に偏りが生じない社会づくり,⑤孤独・孤立を防ぎ,つながり・支え合うための新たなアプローチ(137頁).

これらは重要な課題ですが,「新たな感染症発生を見据えた今後の医療提供体制の構築」(152頁)を含め,5つの課題への対策はいずれも数年間の短期的なものであり,長期的な対策は書かれていません.この点は『令和2年版厚生労働白書』が,総論レベルとは言え,「人生100年時代に向けて」「今後,2040(令和22)年を見据え」た社会保障制度改革を展望し(135, 170頁),「2040年に向けた医療福祉分野の就業者数のシミュレーション」も示していた(141頁)のと,大きく異なります.これは,この1年間,厚生労働省全体がコロナ対策に忙殺され続け,長期的な対策を考える余裕がなかったためと思います.

ただし,この点は,「**骨太方針**」の方がより顕著です.2年前の「骨太方針2019」では「2040年」は8回も使われ,そのうち4回は医療・社会保障改革についてでした.それに対して,「骨太方針2020」では,1箇所のみ,「2040年頃までの課題の視野も入れた持続可能な地方自治体の実現」(24頁)と書かれていましたが,医療・社会保障改革では使っていませんでした.そして,「骨太方針2021」では「2040年」という表現自体がなくなっていました.このことは,安倍内閣末期と菅内閣はコロナ対策とオリンピック強行に忙殺され,長期的な医療・社会保障改革や長期的な日本社会のあり方を検討

することができなくなっていることを示しています．

5　（民間）病院バッシングへの反証

　私は，社会保障改革の課題の第1に「危機に強い医療・福祉現場」をあげていることに意を強くしました（138-157頁）．

　ここでは，「患者の受け入れは，病床規模が大きい医療機関を中心に，地域の実情に応じて行われた」ことが示され，「100床当たり常勤換算医療従事者数が多いほど受入可能とする医療機関の割合が高くなって」おり，「受入可能医療機関の確保に当たっては，医療従事者の手厚い配置がポイントの一つであることがわかる」と指摘しています（145-146頁）．

　さらに，「地域医療構想の構想区域の人口規模別で見てみると，受入実績のある医療機関数は，（中略）100万人以上の区域では民間が最も多い結果となっており，人口100万人以上の区域では民間の果たした役割が大きかった」と指摘しています（148頁）．

　これらの事実は医療関係者にとっては周知のことですが，本書第1章第2節で詳述したように，一部のメディアが，現在でも，日本の病床数が世界一多いとの虚構の数値に基づいて，コロナによる病床逼迫が（民間）病院の責任とするキャンペーンを繰り広げていることに対する反証になっています．

6　孤独・孤立対策は地に足がついている

　私は社会保障の5つの課題の最後に掲げられている「孤独・孤立を防ぎ，つながり・支え合うための新たなアプローチ」が2021年4月から実施された改正社会福祉法を踏まえて，以下のように書いていることに注目しました．「国としても，地域住民が抱える複雑化・複合化した支援ニーズに対応する包括的な支援体制を構築するため，相談支援，参加支援，地域づくりに向けた支援に一体的に取り組む自治体への支援を行っており，つながりを保ちな

がら多機関協働による伴走型支援の実現を目指している（177頁）．178頁の図表では，「重層的支援体制整備事業」が「社会福祉法に基づく新たな事業」であることも明記しています．

　私がこのことに注目するのは，本書第3章第3節で指摘したように，菅義偉内閣が2021年6月18日に閣議決定した「骨太方針2021」中の「孤独・孤立対策」（22頁）がNPO法人や「社会的処方」を強調する一方，孤独・孤立対策で重要な役割を果たしている社会福祉法人・社会福祉協議会の役割に触れないだけでなく，「社会福祉」という用語すら使っていなかったからです．これと比較すると，『白書』の記述は地に足がついていると言えます．

　ただし，「骨太方針2021」と同じく，『白書』もソーシャルワーカー（社会福祉士や精神保健福祉士等）に触れていません．このことは改正社会福祉法の参議院附帯決議（2020年6月）で「社会福祉士や精神保健福祉士の活用」が明記されていただけに残念です．この点は本書第5章第3節で詳述しました．

7　第2部で注意して読むべき部分

　最後に，第2部（令和2年度の行政報告）で，医療・福祉関係者が特に注意して読むべきなのは次の2つです．

　第1は第7章「国民が安心できる持続可能な医療・介護の実現」第2節「安心で質の高い医療提供体制の構築」の1「質が高く効率的な医療提供体制の構築」です（337-349頁）．私は「2019年病床機能報告について」の図で，2019年度病床報告制度における全病床数が123.3万床で，「地域医療構想における2025年の病床の必要量」119.1万床との差が4.2万床にとどまることに注目しました（339頁）．この程度の病床削減は，介護療養病床の介護医療院への転換で無理なく「超過達成」できます．病床機能別に見ると，高度急性期病床は15.3万床から13.1万床へと2.7万床，急性期病床は55．3万床から40.1万床へと15.2万床も削減されることになっています．しかし私は，コロナ蔓延中に中等症〜重症のコロナ患者を受け入れ可能な高機能の急性期

病床の不足が何度も社会問題になったことを踏まえると，（高度）急性期病床の大幅削減は困難と思います．

　第 2 は残念なことですが，『令和 2 年版白書』と同じく，「地域共生社会」と「地域包括ケア（システム）」が分離・縦割りで報告されています．前者は第 4 章「自立した生活の実現と暮らしの安心確保」第 1 節「地域共生社会の実現の推進」（283-285 頁）で報告されていますが，2017 年の社会福祉法改正（2021 年 4 月施行）の枠内で書かれており，医療には全く触れていません．後者は第 7 章「国民が安心できる持続可能な医療・介護の実現の第 4 節「地域包括ケアシステムの構築と安心で質の高い介護保険制度」（362-363 頁）で報告されていますが，節名でも分かるように 65 歳以上の高齢者を対象とした介護保険制度，せいぜい「医療・介護連携の推進」の枠内での取り組みに終始しています．

【補足】鈴木俊彦前事務次官の最新講演録は『白書』の弱点を補っている

　本節では，『白書』の記述で物足りないこととして，①社会保障の改革課題は医療を含めて短期的であることと，②第 2 部で「地域共生社会」と「地域包括ケア（システム）」が分離・縦割りで報告されていることをあげました．

　鈴木俊彦前厚生労働省事務次官の最新の講演録「社会保障を取り巻く状況と展望〜新型コロナを通して考えたこと〜」（『社会保険旬報』2021 年 8 月 1 日号：6-13 頁）は，これらの弱点を補っており，『白書』との併読をお薦めします．

　①について，鈴木氏は，新型コロナウイルス感染拡大時に陣頭指揮をとった時に考えたこと，取り組んだことを紹介した上で，**感染対策のため一時停止している「2040 年スキーム」を再起動させるための 2 つの課題**（財源問題の克服と人口減少問題の克服）について展望しています．財源問題に関して，氏は「若年世代への支援を手厚くするために高齢者世代の給付減・負担増を行うというゼロサム的発想をとると，低所得高齢者の生活破綻を招きかねない」と警告しています．

　②について，鈴木氏は，「次の一手を考える 3 つの視点」の第 2 に「地域共生社会の構築」をあげ，図 4 で，**地域共生社会の基礎・柱として，「地域包括ケア」，「障害者自立支援」，「生活困窮者自立支援」の 3 つ**をあげ，それらが「全世代・全対象型地域包括支援」を通して地域共生社会に繋がることを示しています．この説明は，塩崎恭久厚生労働大臣（当時）が 2017 年の「地域包括ケア強化法案（介護保険法等改正案）」の国会審議時に，地域共生社会は「地域包括ケアシステムのいわば上位概念」と説明したことの具体化とも言えます（4 月 5 日衆議院厚生労働委員会）．

あ と が き

　本書には，前著『コロナ危機後の医療・社会保障改革』（勁草書房）を出版した 2020 年 9 月以降，2022 年 1 月までの 1 年 5 か月間に，『文化連情報』や『日本医事新報』等に発表した 21 論文（1 インタビューを含む）を収録しました．今回も，全論文を「歴史の証言」としてそのまま収録し，元論文発表後 2021 年 12 月までに生じた新しい重要な動き等は，本文中または本文末に補足しました．

　前著出版後も日本と世界はコロナ危機に翻弄され続けました．私も，コロナ治療の最前線で戦い続けている医師・医療従事者を側面支援しようと思い，zoom での講演やインタビューを可能な限りお受けしました．第 1 章に収録した 2 論文はそれの現時点での到達点と自負しています．また，国民がコロナで強い医療不安を抱えている時期に提案された，「一定所得以上」の後期高齢者の一部負担の 2 割化には強い疑問を持ち，生まれて初めて衆議院厚生労働委員会で意見陳述を行い，それを視聴した多くの方から励ましをいただきました．「はしがき」では，この問題に関連して，「『医療保険の一部負担は究極的に全年齢で廃止すべき』との反時代的（？）主張」をしたとやや自虐的に書きましたが，コロナ患者の治療とワクチン接種がすべての患者・国民に平等に自己負担なしで行われ，それが国民に安心感を与えていることを考えると，コロナ収束後は，無料医療（当面は全年齢で 1 割負担）を一般医療全体に拡大することを目指すべきと改めて考えています．

　今年は，私が 1972 年に東京医科歯科大学医学部を卒業してから 50 年になります．私は卒業後すぐ，故川上武先生が主催されていた「医学史研究会関

241

あとがき

東地方会」に参加して医療問題の勉強と研究を始め，同年秋には先生の指導を受けて最初の論文「医療基本法」(『講座・現代の医療 3 医療保障』日本評論社，1973所収) の原稿を書きました．それから 50 年目の，私個人にとっての「節目の年」に新しい本を出版できることを嬉しく思っています．

　私は本年 7 月に「後期高齢者」(75 歳) になりますが，心身とも健康であるため，今後も研究と言論活動および社会参加を，可能な限り長く続けようと思っています．歌手の加藤登紀子さんは「人生 100 年であれば，75 歳からは『第 4 幕』，その幕が上がる」と考えているそうで，私もそのような高い志を持とうと思います (「中日新聞」2021 年 12 月 13 日朝刊)．ただし，まだ「第 4 幕」のテーマは決まっていないので，とりあえずは，『文化連情報』と『日本医事新報』の連載，「二木立の医療経済・政策学関連ニューズレター」(http://www.inhcc.org/jp/research/news/niki/) の配信，及び日本福祉大学定年退職後の 2018 年から初めている「医療・福祉研究塾（二木ゼミ）」を続けます．

　最後に，コロナ感染症のために困難な出版事情であるにもかかわらず，いつも通りスピーディーな作業をしていただいた勁草書房編集部の橋本晶子さん，本書の元論文発表の場を継続的に提供していただいた『文化連情報』編集長の池上弘人さんと『日本医事新報』編集部の永野拓紀子さん，および各論文執筆のヒントを与えてくれたり，論文草稿に対して率直なコメントや貴重な情報をいただいた多くの友人に感謝します．

　2022 年 1 月

　　　　　　　　　　　　二　木　　立

242

初出一覧

　本書の初出の掲載誌は，次の通りである．元論文は，本文の変更はせず，誤植の訂正と表記法・文献表示様式の統一，見出しの追加・変更のみ行うとともに，各論文の発表年月を論文名の下に（　）で示した．人名の所属・肩書きは，元論文発表時のものである．各論文の【注】と【元論文校正時補訂（追記，補足）】は，元論文発表時のものである．各論文発表後，本書原稿整理時（2021年11月）または校正時（2021年12月〜2022年1月）までに新たに生じた重要な動きと本文が説明不足と判断した事項の加筆，および本文の記述の誤りの訂正は，本文中に［　］で示すか，本文後の【補注】【補足】で示した．各章の冒頭に要旨を加えた．

第1章　コロナ危機後の医療提供体制
第1節　コロナ危機後の医療提供体制——予測と選択
　…『文化連情報』2021年12月号（525号）：29-36頁，同2022年1月号（526号）：24-30頁（2021年10月30日の第59回日本医療・病院管理学会学術総会で行った同名の特別講演に加筆）．
第2節　2021年1月前半に突発した（民間）病院バッシング報道をどう読み，どう対応するか？
　…『文化連情報』2021年4月号（517号）：20-26頁（『日本医事新報』2021年3月6日号掲載論文に加筆）．文献表示は「外出し」に変更．

第2章　安倍・菅・岸田内閣の医療・社会保障改革
第1節　第二次安倍内閣の医療・社会保障改革の総括
　…『文化連情報』2021年1月号（514号）：12-22頁（『日本医事新報』2020年9月12日号緊急掲載論文とBuzzFeed Japanインタビュー（2020年9月9-10日公開．聞き手：岩永直子氏）の事前質問への回答を統合し加筆）．
第2節　菅義偉首相の社会保障・医療改革方針を複眼的に予測・評価する
　…『文化連情報』2020年11月号（512号）：20-27頁（『日本医事新報』2020年10月10日号掲載論文に加筆）．
第3節　菅内閣の「骨太方針2021」の社会保障・医療改革方針を複眼的に読む
　…『文化連情報』2021年8月号（521号）：18-24頁（『日本医事新報』2021年7

243

月3日号掲載論文に加筆）．

第4節　岸田文雄内閣の医療・社会保障政策をどう見通すか？

…『日本医事新報』2021年12月4日号（5093号）：54-55頁．

第3章　全世代型社会保障改革の批判的検討

第1節　全世代対応型の社会保障制度を構築するための健康保険法等の一部を改正する法律案に対する意見──中所得の後期高齢者の一部負担の2割引き上げに反対します

…2021年4月20日衆議院厚生労働委員会．

第2節　全世代型社会保障検討会議「最終報告」と財政審「建議」を複眼的に読む

…『文化連情報』2021年2月号（515号）：8-15頁（1は『日本医事新報』2020年12月26日号掲載論文に加筆）．

第3節　医療保険の一部負担は究極的には全年齢で廃止すべきと私が考える理由──2つのジレンマにも触れながら

…『文化連情報』2021年6月号（519号）：18-25頁（『日本医事新報』2021年5月1日号掲載論文に加筆）．

第4章　財務省の20年間の医療・社会保障改革スタンスの変化の検討──混合診療全面解禁からの転換時期を中心に

…『文化連情報』2021年10月号（523号）：20-27頁（『日本医事新報』2021年9月4日号掲載論文に加筆）．

第5章　社会保障・社会福祉の理念と社会的処方

第1節　「自助・互助・公助」という分け方は適切なのか？〜三助の変遷をたどって考える（インタビュー）

…『社会運動』（市民政策セクター政策機構）442号：70-80頁，2021年4月15日（聞き手・構成：室田元美）．

第2節　「自助・共助・公助」と「自助・互助・共助・公助」の法令・行政での使われ方──探索的研究

…『文化連情報』2021年3月号（516号）：20-30頁．

第3節　改正社会福祉法への参議院附帯決議の意義とソーシャルワーカー（専門

職・団体）に求められる役割

　…『文化連情報』2020 年 10 月号（511 号）：10-19 頁.

第 4 節　疾病の社会的要因重視には大賛成．しかし，日本での「社会的処方」制度化は困難で「多職種連携」推進が現実的だ

　…「医療と介護 2040」（ウェブマガジン）2020 年 11 月 4 日アップ（『日本医事新報』2020 年 9 月 5 日号掲載論文に加筆）.

第 6 章　医療経済・政策学の論点

第 1 節　高額新薬で医療費は高騰するとの言説の再検討

　…『文化連情報』2021 年 11 月号（524 号）：10-17 頁（『日本医事新報』2021 年 10 月 2 日号掲載論文に加筆）.

第 2 節　厚生労働省が用いる「長瀬式」「長瀬効果」の出自を調べ信頼性を評価する

　…『文化連情報』2021 年 7 月号（520 号）：24-30 頁（『日本医事新報』6 月 5 日号掲載論文に加筆）.

第 3 節　「医療の鉄の三角形」説の文献学的検討──アメリカのローカルな仮説で実証もされていない

　…『文化連情報』2021 年 5 月号（518 号）：18-23 頁（『日本医事新報』2021 年 4 月 3 日号掲載論文に加筆）.

第 4 節　医療経済学の最重要古典「不確実性と医療の厚生経済学」への 3 つの疑問

　…『文化連情報』2021 年 12 月号（525 号）：22-28 頁（『日本医事新報』2021 年 11 月 6 日号掲載論文に加筆）.

補　章　『厚生労働白書』と日医総研調査を複眼的に読む

第 1 節　『令和 2 年版厚生労働白書』をどう読むか？

　…『日本医事新報』2020 年 11 月 7 日号（5037 号）：54-55 頁.

第 2 節　日医総研『第 7 回日本の医療に関する意識調査』から何が読みとれるか？

　…『日本医事新報』2020 年 12 月 5 日号（5041 号）：52-53 頁.

第 3 節　『令和 3 年版厚生労働白書』の複眼的検討

　…『文化連情報』2021 年 9 月号（522 号）：18-22 頁（『日本医事新報』2021 年 8 月 7 日号掲載論文に加筆）.

事 項 索 引

数字・アルファベット

2 種類の医療満足度 ……………………… 230
2 段階の医療の特徴付け ………………… 213
2 割負担で外来受診は 1 割低下 ………… 195
「21 世紀福祉ビジョン」(1994 年) ……… 130
424 公立・公的病院の実名公表 ………… 50
2018 年度診療報酬改定 …………………… 18
2020 年度概算医療費 ……………………… 184
2021 年度介護報酬改定 …………………… 16
「2025 年モデル」オリジナル版 ……… 37, 50
「2025 年モデル」修正版 ………………… 50
「2040 年スキーム」の再起動 ………… 239
determine の意味 ………………………… 175
e-Gov 法令検索 …………………………… 140
FDA(アメリカ食品医薬品局)………… 182
ICF(国際生活機能分類)……………… 169
ICT・デジタル技術の積極的活用 ……… 18
ICU の看護師配置基準 …………………… 12
IHN(integrated healthcare network)… 52
MCI(軽度認知障害)…………………… 182
MMT(現代金融理論)…………………… 22
NHS(国民保健サービス)……………… 4
NPO 等の「共助」………………………… 78
rubber-stamp committee(ゴム印組織)
………………………………………………… 97
"social determinants of health"(SDH)
の訳 ……………………………………… 174
"Too big to ignore"(大きすぎて無視でき
ない)……………………………………… 5

あ 行

上げ潮派 ………………………………… 45, 135
アセンブリ(藤田医科大学)…………… 157
新しい地域包括支援体制を担う人材の育
成・確保 ………………………………… 155
新しい日本型福祉社会 …………………… 133
アデュヘルム ……………………………… 182
安倍首相の見識ある発言 ………………… 55
安倍首相は「手強い」…………………… 47
『安倍政権の医療・社会保障改革』(2014
年)………………………………………… 53
安倍内閣時代の医療提供体制改革 ……… 48
安倍内閣の医療・社会保障改革 ………… 40
「アベノミクス」の中身の書き換え ……… 46
『アメリカの医療産業入門』……………… 207
アメリカの「社会的ケア」……………… 170
アメリカのローカルな仮説 …………… 206
新たな日常 ………………………………… 69
アルツハイマー病治療薬 ……………… 182
アローの研究業績 ……………………… 211
アロー論文 ………………………………… 210
アンペイドワーク ……………………… 19
医学教育モデル・コア・カリキュラム
………………………………………………… 174
イギリスの社会的処方 …………………… 170
育児手当金の現金給付化 ………………… 61
医師・供給者誘発需要 …………………… 219
医師主導を含意する用語 ……………… 172
『1 億円の壁打破』……………………… 84

事項索引

一部負担による健康悪化……………89, 109
一部負担のジレンマ…………………107
一部負担は究極的には全年齢で廃止すべ
　き………………………………………104
一部負担を廃止・軽減しても過剰受診，
　乱診乱療は生じない根拠……………112
一般病床……………………………………31
医薬品等の費用対効果評価制度………51
医薬品費割合……………………………184
医療安全保障………………………………14
医療介護総合確保推進法（2014年）……227
「医療・介護に係る長期推計」（2011年）
　…………………………………………37, 74
医療・介護の情報共有と利活用………77
医療機関の経営悪化………………………43
医療機関の「自助努力」…………………17
医療機関の「複合体」化奨励…………18
医療機関への財政支援……………………14
医療機関への受診控え…………………234
医療技術の古典的3区分説……………186
医療機関の受診に対する意識…………229
医療機能別必要病床数……………………9
『医療経済学』…………………………213
「医療資源の集中投入」なしの病床削減
　…………………………………………37, 50
医療・社会保障改革の3つのシナリオ
　……………………………………118, 121
医療・社会保障財源についての私の考え
　…………………………………………45
医療者の献身への謝意……………………7
医療提供体制の改革なくして診療報酬改定
　なし……………………………………76
医療に「受益者負担原則」はなじまない
　…………………………………………106
医療には「余裕」が必要…………………10

医療の経済的特徴………………………212
「医療の三重の目標」の同時達成………209
医療の質・費用・アクセスのバランスを
　改善……………………………………207
医療の冗長性………………………………10
『医療のジレンマ』……………………201
医療のデジタル化…………………………63
「医療の鉄の三角形」説………………201
「医療のトリレンマ」説………………200
医療の不確実性…………………………215
医療費「高騰」の予防策…………………73
医療費の伸び率の鈍化…………………185
医療費抑制政策……………………………8
　——に歯止め……………………………9
医療分野への市場原理導入………………51
医療法改正（2021年）……………………9
医療保険実験（ランド研究所）……90, 109
医療保険制度体系及び診療報酬体系に関す
　る基本方針について（2003年）………21
医療満足度の高さ………………………230
受けた医療の総合満足度………………230
「嘘には3つある」………………………35
応能負担の強化……………………………69
応能負担原則………………………………86
欧米諸国の外来医療の一部負担………113
大きな政府…………………………………4
大阪…………………………………………27
オプジーボ亡国論………………………178
オレゴン州のメディケイド管理部局……203
オレンジクロス財団……………………170
オンライン診療の恒久化……………62, 75
オンライン診療の受診意思……………229

か　行

課あって局なし…………………………199

介護保険の居宅療養管理指導改革 ……… 173

介護保険法 ……………………………… 18

介護離職ゼロ …………………………… 47

概算医療費中の調剤医療費 …………… 183

改正社会福祉法（2020 年）………… 78, 163

改正社会福祉法の参議院附帯決議 …… 153, 163

外来医療の一部負担 …………………… 113

かかりつけ医の有無 …………………… 232

過剰受診 ………………………………… 112

霞が関官僚の疲弊 ……………………… 94

「社会保障の在り方に関する懇談会報告書」（2006 年）…………………………… 134

神奈川県保険医協会 …………………… 16

環境因子 ………………………………… 169

関係者の自主的な取り組み …………… 50

韓国と台湾の外来医療の一部負担 …… 114

看護師，介護職，保育士等の賃上げ方針 ……………………………………… 81

看護師賃金 ……………………………… 81

看護職員配置の強化 …………………… 234

監視国家化 ……………………………… 5

患者申出療養 …………………………… 52

感染症対応の医療提供体制改革への疑念 ……………………………………… 73

感染症病床 ……………………………… 9

感染症法改正案 ………………………… 27

菅義偉首相の社会保障・医療改革 …… 56

官僚の劣化 ……………………………… 199

キイトルーダ …………………………… 179

岸田首相の「新自由主義からの転換」論 ……………………………………… 84

岸田内閣の医療・社会保障政策 ……… 79

『岸田ビジョン』………………………… 80

岸田文雄首相はしたたか ……………… 79

技術進歩と国民皆保険制度は両立可能 ……………………………………… 178

技術進歩は医療費増加の単純な「独立変数」ではない ………………………… 187

絆のプラス面のみ強調 ………………… 95

寄付金 …………………………………… 21

基本報酬の見直し ……………………… 81

急性期病床 ……………………………… 31

急性期病床群（仮称）の認定制度 …… 49

休眠病床 …………………………… 12, 227

教育のデジタル化 ……………………… 62

『共助＝社会保険』論が登場した背景 … 152

共助・公助の説明の変化 ……………… 94

「共助」と「公助」を「社会保障」と一括 ……………………………………… 146

共助の日常的用法 ……………………… 143

「共助」の用法は動揺 ………………… 143

競争制限 ………………………………… 214

居宅療養管理指導改革 ………………… 173

緊急包括支援交付金 …………………… 15

金融資産 …………………………… 88, 101

金融所得課税の見直し ………………… 84

経済産業省の影響力の低下 …………… 65

経産省主導内閣 …………………… 65, 122

現役世代の負担軽減 …………………… 90

現役世代の負担に事業主負担を含む …… 99

『健康経済学』………………………… 216

健康寿命の延伸 ………………………… 71

健康の社会的規定要因 ………………… 175

健康の社会的要因 ……………………… 168

「健康保険制度抜本改革」（1984 年）…… 108

小泉内閣 ………………………………… 42

高額新薬で医療費は高騰するとの言説 ……………………………………… 178

高額薬剤の薬価等の在り方 …………… 126

高額療養費制度対象の外来医療の割合
…………………………………………199
後期高齢者支援金 …………………………90
後期高齢者の医療費 ………………………89
後期高齢者の負担増 ………………………90
後期高齢者への2割負担導入 ……………97
『広辞苑』…………………………………149
『厚生白書』（昭和35年度）……………114
『厚生白書』（昭和49年度）……………115
『厚生白書』（昭和53年版）……………132
『厚生白書』（昭和58年版）……………133
『厚生白書』（平成12年版）………103, 131
『厚生白書』も1960年代前半は「一部負担
　金が重荷」であることを認めていた 114
厚生労働省内死語 ………………………159
厚生労働省の告示・通知・公示等 ……141
厚生労働省の共助の特異な新解釈 ……151
厚生労働省法令等データベースサービス
…………………………………………141
『厚生労働白書』（平成18年版）………104
『厚生労働白書』（平成24年版）… 107, 138,
　144
『厚生労働白書』（平成28年版）…… 17, 31
『厚生労働白書』（平成30年版）………12
『厚生労働白書』（令和2年版）………224
『厚生労働白書』（令和3年版）… 6, 12, 232
『厚生労働白書』での四助・三助の使われ
　方 ……………………………………142
公的医療保険と民間保険の守備範囲の見直
　し ……………………………………125
公的価格評価検討委員会 …………………80
公的サービスの産業化 …………………126
高度技術 …………………………………187
効用 …………………………………………88
公立病院改革ガイドライン …………57, 66

高齢化率と社会保障の給付規模の国際比
　較 ……………………………………226
「高齢者介護保険制度の創設について」
　（1996年）……………………………87
誤教育 ……………………………………215
国内医療用医薬品市場の推移 …………184
国民医療費中の医薬品割合 ……………183
国民医療費の年平均伸び率 ………………41
国民の権利 ………………………………146
国民皆保険制度の意義と財源選択 ………21
コスト・シフティング
…………………… 48, 67, 91, 96, 100, 107
国家公務員の各職種の俸給表の改定 ……82
国家の役割の復権 …………………………4
孤独・孤立対策 ……………………… 78, 237
子どもの医療費助成制度 ………………112
雇用・労働政策 ……………………………48
コロナが世界と日本社会に与える影響 ……2
コロナ危機の反省点 ………………………13
コロナによる受診控え …………………229
コロナ病床逼迫に対して政府と医療機関が
　とるべき対応（私見）……………… 35, 74
コロナ復興特別税 …………………… 22, 46
混合研究法 ………………………………167
混合診療解禁論争 ………………………120
混合診療の全面解禁 ……………………118
今後の医療提供体制改革の提言 …………11

さ 行

「財源は全員野球」…………………………22
『西国立志論』……………………………133
財政制度等審議会「建議」（2013年11月）
…………………………………………54
財政制度等審議会「建議」（2003年春）
…………………………………………118

財政制度等審議会「建議」（2013 年冬）
　………………………………………122
財政制度等審議会「建議」（2016 年冬）
　………………………………………126
財政制度等審議会「建議」（2020 年 11 月）
　……………………… 8, 16, 100, 122
財政制度等審議会「建議」（2021 年 5 月）
　…………………… 15, 69, 76, 122
財政制度等審議会「建議」の医療改革への
　言及 ………………………………124
「最適使用推進ガイドライン」……… 179, 186
最適の医療 ……………………………21
再分配に軸足をおいた政策 ……………47
再編・統合の公立・公的病院の実名公表
　………………………………………50
財務省の医療改革のスタンスの変化…… 120
財務省の医療・社会保障改革スタンス
　………………………………………117
財務省の「ワル」……………………… 122
佐久総合病院 ……………………………18
サブシディアリティ原則（補完性原則）
　………………………………………150
差別意識 ……………………………… 136
三助 ……………………………… 130, 139
C 型肝炎治療薬 ……………………… 180
事業主負担 ………………………………90
史上「最薄」の報告 ……………………93
自助・共助・公助 ……………… 130, 139
　──説に対する主な批判 …………… 151
自助・互助・共助・公助 ………… 131, 139
自治体の自助努力 ………………………59
「質が高く効率的な医療」の復活 ……… 226
実体論的技術 ………………………… 187
市販品類似薬の保険適用除外 ………… 126
自民党の新綱領（2010 年）…………… 133

志村大宮病院グループ ………………… 20
社会・援護局 ………………………… 149
　──が社会福祉士資格について〈冷たい〉
　　理由 ……………………………… 165
　──の各課の内情 ………………… 166
　──のソーシャルワーカーの位置づけ
　………………………………………166
社会が一変 ………………………………3
社会的共通資本 …………………………14
社会的ケア …………………………… 171
社会的処方 ………………………… 78, 168
「社会的処方」制度化の棚上げ ……… 174
社会福祉士・介護福祉士法の主目的 …… 165
社会福祉士についての記述 …………… 156
社会福祉士や精神保健福祉士の活用 …… 163
社会保険の原則 …………………………87
社会保障 ………………………… 137, 146
社会保障関係費抑制の「目安」………… 72
社会保障・税一体改革 ……… 45, 49, 121
「社会保障制度改革国民会議報告書」
　（2013 年）……… 44, 47, 49, 76, 80, 95, 112
社会保障制度改革推進法（2012 年）…… 140
「社会保障制度に関する勧告」（1950 年）
　………………………………………147
「社会保障制度の総合調整に関する基本方
　策についての答申および社会保障制度の
　推進に関する勧告」（1962 年）……… 87
「社会保障の在り方に関する懇談会報告書」
　（2006 年）……………………… 103, 131
社会保障の機能強化 …………… 42, 49, 120
社会保障の規模は対 GDP 比で見る …… 225
社会保障の財源確保を放棄 ……………44
衆議院厚生労働委員会 ………… 86, 190
集客効果 …………………………………20
修正版長瀬式 ………………… 192, 196

重層的支援体制‥‥‥‥‥‥‥‥‥‥153
重層的支援体制整備事業‥‥‥‥172, 238
受益者負担原則‥‥‥‥‥‥‥‥‥‥88
受診控え‥‥‥‥‥‥‥‥‥‥‥‥108
出産育児一時金‥‥‥‥‥‥‥‥‥‥61
需要‥‥‥‥‥‥‥‥‥‥‥‥‥‥214
消費者の無知‥‥‥‥‥‥‥‥‥‥214
消費税一本足打法‥‥‥‥‥‥‥‥‥46
消費税は10年引き上げない‥‥‥‥‥58
消費税引き上げの延期‥‥‥‥‥‥‥44
『傷病統計論』‥‥‥‥‥‥‥‥‥‥191
情報の非対称性‥‥‥‥‥‥‥214, 216
所定内給与‥‥‥‥‥‥‥‥‥‥‥81
新3本の矢‥‥‥‥‥‥‥‥‥‥‥47
「新型コロナウイルス感染症と社会保障」
　‥‥‥‥‥‥‥‥‥‥‥‥‥‥232
『新型コロナと向き合う』‥‥‥‥‥‥14
新型コロナの流行の収束までの臨時の時限
　措置としての診療報酬による対応‥‥102
「真空総理」‥‥‥‥‥‥‥‥‥‥‥80
新社会経済7カ年計画（1979年）‥‥‥133
新自由主義的医療改革‥‥‥4, 8, 21, 80, 118
新自由主義の定義（岸田首相）‥‥‥‥84
迅速承認‥‥‥‥‥‥‥‥‥‥‥‥182
「新福祉ビジョン」（2015年）‥‥‥149, 154
新味のない医療提供体制の改革‥‥‥‥96
診療報酬「全体」と「本体」‥‥‥‥‥41
診療報酬の「単価補正」支払い‥‥‥‥16
菅氏の「自助，共助，公助」論‥‥‥‥58
菅首相の愛用表現への「忖度」‥‥‥‥95
スクールソーシャルワーカー‥‥‥‥158
ステルス作戦‥‥‥‥‥‥‥‥‥‥41
スペイン風邪‥‥‥‥‥‥‥‥‥‥‥3
生活保護受給者の国保等加入‥‥‥‥102
生活保護の申請は国民の権利‥‥‥‥‥55

政策に影響を与えられるのは量的研究
　‥‥‥‥‥‥‥‥‥‥‥‥‥‥167
「政策の方向性に反対する幹部は異動して
　もらう」‥‥‥‥‥‥‥‥‥‥‥59
『政治家の覚悟』（2012年）‥‥‥‥‥57
政治と政府検討組織の劣化‥‥‥‥‥93
精神保健福祉士‥‥‥‥‥‥‥‥‥158
精密医療（precision medicine）‥‥‥180
世代間のコスト・シフティング‥‥‥‥96
潜在需要の顕在化‥‥‥‥‥‥‥‥112
全世代型社会保障改革の批判的検討‥‥85
全世代型社会保障検討会議「最終報告」
　（2020年）‥‥‥‥‥‥‥‥‥‥92
全世代型社会保障検討会議中間報告
　（2019年）‥‥‥‥‥‥‥‥‥‥48
全世代型社会保障構築会議‥‥‥‥‥80
「全世代型社会保障」の中身の書き換え
　‥‥‥‥‥‥‥‥‥‥‥‥‥‥47
選択療養制度（仮称）‥‥‥‥‥‥‥52
戦略的互恵関係‥‥‥‥‥‥‥‥‥121
総合診療医‥‥‥‥‥‥‥‥‥‥‥112
ソーシャル・キャピタル‥‥‥‥‥‥95
ソーシャルケアサービス研究協議会‥‥164
ソーシャルワーカー‥‥‥‥‥‥‥171
　医療分野での——‥‥‥‥‥‥‥160
　——団体とソーシャルワーク研究者側の
　　責任‥‥‥‥‥‥‥‥‥‥‥166
　——に求められる人材像‥‥‥‥‥157
　——の「機能」と「国家資格」を峻別
　　‥‥‥‥‥‥‥‥‥‥‥‥161
　——の役割・働き‥‥‥‥‥‥‥160
ソーシャルワークの5つの機能‥‥‥‥161
ソバルディ‥‥‥‥‥‥‥‥‥‥180
ゾルゲンスマ‥‥‥‥‥‥‥‥‥181
尊厳死‥‥‥‥‥‥‥‥‥‥‥‥55

た　行

待機児童解消策事業主拠出金 …………… 70
第二次安倍内閣 ………………………… 40
大病院の定額負担拡大 ………………… 100
「代表的個人」 ………………………… 220
多職種連携 ……………… 161, 171, 172
多職種連携教育 ………………………… 157
団塊の世代 ……………………………… 111
地域医療構想が想定する病床利用率 …… 11
「地域医療構想の実現に向けて」（2019 年）
　……………………………………… 227
地域医療構想の進化 …………………… 49
地域医療構想の「見直し」 ……………… 9
地域医療連携推進法人 ………………… 52
地域共生社会 ………………… 18, 171
　――と地域包括ケアシステムが分離
　……………………………………… 239
　――の 3 つの基礎・柱 ……………… 239
　――の定義 ………………… 141, 159
　――の「理念とその射程」 ………… 162
地域共生推進検討会「最終とりまとめ」
　（2019 年）………………… 150, 161
地域づくり ………………… 17, 49, 171
地域包括ケア …………………………… 171
　――再起動の 3 条件 ………………… 18
　――（システム）の進化 …………… 49
　――の法的定義 ……………………… 141
　――は「ネットワーク」 …………… 17
地域包括ケア研究会 …………………… 49
　――の「共助」の説明 ……………… 144
地域包括ケア研究会 2008 年度報告書 … 131
地域マネジメントのコスト …………… 19
地域力強化検討会「最終とりまとめ」
　（2017 年）………… 21, 23, 150, 160

『知事の真贋』 …………………………… 5
中間的技術 ……………………………… 187
中期 ……………………………………… 7
「中期的」保健医療改革の予測 ………… 9
「中日」社説（2021 年 1 月 27 日）……… 28
中福祉・中負担 ………………………… 132
調剤医療費 ……………………………… 184
賃上げと診療報酬等抑制は両立しない … 82
通所介護の加算 ………………………… 16
抵抗勢力 ………………………………… 42
低所得者の医療受診抑制の「社会実験」
　……………………………………… 108
低所得者の受診抑制 …………………… 107
「低所得者」の線引きは困難 ………… 111
適正給付・適正負担 …………………… 132
適正利益 ………………………… 11, 20
デジタル化の医療・介護版 …………… 77
デジタル行政・デジタル社会化 ……… 62
デジタル田園都市国家構想実現会議 …… 80
デジタルヘルスのエビデンス ………… 64
鉄の三角形に対する批判 ……………… 204
「テレメディスンの報酬支払い」……… 205
テレワーク実施状況 …………………… 233
「伝家の宝刀」人事権 ………………… 59
電子カルテの規格統一 ………………… 77
「統計でウソをつく法」の手法 ……… 29
統計を過信するの弊 …………………… 196
特定療養費の抜本的拡充 ……………… 119
都道府県医療費適正化計画の強化 …… 72
取引コスト ……………………………… 22

な　行

内閣人事局 ………………………… 59, 124
内部留保 …………………………… 43, 74
治し，支える「地域完結型」の医療 …… 76

事項索引

長瀬式・長瀬効果・長瀬係数・長瀬指数
　　……………………………… 89, 190, 198
なんちゃって急性期病床 ……………… 31
ニード ………………………………… 214
『日経ヘルスケア』特集 ……………… 20
「ニッポン一億総活躍プラン」（2016年）
　　……………………… 47, 49, 58, 141, 157
「日本株式会社の社内報」……………… 36
日本の医療全般の満足度 ……………… 230
『日本の医療に関する意識調査』（2020年）
　　……………………………………… 228
『日本の医療のグランドデザイン 2030』
　　………………………………………… 14
日本の「監視国家」化 ………………… 111
日本のコロナ対策の評価 ………………… 6
日本の病床数は世界一多い？ ……… 12, 29
『日本を襲ったスペイン・インフルエンザ』
　　………………………………………… 3
『日本を前に進める』………………… 10, 83
日本医師会総合政策研究機構 ………… 228
日本医師会総合政策研究機構「日本の医療
　　に関する意識調査」………………… 108
日本医師会の医療政策会議 ………… 87, 98
日本医療への「弱い」追い風 …………… 6
日本学術会議の次期会員の任命拒否 … 55
日本型福祉社会論 ……………………… 132
日本看護協会 ……………………… 12, 234
日本経済新聞 ……………………… 14, 26
日本在宅ケアアライアンス …………… 36
日本社会福祉士会 ……………………… 163
日本ソーシャルワーカー連盟とソ教連との
　　「共同声明」………………………… 167
日本ソーシャルワーク教育学校連盟（ソ教
　　連）…………………………………… 163
日本福祉大学 ……………………… 157, 215

入院患者の法定外負担 ………………… 113
脳内 β アミロイド ……………………… 182

は　行

範囲の経済 ……………………………… 22
反実仮想 ………………………………… 83
非正規雇用の労働者の数・割合 ……… 225
ビッグ・チケット ……………………… 181
必要かつ十分な医療 …………………… 21
1 人当たり支援金に対する抑制効果 …… 91
100 年に一度の危機 …………………… 3
日雇い労働者健康保険 ………………… 108
病院の経常利益率 ……………………… 43
病院バッシングへの反証 ……………… 237
病院バッシング報道 ……………… 13, 26
病院病床の大幅削減説は崩壊 ………… 228
病床機能分化・病院統合が進んでいたら病
　　床逼迫は生じなかった？ …………… 37
病床機能報告制度 ……………………… 50
病床使用率 7 割 ………………………… 11
費用対効果評価制度 ……………… 51, 182
平等な医療への高い支持 ……………… 230
費用負担を理由とした受診控え ……… 231
付加価値生産性 ………………………… 83
不確実性 ………………………………… 216
　　――は医療の専売特許ではない …… 215
「不確実性と医療の厚生経済学」……… 210
「『不確実性』の経済学入門」…………… 216
複合体 ……………………………… 17, 22
福祉における含み資産 ………………… 132
複数資格に共通の基礎課程 …………… 157
福田・麻生内閣時代 …………………… 42
藤田医科大学 …………………………… 157
二つのジレンマ ………………………… 104
負担増の説明のトリック ……………… 98

復興特別税 ··············· 22
不妊治療の保険適用 ··············· 60, 76, 126
フュックスの2段階の医療の特徴付け
 ··············· 213
文化的な生活を送るという権利 ····· 55, 146
文書作成能力の劣化 ··············· 94
分野横断的な知識，専門性 ··············· 155
「平均人」への疑問 ··············· 220
米国科学工学医学アカデミー「社会的ケア
 を医療提供に統合する」(2019年) ··· 171
ペスト ··············· 3
ヘルスケア産業 ··············· 71
防災・災害支援 ··············· 131, 148
ホールディング・カンパニー型の大規模医
 療法人 ··············· 52
保健・医療・福祉複合体 ··············· 17
保険外併用療養費制度の新たな分類 ··· 125
保険外併用療養費制度の拡大提案 ······· 125
保険外併用療養費制度の活用 ··············· 121
保険給付範囲の見直し ··············· 126
保健所の機能強化 ··············· 9
保健所の積極的参加 ··············· 18
保険免責制度 ··············· 125
ポストコロナ時代 ··············· 3
「骨太方針2015」··············· 42, 44
「骨太方針2016」··············· 186
「骨太方針2018」··············· 48
「骨太方針2019」··············· 48, 236
「骨太方針2020」··· 53, 63, 78, 174, 236
「骨太方針2021」··············· 18, 68, 236
ポピュリズム医療政策 ··············· 66
本質論的技術 ··············· 187
本来業務 ··············· 20

ま　行

マイナンバーカード活用のジレンマ ···· 110
「マイナンバーカード」をめぐりガチンコ
 対談 ··············· 114
マヴィレット ··············· 181
マネジメントコスト ··············· 19
民間医療保険 ··············· 180
民間病院の健闘 ··············· 33
民間病院は患者を受け入れていない？ ··· 32
民間病院バッシング ··············· 13, 26
民間保険の活用 ··············· 125
民主党政権 ··············· 134
 ──の医療政策の評価 ··············· 54
民主党政権時代 ··············· 41
メガ医療事業体 ··············· 52
モラルハザード ··············· 217
 医師側の── ··············· 219
 事後の── ··············· 218
 事前の── ··············· 218

や　行

薬剤費の適正化 ··············· 101
「薬価制度の抜本改革に向けた基本方針」
 (2016年) ··············· 54, 64, 179, 186
薬価引き下げの診療報酬への振り替え
 ··············· 122
薬価毎年引き下げ ··············· 53, 64
『有斐閣法律用語辞典』··············· 149
緩やかなゲートキーパー機能 ······· 76, 112
予防医療・重症化予防 ··············· 52
予防・健康づくりと医療費適正化の関係
 ··············· 102
「予防・健康づくり」の消失 ··············· 71
「弱い」追い風 ··············· 6

四助 ……………………………… 131, 139
　　——の費用負担者による区分 ……… 145

ら　行

ランド研究所 ………………………… 90, 109
リーマンショック時との比較 ………… 235
リスク …………………………………… 216
リトル・チケット ……………………… 181
リハビリテーション医学 ……………… 169
利用者の権利性 ………………………… 152
リンクワーカー ………………………… 170
リンゴとオレンジの比較 ……………… 29

『令和元年度生活保障に関する調査』 …… 113
レッドヘリング ……………………… 91, 99
連携と「複合体」の競争的共存 ……… 23
「老人病院等の保険外負担の全国調査」
　（1992 年）……………………………… 113
老人病院の包括払い …………………… 112
老人医療無料化 ………………………… 112

わ　行

若い世代の保険料を減らす …………… 91
「我が事・丸ごと」地域共生社会 ……… 159

人　名　索　引

あ　行

相澤孝夫 …………………… 11, 13
アキよしかわ ………………… 30
麻生太郎 ……………………… 6
安倍晋三 ……… 6, 12, 122, 131, 135, 146
安倍寛 ………………………… 55
荒井耕一 ……………………… 22
アロー，KJ. ………………… 210
池谷裕二 …………………… 179
池田省三 …………………… 150
泉田信行 …………………… 217
伊関友伸 ……………………… 9
猪口正孝 ……………………… 33
井深陽子 …………………… 216
今井尚哉 ……………………… 65
上田敏 ……………………… 169
宇沢弘文 ……………… 14, 88, 106
エヴァンス，RG. …………… 187
大下英治 ……………………… 57
大竹文雄 ……………………… 27
大野更紗 …………………… 114
大林尚 ……………………… 28
大道久 ……………………… 184
尾形裕也 …………………… 13, 31
尾玉剛士 …………………… 117
尾山宏 ………………………… 55

か　行

ガジック，DS. …………… 207

梶本章 ………………………… 45
片山善博 ……………………… 5
加藤勝信 …………………… 174
加藤登紀子 ………………… 242
香取照幸 ………………… 80, 119
加納繁照 ……………………… 43
軽部謙介 …………………… 47, 58
川上武 ……………………… 187, 215
岸信介 ………………………… 55
岸田文雄 …………………… 4, 12
キシック，WL. ……………… 201
岸宣仁 ……………………… 123
京極高宣 …………………… 188
忽那賢志 ……………………… 28
國頭英夫 …………………… 54, 179
クラーク，B. ……………… 206
クリステンセン，EW. ……… 206
桑島政臣 …………………… 114
ゲッツェン，TE. …………… 187
権丈善一 ……… 22, 66, 80, 105, 110, 121
小池百合子 …………………… 5
小泉純一郎 ………………… 131
河野太郎 …………………… 10, 83
後藤励 ……………………… 216
小松秀樹 …………………… 215

さ　行

坂口力 ……………………… 124
坂巻弘之 …………………… 186
迫井正深 …………………… 14, 67

人名索引

笹森清 …………………………… 148
佐高信 …………………………… 36
サッチャー，M. ………………… 4
佐藤英仁 ………………………… 193
里見賢治 ………………………… 151
里見清一 ………………………… 179
塩崎恭久 ………………… 159, 239
芝田英昭 ………………………… 115
清水真人 ………………………… 127
ジョンソン，AB ………………… 4
新川浩嗣 ………………………… 120
菅義偉 ………… 10, 55, 56, 131, 186, 226
菅原郁郎 ………………………… 47
鈴木健彦 ………………………… 33
鈴木俊彦 ………………………… 239
鈴木亘 …………………………… 192
スティグリッツ，JE. …………… 220
スマイルズ，S. ………………… 133
千正康裕 ………………………… 94

た 行

高井崇志 ………………………… 111
高市早苗 ………………………… 67
高木俊明 ………………………… 192
高守徹 …………………………… 170
髙山一夫 ………………… 201, 207
武田俊彦 ……………………… 10, 11
竹中平蔵 ………………………… 80
田中滋 …………………………… 151
田中秀明 ………………………… 73
谷内繁 …………………………… 164
谷垣禎一 ………………………… 134
田村智子 ………………………… 55
田村憲久 ……………… 63, 89, 194, 235
田村誠 …………………………… 64

ツヴァイフェル，D. ……………… 219
津川友介 ………………………… 92
堤修三 …………………………… 152
デイビス，LIU. ………………… 204
土居丈朗 ………………… 105, 232
トウェイン，M. ………………… 35
トマス，L. ……………………… 187

な 行

ナイト，FH. …………………… 216
中川俊男 ………………… 36, 63, 75
中川真 …………………………… 118
中川米造 ………………… 215, 217
中島岳志 ………………… 66, 83
長瀬恒蔵 ………………………… 191
長妻昭 …………………………… 194
長沼建一郎 ……………………… 106
中野航綺 ………………………… 19
中村洋 …………………………… 185
西岡大輔 ………………………… 172
西村周三 ………………… 188, 220
西村由美子 ……………………… 32
新田國夫 ………………………… 36
ニューハウス，JP. ……… 187, 211
野々下勝行 ……………………… 197
野村明弘 ………………………… 65

は 行

バーウィック，DM. ……………… 209
バーンズ，LR. …………………… 209
バイデン，J. …………………… 4
橋下徹 …………………………… 29
橋本英樹 ………………………… 217
長谷部恭男 ……………………… 146
速水融 …………………………… 3

原勝則 ……………………………… 145
原田正樹 ……………………………… 21
フィッシャー，JA. ………………… 206
フィンケルシュタイン，A. ………… 218
藤井彰夫 ……………………………… 26
藤田善久 ……………………………… 175
フュックス，VR. ……………… 212, 213
フランコパン，P. …………………… 3
古川雅子 ……………………………… 178
ポーリー，M. ………………………… 218
堀勝洋 …………………………… 87, 151
本田孝也 ……………………………… 112

ま　行

前田信雄 ……………………………… 197
増田雅暢 ……………………………… 151
松原由美 ……………………………… 180

萬田桃 ………………………………… 66
三原岳 ………………………………… 210
宮崎岳志 ……………………………… 193
宮島洋 …………………………… 136, 148
向井治紀 ……………………………… 119
武川正吾 ……………………………… 152
村上正泰 ……………………………… 121
森田進 ………………………………… 81

や　行

康永秀生 ……………………………… 210
横倉義武 ………………………… 14, 38, 46
吉村洋文 …………………………… 5, 27

わ　行

渡辺さちこ …………………………… 30
和田勝 ………………………………… 61

著者略歴
1947 年生
1972 年　東京医科歯科大学医学部卒業
　　　　代々木病院リハビリテーション科科長・病棟医療部長,
　　　　日本福祉大学教授・副学長, 学長を経て
現　在　日本福祉大学名誉教授
著　書　『保健・医療・福祉複合体』（医学書院, 1988）,『医療経
　　　　済・政策学の視点と研究方法』（勁草書房, 2006）,『民主
　　　　党政権の医療政策』（勁草書房, 2011）,『TPP と医療の産
　　　　業化』（勁草書房, 2012）,『安倍政権の医療・社会保障改
　　　　革』（勁草書房, 2014）,『地域包括ケアと地域医療連携』
　　　　（勁草書房, 2015）,『地域包括ケアと福祉改革』（勁草書房,
　　　　2017）,『医療経済・政策学の研究』（勁草書房, 2018）,『コ
　　　　ロナ危機後の医療・社会保障』（勁草書房, 2020）等

2020 年代初頭の医療・社会保障
コロナ禍・全世代型社会保障・高額新薬

2022 年 3 月 15 日　第 1 版第 1 刷発行

著　者　二　木　　　立

発行者　井　村　寿　人

発行所　株式会社　勁　草　書　房

112-0005　東京都文京区水道2-1-1　振替　00150-2-175253
（編集）電話 03-3815-5277／FAX 03-3814-6968
（営業）電話 03-3814-6861／FAX 03-3814-6854
本文組版 プログレス・日本フィニッシュ・松岳社

二木　立　著 ─────────────────────

90 年代の医療　　　　　　　　　　　　　　　　2310 円
「医療冬の時代」論を越えて

複眼でみる 90 年代の医療　　　　　　　　　　2640 円

90 年代の医療と診療報酬　　　　　　　　　　2530 円

「世界一」の医療費抑制政策を見直す時期　　　† 3520 円

介護保険と医療保険改革　　　　　　　　　　† 3740 円

21 世紀初頭の医療と介護　　　　　　　　　　† 4180 円
幻想の「抜本改革」を超えて

医療経済・政策学の視点と研究方法　　　　　† 3630 円

介護保険制度の総合的研究　　　　　　　　　3520 円

医療改革　　　　　　　　　　　　　　　　　† 3960 円
危機から希望へ

医療改革と財源選択　　　　　　　　　　　　† 3850 円

民主党政権の医療政策　　　　　　　　　　　† 3520 円

福祉教育はいかにあるべきか　　　　　　　　2750 円

TPP と医療の産業化　　　　　　　　　　　　† 3850 円

安倍政権の医療・社会保障改革　　　　　　　2640 円

地域包括ケアと地域医療連携　　　　　　　　2970 円

地域包括ケアと福祉改革　　　　　　　　　　2750 円

医療経済・政策学の探究　　　　　　　　　　5500 円

地域包括ケアと医療・ソーシャルワーク　　　2750 円

コロナ危機後の医療・社会保障改革　　　　　2530 円

───────────────────── 勁草書房刊

＊表示価格は 2022 年 3 月現在．消費税は含まれております．
　　　　　　　　　　† はオンデマンド版です．